Ali R. Djalilian

Ocular Surface Disease

A Case-based Guide

眼表疾病病例解析

主　编　〔美〕阿里·R.达理安

主　审　刘祖国

主　译　邵　毅　袁　进

天津出版传媒集团

天津科技翻译出版有限公司

著作权合同登记号:图字:02－2019－113

图书在版编目(CIP)数据

眼表疾病病例解析/(美)阿里·R.达理安(Ali R. Djalilian)主编;邵毅,袁进主译.—天津:天津科技翻译出版有限公司,2020.10

书名原文:Ocular Surface Disease: A Case-based Guide

ISBN 978－7－5433－3958－3

Ⅰ.①眼…　Ⅱ.①阿…　②邵…　③袁…　Ⅲ.①眼病－诊疗　Ⅳ.①R772

中国版本图书馆CIP数据核字(2019)第162855号

授权单位:Springer International Publishing AG
出　　版:天津科技翻译出版有限公司
出 版 人:刘子媛
地　　址:天津市南开区白堤路244号
邮政编码:300192
电　　话:(022)87894896
传　　真:(022)87895650
网　　址:www.tsttpc.com
印　　刷:北京博海升彩色印刷有限公司
发　　行:全国新华书店
版本记录:787mm×1092mm　16开本　18印张　400千字
　　　　　2020年10月第1版　2020年10月第1次印刷
　　　　　定价:158.00元

(如发现印装问题,可与出版社调换)

主译简介

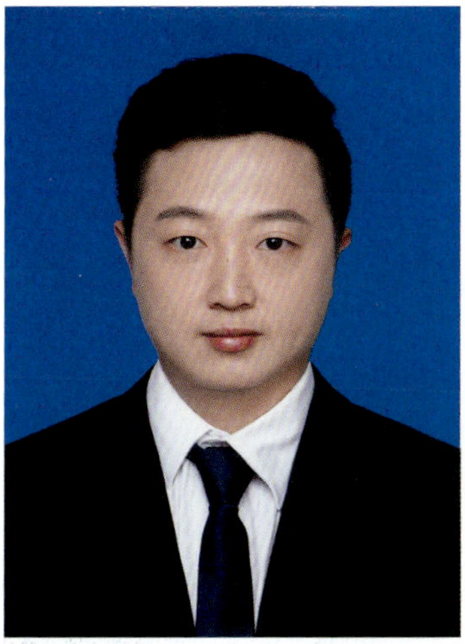

邵毅，医学博士，博士研究生导师，南昌大学第一附属医院眼科副主任，井冈学者，赣江学者，美国 Bascom Palmer 眼科医院及厦门大学眼科研究所访问学者。

目前为美国 ARVO 奖学金获得者、美国眼科学与视觉研究协会会员、美国眼科学会会员、欧洲 EVER 会员。中国干眼协会委员、海医会眼科专委会委员、海归医师协会转化医学青委会副主任委员、中国微循环协会转化医学青委会副主任委员、中国智能眼科协会常务委员、中国医师学会眼科分会青年委员和病理学组委员、中国中药协会眼保健中医药技术专委会委员、中华医学会临床流行病学和循证医学分会眼科专委会委员、中华预防医学会公共卫生眼科专委会委员、中国研究型医院协会神经眼科专委会委员、全国干眼中心联盟常委、国家自然科学基金一审专家、江西省青年高层次储备人才、江西省远航工程培养对象、江西省杰出青年、江西青年岗位能手、江西省主要学术和学科带头人领军人才、江西省百千万工程人才、江西省科技奖励评审专家、江西省研究型医院协会理事，16 家 SCI 杂志副主编、编委、审稿专家。

在 *JAMA Ophthalmology* 等眼科杂志发表 SCI 论文共 140 余篇，北大核心期刊杂志发表论文 200 余篇，包括述评 16 篇。主持国家自然科学基金、省自然基金重大项目等 32 项，在 ARVO、WOC 等国际大会发言 30 余次，获国家专利 15 项，主编眼科书籍 22 部（中文 12 部、英文译著 10 部），参编原国家卫生部教材 5 部，疾病专家共识 5 部。以第一完成人获得江西省科技进步二等奖 1 项，曾获中国侨界贡献奖等。

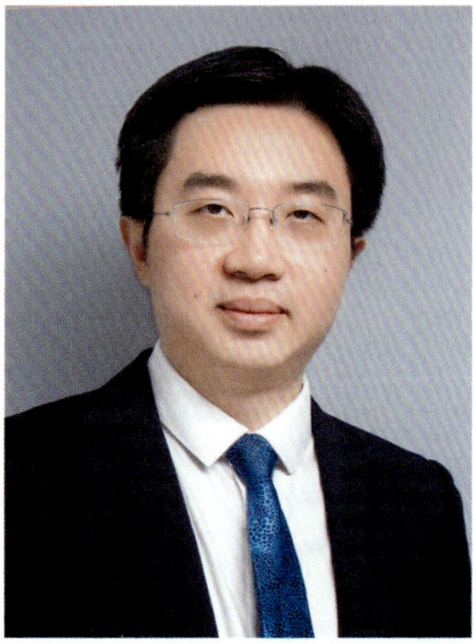

袁进，教授，博士研究生导师，中山大学中山眼科中心副主任，中山眼科中心创新诊疗工程技术中心主任，广东省眼科诊疗创新工程技术研究中心副主任，广东省基层眼科建设工作组秘书长，国家重点研发计划首席科学家，眼科学国家重点实验室研究员，广东省杰出青年医学人才(第一批)。

现任中华眼科学会青委会副主任委员，中华眼科学会角膜病学组委员，中国医药教育协会智能医学专委会副主任委员兼智能眼科学组组长，中国眼科医师协会角膜病学组委员，老年医学学会眼科分会委员兼角膜眼表学委员会副主任委员，亚太眼科学会眼成像分会委员(APOIS)，中华眼科杂志编委，中华实验眼科杂志编委。

主要从事角膜病及眼表疾病临床与基础研究 10 余年，在眼表及角膜病的诊治、角膜移植和眼表重建手术、眼科新型成像设备、眼科创新药物方面有较深的造诣。承担国家重点研发计划 2 项，广东省重点研发计划 1 项，国家自然科学基金项目 4 项，在 *ACS Nano*(IF13)、*STTT*(IF12)、*IOVS*、*AJO* 等期刊发表论文 50 余篇，担任 9 部专著的编委。获科技部"青年科学家奖 2016""全国高校医学大数据和人工智能学术创新奖 2019"。

译者名单

主　审　刘祖国

主　译　邵　毅　袁　进

副主译　裴重刚　李　娟　邵婷婷

译　者　（按姓氏汉语拼音排序）

范宝剑　哈佛大学麻省眼耳鼻喉医院
龚滢欣　复旦大学医学院
贺　赢　南昌大学第一附属医院
胡　琨　哈佛大学布列根＆妇女医院
李　娟　西安市第四医院，陕西省眼科医院
李清海　中山大学第一附属医院
廖许琳　香港中文大学眼科及视觉科学系
刘佳祥　中国医学科学院北京协和医学院
刘康成　中南大学湘雅医院
刘文凤　复旦大学医学院
刘钰鑫　西安交大第一附属医院
闵幼兰　湖北科技大学第一附属医院
裴重刚　南昌大学第一附属医院
邵婷婷　复旦大学附属眼耳鼻喉科医院
邵　毅　南昌大学第一附属医院
施　策　温州医科大学眼视光医院
苏　婷　厦门大学眼科研究所
陶文思　美国 Bascom Palmer 眼科医院
徐晓玮　南昌大学第一附属医院
杨启晨　香港中文大学眼科及视觉科学系
叶　蕾　三峡大学附属人民医院
袁　进　中山大学中山眼科中心
袁　晴　九江市第一人民医院
周学智　中南大学湘雅医院
朱佩文　复旦大学附属眼耳鼻喉科医院

编者名单

Vinay K. Aakalu, MD, MPH Department of Ophthalmology and Visual Sciences, University of Illinois at Chicago, Chicago, IL, USA

Alessandro Abbouda, MD Cornea Service, New England Eye Center, Boston, MA, USA

Department of Ophthalmology, Center for Translational Ocular Immunology, Tufts Medical Center, Tufts University School of Medicine, Boston, MA, USA

Ahmad A. Aref, MD Department of Ophthalmology and Visual Sciences, Illinois Eye and Ear Infirmary, University of Illinois at Chicago College of Medicine, Chicago, IL, USA

Sarah Avila, BS Miami Veterans Administration Medical Center, Miami, FL, USA

Bascom Palmer Eye Institute, University of Miami, Miami, FL, USA

Priti Batta, MD New York Eye and Ear Infirmary, New York, NY, USA

Benjamin Botsford, BS Tufts University School of Medicine, Boston, MA, USA

Charles S. Bouchard, MD, MA Loyola University Medical Center, Maywood, IL, USA

Vatinee Y. Bunya, MD Department of Ophthalmology, Scheie Eye Institute, University of Pennsylvania, Philadelphia, PA, USA

Victoria Butcko, OD The Jesse Brown VA Medical Center, Chicago, IL, USA

Jennifer Cao, MD Massachusetts Eye Research and Surgery Institution (MERSI), Waltham, MA, USA

Ocular Immunology and Uveitis Foundation, Waltham, MA, USA

Anny MS Cheng, MD Ocular Surface Center and Ocular Surface Research and Education Foundation, Miami, FL, USA

Florida International University, Herbert Wertheim College of Medicine, Miami, FL, USA

Jessica B. Ciralsky, MD Weill Cornell Medical College, New York, NY, USA

Ali R. Djalilian, MD Department of Ophthalmology and Visual Sciences, Illinois Eye and Ear Infirmary, University of Illinois at Chicago, Chicago, IL, USA

Nisreen Ezuddin, BS Miami Veterans Administration Medical Center, Miami, FL, USA

Bascom Palmer Eye Institute, University of Miami, Miami, FL, USA

Marjan Farid, MD Gavin Herbert Eye Institute, UC-Irvine, Irvine, CA, USA

Asim V. Farooq, MD Department of Ophthalmology, University of Chicago, Chicago, IL, USA

Department of Ophthalmology and Visual Sciences, Washington University in St. Louis, St. Louis, MO, USA

Nicole M. Fuerst, MD Department of Ophthalmology, Scheie Eye Institute, University of Pennsylvania, Philadelphia, PA, USA

Anat Galor, MD, MSPH Miami Veterans Administration Medical Center, Miami, FL, USA

Bascom Palmer Eye Institute, University of Miami, Miami, FL, USA

Giancarlo A. Garcia, MS Gavin Herbert Eye Institute, UC-Irvine, Irvine, CA, USA

Elham Ghahari, MD Department of Ophthalmology and Visual Sciences, Illinois Eye and Ear Infirmary, University of Illinois at Chicago, Chicago, IL, USA

Hamed Ghassemi, MD Farabi Eye Hospital, Tehran University, Tehran, Iran

Sunali Goyal, MD Department of Ophthalmology, University of Arkansas for Medical Sciences, Little Rock, AR, USA

Darren G. Gregory, MD University of Colorado School of Medicine, Aurora, CO, USA

Pedram Hamrah, MD, FRCS Cornea Service, New England Eye Center, Boston, MA, USA

Department of Ophthalmology, Center for Translational Ocular Immunology, Tufts Medical Center, Tufts University School of Medicine, Boston, MA, USA

Edward J. Holland, MD Cincinnati Eye Institute, University of Cincinnati, Cincinnati, OH, USA

Kimberly M. Hsu, MD Illinois Eye and Ear Infirmary, University of Illinois Chicago, Chicago, IL, USA

Andrew J.W. Huang, MD, MPH Department of Ophthalmology and Visual Sciences, Washington University in St. Louis, St. Louis, MO, USA

Tsutomu Inatomi, MD, PhD Department of Ophthalmology, Kyoto Prefectural University of Medicine, Kyoto, Japan

Sandeep Jain, MD Department of Ophthalmology and Visual Sciences, Illinois Eye and Ear Infirmary, University of Illinois at Chicago, Chicago, IL, USA

Bennie H. Jeng, MD Department of Ophthalmology and Visual Sciences, University of Maryland School of Medicine, Baltimore, MD, USA

Shigeru Kinoshita, MD, PhD Department of Frontier Medical Science and Technology for Ophthalmology, Kyoto Prefectural University of Medicine, Kyoto, Japan

Noriko Koizumi, MD, PhD Department of Biomedical Engineering, Faculty of Life and Medical Sciences, Doshisha University, Kyoto, Japan

Department of Ophthalmology, Kyoto Prefectural University of Medicine, Kyoto, Japan

Jordan Margo, MD Department of Ophthalmology and Visual Sciences, University of Maryland School of Medicine, Baltimore, MD, USA

Mina Massaro-Giordano, MD Department of Ophthalmology, Scheie Eye Institute, University of Pennsylvania, Philadelphia, PA, USA

Farhan I. Merali, MD, MBA Wilmer Ophthalmological Institute, Johns Hopkins University School of Medicine, Baltimore, MD, USA

Takahiro Nakamura, MD, PhD Department of Ophthalmology, Kyoto Prefectural University of Medicine, Kyoto, Japan

Stephen E. Orlin, MD Department of Ophthalmology, Scheie Eye Institute, University of Pennsylvania, Philadelphia, PA, USA

Jeanie Paik, MD New York Eye and Ear Infirmary, New York, NY, USA

Chau Pham, MD Department of Ophthalmology, Washington University, St. Louis, MO, USA

Angelique Pillar, MD Department of Ophthalmology and Visual Sciences, University of Maryland School of Medicine, Baltimore, MD, USA

Nicholas Pondelis, BA Department of Ophthalmology, Center for Translational Ocular Immunology, Tufts Medical Center, Tufts University School of Medicine, Boston, MA, USA

Pete Setabutr, MD Department of Ophthalmology and Visual Sciences, University of Illinois at Chicago, Chicago, IL, USA

Duaa Sharfi, MD Department of Ophthalmology and Visual Sciences, Illinois Eye and Ear Infirmary, University of Illinois at Chicago, Chicago, IL, USA

Joanne Shen, MD Mayo Clinic, Scottsdale, AZ, USA

Ellen Shorter, OD University of Illinois at Chicago, Chicago, IL, USA

Kimberly C. Sippel, MD Weill Cornell Medical College, New York, NY, USA

Ketki Soin, MD Department of Ophthalmology and Visual Sciences, Illinois Eye and Ear Infirmary, University of Illinois at Chicago, Chicago, IL, USA

M. Soledad Cortina, MD Illinois Eye and Ear Infirmary, University of Illinois Chicago, Chicago, IL, USA

Nishant G. Soni, MD Department of Ophthalmology and Visual Sciences, University of Maryland School of Medicine, Baltimore, MD, USA

Chie Sotozono, MD, PhD Department of Ophthalmology, Kyoto Prefectural University of Medicine, Kyoto, Japan

C. Stephen Foster, MD, FACS Massachusetts Eye Research and Surgery Institution (MERSI), Waltham, MA, USA

Ocular Immunology and Uveitis Foundation, Waltham, MA, USA

Harvard Medical School, Boston, MA, USA

Michael E. Sulewski, MD Department of Ophthalmology, Scheie Eye Institute, University of Pennsylvania, Philadelphia, PA, USA

Robert T. Swan, MD Massachusetts Eye Research and Surgery Institution (MERSI), Waltham, MA, USA

Ocular Immunology and Uveitis Foundation, Waltham, MA, USA

Aisha Traish, MD University of Illinois Hospital, Chicago, IL, USA

Scheffer C.G. Tseng, MD, PhD Ocular Surface Center and Ocular Surface Research and Education Foundation, Miami, FL, USA

Frederick B. Vivino, MD, MS Department of Rheumatology, University of Pennsylvania, Philadelphia, PA, USA

Samuel C. Yiu, MD, PhD Wilmer Ophthalmological Institute, Johns Hopkins University School of Medicine, Baltimore, MD, USA

Tufts University School of Medicine, Boston, MA, USA

Mehran Zarei-Ghanavati, MD Farabi Eye Hospital, Tehran University, Tehran, Iran

中文版序言

很高兴能为 Ali R. Djalilian 教授主编、邵毅博士主译的《眼表疾病病例解析》一书做序。

本书内容广泛全面，详尽切实，每章都围绕多个具有不同复杂程度的实际病例，其中还详细介绍了疾病的护理。本书中的眼表疾病包含了干眼(泪液生成不足型、睑板腺功能障碍型)、干燥综合征、眼表移植、眼部过敏、神经性角膜疼痛、结膜松弛症等 10 余种眼表常见疾病。通过大量病例仔细地解释了药物和手术在治疗眼表疾病中的应用，是眼表医生的必读之作。

本书原作者 Ali R. Djalilian 教授致力于眼表疾病的研究，联合其同事共同收集了临床生涯中遇到的大量病例，记录下切实的眼表疾病诊疗的过程，整理汇编成《眼表疾病病例解析》这部专著，旨在为更多临床眼科医生提供准确的参考。这本书的主译邵毅博士是眼表疾病的专家，目前主编及主译的眼科著作 20 余部，发表了 350 余篇同行评审的眼科文章。

眼表医生，甚至想了解眼表疾病的眼底医生可将本书作为教科书来学习研读。

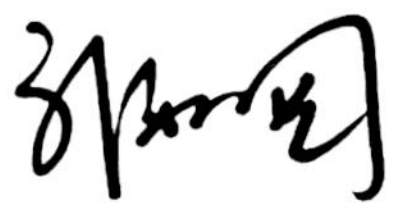

中文版前言

眼表疾病是最为常见的眼科疾病,也是近年来眼科学中发展极为迅速的学科之一。眼表疾病的发生与发展是互相联系及相互影响的,必须从整体上认识此类疾病才能使临床的诊断及治疗获得进一步提高。

随着眼表研究方面取得重大突破,新的概念及理论不仅解析了原来无法解释的临床现象,同时对治疗也有很大的帮助。新的眼表疾病概念、诊断方法及治疗方式不断出现,那么对于我国眼科医生来说,迫切需要一本可以成为教科书式的指导书籍。所以当读到这本书时,我非常激动。

我衷心地感谢本书的作者 Ali R. Djalilian 教授对我的支持，同意将他们的著作译为中文版在国内发行。希望本书能为我国眼表疾病的发展、进步做出贡献。

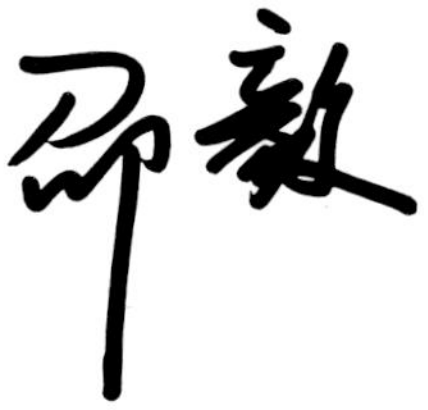

前 言

众所周知,那些最好的临床诊断经验和疾病管理方法在常规教科书或期刊论文中是找不到的。我的导师和同事们教会我很多,他们成就了今天的我,受他们的激励,我决定采用基于病例的格式将本书编写为一本病例合集,来帮助传播一些难以找到的眼表疾病信息。我很幸运,在这个快速发展的领域中一些最好的和最聪明的人愿意与读者分享他们的临床经验。

本书每章都围绕着3个复杂程度不同的患者的临床病例展开。每个病例中都会详细介绍治疗的细节,以便提供实用信息并说明真实的挑战,总而言之,都以患者为中心。内容涵盖了从最常见的眼表疾病(如泪膜功能不全)到更严重的瘢痕性疾病(如类天疱疮和Stevens-Johnson综合征)。编写者选择的那些绝妙的病例,能使临床医生开阔视野,增加临床经验。前半部分的内容涉及内科治疗章节较多,后半部分的内容涉及外科手术章节较多,但章节/病例皆可以按照任何顺序阅读。

我要感谢本书所有的杰出贡献者(没有他们本书不可能出版),还要感谢出版商Springer首先提出了本书的出版计划,并耐心等待至其最终出版。我还必须感谢Robert Swan博士,是他提出了问答的描写形式,并与Foster博士一起编写了关于瘢痕性结膜疾病的章节,他启发了我在所有章节都采用了这种形式。

借此机会,我还要向在我职业生涯中支持我的所有导师和亲密的同事表示衷心的感谢。我想特别感谢Ed Holland博士,他激励我致力于眼科学,专注于眼表疾病;感谢Bob Nussenblatt博士后,这位临床型科学家的典范和榜样吸引我前往美国国立卫生研究院,从而打开了我通向生物医学研究世界的大门。

最后,我要感谢我的家人,我的妻子和孩子以及我的兄弟姐妹和父母,他们无条件的爱和支持使我能够追求我所有的梦想。

Ali R. Djalilian, MD
芝加哥,伊利诺伊州

目　录

第 1 章

泪液生成不足型干眼:评估与治疗

Benjamin Botsford, Farhan I. Merali, Samuel C. Yiu

病例 1

BJ,52岁,女性,一年前发现有溢泪,双眼有烧灼感和异物感,并且逐渐加重。患者由于眼部持续加重的灼烧感,使其无法阅读,在大风天会加重。自述有高血压病史,曾服用氢氯噻嗪。除近视和每两年找验光师检查视力外,无眼科相关病史。目前还没有尝试任何可以缓解症状的治疗(表1.1)。

如何向这个患者提出更多的问题来进一步了解其主诉的可能病因?

患者最初的主诉,很大可能提示是干眼症。干眼症的症状多种多样,包括流泪、烧灼感、干涩感、畏光、短暂的视物模糊和异物感。阅读和看电视会明显减少瞬目的频率,而且暖气、空调和风等环境因素都会诱发干眼病。症状通常在夜间加重,尤其是夜间兔眼症患者,在夜间症状会加重。对于有这些症状的患者,最初的评估可能是困难的,因为这些症状可能是异质性的或模糊的。评估需要采集全面综合的因素,包括识别潜在的恶化因素,如药物或环境,以及患者的行为,如下所述。

对患者的工作环境也要进行询问,还要询问需要视觉集中的活动,如阅读或者在电脑前工

B. Botsford, BS
Tufts University School of Medicine, Boston, MA, USA

F.I. Merali, MD, MBA
Wilmer Ophthalmological Institute, Johns Hopkins University School of Medicine, 400 N Broadway, Smith Building, 6041 Baltimore, MD 21231, USA

S.C. Yiu, MD, PhD (✉)
Tufts University School of Medicine, Boston, MA, USA

Wilmer Ophthalmological Institute, Johns Hopkins University School of Medicine, 400 N Broadway, Smith Building, 6041 Baltimore, MD 21231, USA
e-mail: syiu2@jhmi.edu

表 1.1　DEWS 干眼诊断和治疗表格[a]

干眼严重程度	1	2	3	4
不适，严重程度和频率	轻度/偶发、环境压力	中度、偶发或慢性、环境压力或无压力	严重、频繁或持续无压力	严重和失能，持续
视觉症状	无或偶发轻度疲劳	令人讨厌和（或）限制活动的情节	恼人的慢性的和（或）持续的限制活动	常量和（或）可能禁用
眼睑/睑板腺	MGD 偶尔存在	频繁	倒睫、角化、睑球粘连	
TFBUT (s)	多变的	≤10	≤5	即时
角膜染色 (NEI Scale 0~15)	无至轻微	多变的	中度	严重点状糜烂
结膜染色 (NEI 量表 0~18)	无至轻微	多变的	中度至重度	重度
Schirmer 测试 （无麻醉）(mm/5min)	可变	≤10	≤5	≤2
建议治疗	1. 患者教育 2. 饮食调节 3. 眼睑治疗 4. 人工泪液，凝胶 5. 环境控制	补充： 1. 抗感染 2. 四环素 3. 泪管栓塞 4. 湿房镜	补充： 1. 自体血清 2. 绷带或大直径硬性隐形眼镜 3. 永久性泪点栓塞	补充： 1. 全身抗感染剂 2. 外科介入

[a] 经 2007 年 DEWS 报告许可修改[38]。

作。电脑的使用会引起眨眼频率的降低,从而抑制眨眼,导致眼表长时间暴露在外引起泪膜的破裂[1]。确定患者阅读和注视电脑显示屏的时间,有助于识别危险因素,阐明可能使患者受益的潜在行为改变。额外的环境因素,如直接暴露在通风环境中会使症状恶化。干燥的环境包括炎热或空调,可能导致或使干眼病恶化。

其他危险因素可能包括女性性别和年龄。绝经后出现干眼症的患者应该询问是否使用激素替代治疗,因为雌激素和黄体酮的替代品会增加患干眼症的风险[2]。

患者服用的任何药物都要仔细评估。眼部药物,尤其是含有防腐剂苯扎氯铵[3,4]的青光眼药物,会导致泪膜不稳定、杯状细胞丧失、结膜鳞状细胞凋亡和角膜上皮屏障的分离[5],从而引起干眼病的发生。系统性药物,如抗组胺药、全身应用旋藻、酸类衍生物、抗抑郁药或抗胆碱副作用的抗焦虑药物,以及利尿剂,可能导致患者出现症状。询问患者是否最近开始服用任何新的药物,并确定其症状的时间关系,可能有助于确定应该停止或替代有问题的药物。

虽然过敏性结膜炎不是干眼病的典型症状,但两个疾病的症状可能有重叠。因此,了解环境过敏原和季节性过敏史是非常重要的。引起过敏性结膜炎的症状也很有用,如瘙痒和擦眼。避免过敏原或其他刺激物可能是缓解症状的有效干预措施,这些症状可能是由这些原因引起的。

应该询问患者是否佩戴过隐形眼镜,因为这也是造成干眼症的重要原因。还应询问患者有关屈光手术的手术史。手术时,角膜神经切除引起的术后角膜感觉减退,会通过减少反射性泪液分泌导致干眼症。通常情况下,术后角膜神经会再生,但在愈合前的几个月可能会使患者出现干眼症状[6]。

对于任何表现出干眼症症状的患者,排除全身性原因作为潜在病因是很重要的(图 1.1)。应该列出任何化疗或放疗史,因为这些治疗方式会损害泪腺和睑板腺并造成功能减退,导致泪液生成不足型(AD-DED)及蒸发过强型干眼症。完整的系统回顾应该包括下列这些疾病,因为它们会导致眼表干燥,包括糖尿病、类风湿性关节炎、丙型肝炎、HIV、结节病、甲状腺疾病、狼

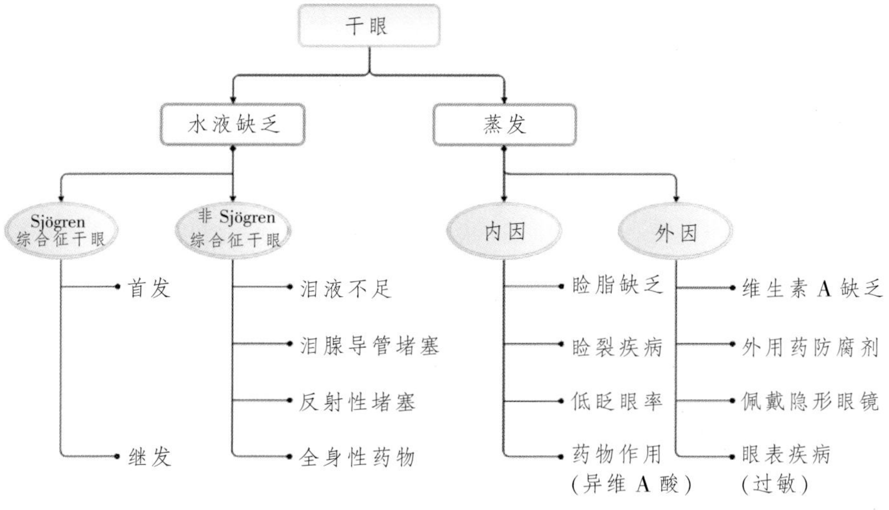

图 1.1　干眼发病机制分类。

疮、干燥综合征(SS)、移植物抗宿主疾病和瘢痕性类天疱疮。询问关于疲劳、关节问题、口干、阴道干涩、皮肤损害或皮疹、呼吸急促、听力损失、尿路困难、头痛、发热、外周水肿和周围神经病变的病情以发现这些系统性病症,这是明智的做法,也是治疗需要解决的根本问题。打鼾和白天嗜睡的症状应该同样考虑睡眠呼吸暂停(通常患者眼睑松弛)。眼科医生可能是首位诊断与干眼相关的系统疾病的人。在初步评估患者时,SS 是一个特别重要的考虑因素,因为在临床上显著的 AD-DED 患者中,原发性 SS 的患病率可能高达 10%~11%[7]。询问自身免疫性疾病相关的家族史也会提供进一步的线索。对系统性疾病进行系统的积极评估需要进一步的调查和(或)对照。

该患者在小学校工作并担任秘书,全天经常使用计算机。另外,患者坐在靠近加热通风口处。经常服用非处方药苯海拉明来帮助睡眠。患者不戴隐形眼镜,无服用其他任何药物。患者无关节炎、皮疹、口干、阴道干涩、周围神经病变或疲劳等病史。无自身免疫性疾病家族史。每天抽半包香烟。

用哪种体格检查有助于诊断患者?

对于所有患者,应该评估最佳矫正视力(BCVA)。由于泪膜不稳定[8],干眼患者的 BCVA 可能会下降或有短暂波动[8]。泪膜与角膜的屈光力有关,破裂可能产生干扰视力的高阶像差。干眼患者常常抱怨驾驶汽车、使用电脑、保持凝视时,视力下降,这是因为眨眼反射受到抑制而导致眼表干燥造成的。因此,评估功能性视力(FVA)或在持续睁眼而不眨眼的情况下测视力,可能是评估干眼患者视力的好方法[9]。现已证明 FVA 在 SS 和非 SS 干眼病中都有所下降[10]。

应该对患者进行体格检查,以评估患者是否存在酒渣鼻、肥大的泪腺或贝尔麻痹。应检查眼睑和眼睑边缘是否有睑缘炎、睑板腺功能障碍、罕见或不完全眨眼和眼球突出症,因为这些情况可能需要单独解决。结膜的情况也需要仔细评估,应当注意结膜水肿、松弛、注射、瘢痕形成、穹隆缩短、皮下结瘢和丘疹或毛囊的情况。应该进行眼睑外翻检查。仔细检查可能会发现患者症状与干眼症无关的其他原因。

应评估泪膜,包括泪膜的弧度大小和泪膜破裂时间(TBUT)。TBUT 是通过在下缘囊注入少量荧光素进行的,然后,在患者眨眼后来评估泪膜的稳定性。眨眼使泪膜分布在整个眼表上。裂隙灯弥散的钴蓝光束可用于评估从最后一次眨眼直到出现第一个暗斑(代表泪膜溶解)所花费的时间。AD-DED 患者的泪膜破裂时间显著加快,<10 秒的时间被认为是异常的。

眼表面染色是另一种用于评估干眼严重程度的重要方法。染色可以用来识别角膜表面和球结膜的异常。下方角膜和下方球结膜的点状着色是干眼中最典型的模式。可以使用多种染色剂。荧光素最常用,并且会使结膜和角膜的紧密连接被破坏的区域染色,尽管角膜染色将更加突出。滴注后约 2 分钟出现峰值染色。然而,如果发生角膜的结膜化,荧光素染色的效果有限。

丽丝胺绿和玫瑰红染料可以用来染色失活细胞,并且在球结膜的染色更加明显。这些染色剂可能会发现更微小的改变,可用于检测更轻微的干眼病。下部着色可能提示 MGD 或暴露,而上部着色暗示上角膜缘角膜结膜炎。丽丝胺绿比玫瑰红更具有优势,因为它对眼表的毒性较小[11]。

经检查,双眼矫正视力为20/25。瞳孔等圆,双眼无相对性传入性瞳孔传导阻滞。眼内压(IOP):右眼为15mmHg(1mmHg≈0.133kPa),左眼为16mmHg。眼睑和睫毛无明显异常,无睑板腺功能障碍,无睑裂闭合不全等。结膜正常。患者的泪河高度降低,泪膜破裂时间为10秒。用荧光素染色的角膜染色显示无斑点的上皮性侵蚀,利沙胺格林在球结膜两侧的暴露区有小的点状染色。

哪种辅助测试适用?

Schirmer 测试是诊断泪膜水样液成分分泌减少的经典实验。进行 Schirmer 测试要在下方结膜囊内放一条纸带,让这条带子被泪液浸湿 5 分钟。Schirmer 测试的阳性结果是,在眼部表面麻醉的情况下<5mm,没有眼部表面麻醉的情况下<10mm,因为眼部表面麻醉将减少反射性泪液分泌。用麻醉剂进行 Schirmer 测试比没有用麻醉剂结果更多变。Schirmer 测试的临界值相对较低以降低灵敏度为代价产生更高的特异性。Schirmer 测试的结果在观察期间会多变,不应作为诊断 AD-DED 的唯一标准。然而,随着时间的推移,连续的异常结果则高度暗示干眼症。

考虑到泪液高渗透性在干眼病发病机制中的重要性, 自 2009 年 FDA 批准渗透压测量装置(TearLab,San Diego,CA)以来,直接测量泪液渗透压已在临床实践中实施。据报道,它将成为所有诊断图像的一部分[14]。泪液渗透压升高提示干眼病,高渗性泪液压迫眼表,导致炎症并造成病情恶化。在一项研究中发现,泪液渗透压>312 mOsm/L 的值对干眼症具有 73%的敏感性和 92%的特异性;然而,泪液渗透压值可能与症状无关[16],有些研究还提示测量结果存在差异[17]。然而,多变的测量值可能对不稳定泪膜和干眼病有诊断价值。总体而言,泪液渗透压在诊断和监测干眼症中的作用在不断发展,随着进一步的研究可能在疾病的处理中发挥作用。

总之,没有完美的测试或检查可以确诊干眼症。患者症状的异质性,症状与检查结果的不相关性,以及检查结果和就诊间检查的可变性[19,20],将为眼科医生提供重大挑战。必须综合考虑患者症状、检查结果和辅助测试的总体情况,以提高诊断的敏感性和特异性。

患者在无表面麻醉情况下Schirmer测试>20mm。检查其泪液渗透压为310mOsm/L。

应该如何治疗?

特别是轻度干眼症,症状和体征或测试结果之间的相关性较差,患者的辅助检查结果不应妨碍任何干预措施。如果排除了症状的其他潜在病因,应对有症状的患者进行试验治疗。应该告知患者,虽然症状可能会随着生活方式的改变和治疗而改善,但这种状况通常不是被治愈,而是得到控制。

最初的方法应该包括识别环境和行为风险因素,并提出适当修改建议,以及开始使用人工泪液。安排一次随访以评估这些干预措施是否成功,并且保持耐心和乐观是很重要的,因为疾病管理可能具有挑战性,并且会被一些难治的体征或症状所打断。

为了在干燥环境中提供帮助,加湿器的使用可以缓解因过热或空调造成的症状。应该采取附加措施来改善办公室环境中空气流动的状态,而工作地点应该离开有管道和通风口的地方。长时间的电脑工作应该定期休息。此外,将监护仪置于眼睛下方可减少眼睑间隙,限制暴露眼表面的表面积，从而有助于减少泪膜蒸发[21]。

应该提供戒烟咨询，因为现已发现香烟对角膜前泪液膜有不良影响[22,23]，包括脂质层[24]。在以上的讨论中，识别任何违规药物，如利尿剂和抗胆碱能药物，并让患者停止或考虑替代药物是很重要的。停止使用苯海拉明并跟踪其PCP，寻找其他没有抗胆碱能作用的睡眠助剂，可能是有益的。最后，我们鼓励患者多喝水。

也可以使用非处方人工泪液补充剂。不同品牌的人工眼泪配方没有显著差异，患者可以选择他们喜欢的任何品牌。虽然不含防腐剂的人工泪液是首选，但它们的成本过高，除非必须使用时，方可考虑。对于每天使用4次人工泪液的患者，通常是安全的。理想的情况下，应在患者开始出现与眼表损伤有关的症状之前进行眼表面润滑。指导患者在饭前1天3次使用人工泪液，以便记住经常使用它们。另外，指导患者在阅读或者看显示屏之前使用眼药水，也可能有助于防止症状恶化。

你应该建议患者改变行为习惯，要求其看电脑后要多休息，戒烟，并将办公桌移离靠近暖气的位置。患者想在办公室装置一台加湿器，建议患者每天需要多达4次使用人工泪液来帮助缓解她的症状。你应该安排4个月的定期随访，并建议患者在出现更多的问题时，尽快与你联系。

4个月后，患者注意到工作的时候症状有所改善，因而在办公室的感觉更舒适了。由于患者的症状在下午变得更糟，在开始电脑工作之前以及在午餐后，应该多次使用人工泪液。患者感到，在她的眼睛感觉干燥之前使用人工泪液似乎对预防症状能提供额外的帮助。当患者努力戒烟时，可减少每天抽烟的数量，并和主治医生讨论戒烟的方法来帮助戒烟。

患者的检查结果一般，没有PEE，TBUT为13秒。要对患者每年进行一次随访。祝患者顺利，并建议患者继续当前的治疗方案。

病例 2

患者RR是一位70岁的男性，既往有2型糖尿病、青光眼和干眼病的病史，为进一步治疗他的干眼症而进行随访。患者述说，由于眼干和对光敏感而无法长时间观看电视。在过去的6个月中，他一直使用非处方人工泪液，症状没有缓解。患者讲，每天要使用人工泪液6次。患者在房间里放了一台加湿器，并尝试经常休息，但症状没有任何缓解。他还注意到，早上一睁眼会有眼部刺激。患者目前使用的药物包括二甲双胍、格列本脲、拉坦诺，以及含防腐剂的人工泪液。患者末次测量的糖化血红蛋白是8.6。

在检查时，患者的双眼矫正视力为20/40。双眼眼内压为20mmHg。眼睑和睫毛无明显异常。结膜有轻度充血，无明显睑缘疾病。TBUT为8秒，2+PEE在他的下部角膜有荧光染色。在无麻醉情况下进行的Schirmer试验为6mm，泪液渗透压为318mOsm/L。

什么是干眼病患者的风险因素，如何应对这些风险因素？

患者的糖尿病可能是其干眼病的原因。干眼在糖尿病患者中更常见，特别是那些血糖控制不佳的患者[25]。糖尿病可导致角膜感觉迟钝与泪液分泌减少[26]。可以测试角膜感觉以确定反射性泪液分泌减少的潜在来源。他的内科医生要更好地管理患者的糖尿病情况,并且要防止疾病的其他后遗症,还应该进行仔细的视网膜检查。

患者用的青光眼药物也可能是一个促成因素。滴剂中的苯扎氯铵与人工泪液中的防腐剂结合可能会导致干眼症[3,4]。改用无防腐剂的青光眼药水可能有助于减轻症状。此外,换成无防腐剂的人工泪液可能是必要的,因为患者每天要使用人工泪液超过 4 次。也应开始应用夜间润滑软膏,以提供眼部表面润滑,因为患者在醒来时会出现症状。

还有哪些辅助治疗?

对于中度干眼的患者,炎症在其中发挥什么样的作用是一个关键问题。有时,有些患者在检查时,可能会出现炎症迹象,但情况并非总是如此。确定炎症作用的有效测试是测量泪液中的 MMP9 水平(InflammaDry)。阳性检测结果有助于指导治疗中有效控制炎症。但检测结果为阴性的患者,也应考虑使用抗感染治疗。

靶向炎症的首选药物是 ω-3 脂肪酸。最近的一项 meta 分析得出结论,ω-3 脂肪酸可改善 TBUT 和 Schirmer 测试的检测结果,而对患者症状的眼表疾病指数评估没有明显改变[27]。有时,结果不一致的部分原因可能与各种研究中使用的制剂和剂量的差异有关。最近的一项多中心安慰剂对照研究发现,使用重新酯化的制剂显著改善了干眼症的症状和体征[28]。因此,建议患者每天至少食用 500mg 的 EPA(二十碳五烯酸)和 DHA(二十二碳六烯酸)的鱼油制剂。作为替代,我们建议每周至少食用 3 份含有高量 ω-3 的鱼(三文鱼、金枪鱼和比目鱼)。亚麻籽、奇亚籽和胡桃也含有 ω-3,但是它的形式是 α-亚油酸,必须在体内转化为 EPA/DHA——这一过程效率不高。因为这些来源于植物类的制剂效率不高,所以我们建议主要食用来源于鱼类的制剂。

由于其免疫调节作用,皮质类固醇可以极大地缓解干眼症状。然而,由于有副作用只能短期使用。使用局部皮质激素的重复短期脉动治疗是一种很有前景的方法,可以利用其有益的效果,同时尽量减少不良事件的风险[9]。氯替泼诺(或氟米龙)是我们的首选,这是因为它效果更好而副作用更小。疗程为 2 周的氯替泼诺或 FML TID 有助于抑制炎症,然后逐渐减慢或减少至每周 1~2 滴。如果可行的话,可以使用不含防腐剂的类固醇(如复方甲泼尼龙),因为它可以将防腐剂的有害作用降至最低。无论哪种方式,对类固醇的积极临床反应证实了炎症是导致患者的体征、症状的原因。因此,当类固醇逐渐减量时,Restasis 和(或) Xiidra 是很好的一个候选对象。

Restasis(外用环孢菌素 A0.05%)通过各种途径来发挥免疫抑制和抗感染作用,但主要是通过抑制 T 细胞发挥作用。Restasis 对于许多患者来说,是一个很好的选择,但它往往需要长期的使用,并且成本很高。因此,应该谨慎使用。Restasis 应该用于那些尽管改变了行为方式,如使用人工泪液、夜间使用软膏和膳食结构调整,但是仍有持续干眼症症状的患者。此外,这些患者应有眼泪减少的证据,如泪液渗透压升高或 Schirmer 试验值降低。如上所述,用药策略是首先尝试一种局部类固醇治疗,如果患者有反应,那么就考虑 Restasis 用于长期抗感染治疗。考虑到 Restasis 在抑制活动性炎症方面效率较低，因此开始使用类固醇同步进行抗感染治疗。

我们使用 Restasis 的经验表明，患者有时可能需要长达 6 个月的时间才能完全受益。这时剂量可以增加到每天 3~4 次，会有更好的疗效，但这会使副作用加剧[29,30]。最近，另一种药物 lifitegrast(Xiidra)已被批准为干眼症的抗感染药物。尽管临床试验的结果对于中度干眼症患者非常有希望，但临床经验有限。

对该患者或对任何使用 BAK 保存的青光眼患者的另一项有用措施是，选择无防腐剂滴眼液。我们已经有一些患者的症状和体征因此得到了改善。

对于经抗感染治疗后症状和体征没有完全控制的患者，封泪管也可能是一个可以考虑的疗法[31]。在采取此疗法之前，最好先治疗急性炎症，因为如果泪道阻塞，泪膜中存在的炎症介质会停留更久，可能会加剧症状并导致对眼表面的进一步损伤。插入栓子之前，使用 Restasis 和局部皮质类固醇短期疗程有助于缓解这些问题。告知患者泪小管栓子会经常移位，但可以重新插入。硅胶或者不稳定聚合物制成的可吸收和不可吸收的塞子都可用。硅胶塞实用性较强，因为如果患者出现溢泪或刺激，它们可以被移除。插入与管道大小相符的塞子有助于防止塞子移位。由于泪点栓塞的治疗效果在放置大约 8 周后才显示出来，因此建议至少对这段时间进行随访，以评估患者对治疗的最大反应[32]。

对于中度疾病(2 级)患者，通常仅考虑封闭病眼中的一个泪小点，因为阻塞上和下泪小点很可能导致溢泪。尽管胶原或其他可溶性栓子可用于“试用”期，但我们更愿意为大多数患者使用较低的泪点硅胶塞。根据患者的治疗情况，考虑是去除硅胶塞或是将其留下。在经历溢泪的患者中，穿孔塞(溢流道)是一种很好的选择。可以根据主治医生偏好选择栓子。永久性烧灼术适用于对泪点栓塞有良好效果，但因为栓子移位和刺激眼表需要频繁更换栓子的患者。

你建议患者应该开始使用无防腐剂人工泪液补充剂。由于患者在醒来时也有症状，所以你可以给他开夜间润滑剂眼药膏。此外你要告诉他，拉坦前列素中的防腐剂也可能造成他的病情严重。你建议他与青光眼医生讨论改用无防腐剂的配方。你还可以建议他补充ω-3。

最后，你告诉患者，糖尿病也可能是导致他病情加剧的原因。并建议同初级保健医生一起确定如何优化血糖控制。你安排对他进行为期3个月的随访，并建议，如果出现任何问题及时就医。

3个月后，患者复诊。他称对药物和饮食做了一定程度的改进。他说，开始服用在网上买到的鱼油补充剂，同时每天使用PFAT 6~7次，而且一直使用夜间润滑凝胶，并对饮食进行调整，血糖控制略好。不过，他指出，症状仍然明显存在，PFAT似乎只能提供短暂的益处。在检查中，他的TBUT现在为9秒，荧光素染色在下方角膜有2+PEE。在无麻醉情况下进行的Schirmer测试为5mm，泪液渗透压为315mOsm/L。

建议患者可以使用Restasis，1天两次，并告知最常见的副作用是烧灼感。建议可以考虑冷冻液滴，并在1天内重复，使用小瓶的，以节省成本。还告知患者药物需要使用一段时间才会起到作用，有些患者需要6个月，甚至1年的时间。由于患者有青光眼病史，你不要给他开一些短期的类固醇药物。3个月后，随访来评估他对药物的反应。

随访时，患者主述症状有所改善。他觉得现在使用的PFAT没有那么频繁了，现在每天只要

4~5次。在检查中,患者的TBUT为11秒,并在角膜下方发现了PEE。在无麻醉情况下进行的Schirmer测试为9mm,泪液渗透压为312mOsm/L。可告知患者这些药物对他有效,并安排6个月后的随访预约。在下次随访时,如果患者的症状没有完全得到控制,也可以考虑使用泪小管栓子(仅下部)。

病例 3

MC是一位62岁的女性,有Sjögren综合征病史,她被转诊到眼科进一步治疗她的干眼症。患者述有持续的烧灼感、干燥感和异物感。患者主述过去的一年里,双眼每天使用Restasis两次。她的风湿病医生在最近一年半的时间里让她开始使用了Plaquenil药物。她在3个月前放置了低位的泪小点栓子,主述无移位。她每天使用10次不含防腐剂的人工泪液,但表示当使用这些泪液时,只能缓解几秒钟。由于她的症状,她今年有好几天无法工作,并觉得自己无药可治。她觉得自己很悲惨,症状严重影响着她的生活质量。

在检查时,患者的双眼最佳矫正视力为20/40。眼内压均为16mmHg。外部TBUT为3秒。下穹隆有黏液。她在角膜下方有3+PEE。无麻醉的Schirmer测试为4mm,泪液渗透压为320mOsm/L。

您可能会向患者提供哪些其他治疗选项?

干燥综合征患者明显患有炎性疾病。在存在活动性炎症的情况下,可以局部短期使用类固醇,特别是使用不含防腐剂的制剂,可减少表面炎症。对于炎症更严重的患者,短期口服类固醇也可能是非常有效的。一般来说,应该询问患者的系统性疾病情况和是否处于活跃期,在这种情况下,风湿科医生建议增加患者的系统性治疗。

封泪管在中度和重度干眼病中是不同的(如病例 2)。特别是对于患有严重干眼病的患者,每只眼睛闭塞单个泪点是没有效果的,可以考虑完全闭塞。最好的做法是在上下泪小点使用栓子(可溶解或永久)并评估患者反应。如果有积极的临床反应,那么泪小点烧灼术是一种更为永久的解决方案(考虑到栓子随时间长了会消失)。

像口服毛果芸香碱和西维美林这样的副交感神经兴奋剂可以用于治疗干眼病,特别是对于伴有口干的患者,如干燥综合征。这些药剂将在有关 SS 的章中有更详细的讨论。

患有 3 级疾病的患者,另一个好的选择是自体血清泪液。通过从患者血液中的细胞成分分离液体来制作自体血清滴眼液,是治疗干眼病的重要方法,因为血清中包含的物质能够促进眼表上皮细胞的增殖分化和成熟。此外,血清含有免疫调节介质。血清滴眼液的可用性可能会有所不同,具体取决于与其混合在一起的药物。尽管其他客观指标没有变化,但研究显示症状和 TBUT 有改善[33]。在 AD-DED 患者中,我们通常以 20%血清(用 BSS 稀释)开始。指导患者每天至少使用滴剂 4~6 次(或更多),并将未开封的瓶子保存在冰箱中(开盖后,可在冰箱储存 1 周)。虽然对有活动性系统性疾病的患者使用血清存在一定顾虑,但我们并没有发现干燥综合征患者有任何并发症,唯一需要注意的群体是过敏性疾病的患者。

最近,无缝线羊膜移植,如 ProKera 和 AmbioDisk 已被 FDA 批准用于干眼症。羊膜移植长期以来一直用于眼科，以促进眼表的愈合并通过下调炎性细胞因子来抑制炎症。患有严重干眼症的患者可能受益于羊膜试验。然而，这种治疗方法可能只是一种暂时性措施，而且尚不清楚受益的持续时间或者治疗多久重复一次。需要进一步的研究来评估其疗效[34]。

诸如PROSE镜片等巩膜接触镜对于患有严重干眼症和许多其他眼病的患者来说，是一种革命性的治疗方法。许多患者觉得舒适，镜片缓解症状的能力是通过重现眼表、容纳药物和润滑来实现的。然而，镜片的成本可能会令人望而却步，并且镜片的保险范围仍然不确定且不一致。尽管存在这些障碍，镜片的可定制性为改善患者的生活质量提供了巨大的机会，包括症状、客观测量结果，以及干眼症患者视力的改善[35,36]。PROSE镜片也可用于治疗移植物抗宿主病等眼表疾病，并取得实质性成功[37]。这些在本书的其他章中会有更详细的讨论。

当与患者讨论她的选择时，患者决定使用巩膜镜片。可安排患者预约佩戴，并告之，费用可能相当昂贵，她的保险公司可能不会支付所有费用。患者解释说，已意识到了其潜在成本，并进行了接触镜的试验。

在后续的随访中，患者讲戴接触镜可以显著减轻痛苦。她的症状在白天显著改善。患者的镜片就位后，双眼视力为 20/20，下部角膜有 1+PEE。TBUT、Schirmer 测试和泪液渗透压不变。患者表示感谢，并对自己尝试接触镜的决定感到满意。

（廖许琳 译）

参考文献

1. Blehm C, Vishnu S, Khattak A, Mitra S, Yee RW. Computer vision syndrome: a review. Surv Ophthalmol. 2005;50(3):253–62.
2. Schaumberg DA, Buring JE, Sullivan DA, Dana MR. Hormone replacement therapy and dry eye syndrome. JAMA. 2001;286(17):2114–9.
3. Leung EW, Medeiros FA, Weinreb RN. Prevalence of ocular surface disease in glaucoma patients. J Glaucoma. 2008;17(5):350–5.
4. Saade CE, Lari HB, Berezina TL, Fechtner RD, Khouri AS. Topical glaucoma therapy and ocular surface disease: a prospective, controlled cohort study. Can J Ophthalmol. 2015;50(2):132–6.
5. Baudouin C, Labbe A, Liang H, Pauly A, Brignole-Baudouin F. Preservatives in eyedrops: the good, the bad and the ugly. Prog Retin Eye Res. 2010;29(4):312–34.
6. Murakami Y, Manche EE. Prospective, randomized comparison of self-reported postoperative dry eye and visual fluctuation in LASIK and photorefractive keratectomy. Ophthalmology. 2012;119(11):2220–4.
7. Liew MS, Zhang M, Kim E, Akpek EK. Prevalence and predictors of Sjogren's syndrome in a prospective cohort of patients with aqueous-deficient dry eye. Br J Ophthalmol. 2012;96(12):1498–503.
8. Ibrahim OM, Dogru M, Kaido M, Kojima T, Fujishima H, Tsubota K. Functional visual acuity assessment of severe atopic keratoconjunctivitis. Cornea. 2014;33(Suppl 11):S13–8.
9. Lin H, Yiu SC. Dry eye disease: a review of diagnostic approaches and treatments. Saudi J Ophthalmol. 2014;28(3):173–81.
10. Goto E, Yagi Y, Matsumoto Y, Tsubota K. Impaired functional visual acuity of dry eye patients. Am J Ophthalmol. 2002;133(2):181–6.
11. Machado LM, Castro RS, Fontes BM. Staining patterns in dry eye syndrome: rose bengal versus lissamine green. Cornea. 2009;28(7):732–4.
12. Pflugfelder SC, Tseng SC, Sanabria O, Kell H, Garcia CG, Felix C, et al. Evaluation of subjective assessments and objective diagnostic tests for diagnosing tear-film disorders known to cause ocular irritation. Cornea. 1998;17(1):38–56.

13. Clinch TE, Benedetto DA, Felberg NT, Laibson PR. Schirmer's test. A closer look. Arch Ophthalmol. 1983;101(9):1383–6.
14. Sullivan BD, Whitmer D, Nichols KK, Tomlinson A, Foulks GN, Geerling G, et al. An objective approach to dry eye disease severity. Invest Ophthalmol Vis Sci. 2010;51(12):6125–30.
15. Lemp MA, Bron AJ, Baudouin C, Benitez Del Castillo JM, Geffen D, Tauber J et al. Tear osmolarity in the diagnosis and management of dry eye disease. Am J Ophthalmol. 2011; 151(5): 792–798, e791.
16. Yeh TN, Graham AD, Lin MC. Relationships among tear film stability, osmolarity, and dryness symptoms. Optom Vis Sci. 2015.
17. Bunya VY, Fuerst NM, Pistilli M, McCabe BE, Salvo R, Macchi I, et al. Variability of tear osmolarity in patients with dry eye. JAMA Ophthalmol. 2015;133(6):662–7.
18. Schein OD, Tielsch JM, Munoz B, Bandeen-Roche K, West S. Relation between signs and symptoms of dry eye in the elderly. A population-based perspective. Ophthalmology. 1997;104(9):1395–401.
19. Goren MB, Goren SB. Diagnostic tests in patients with symptoms of keratoconjunctivitis sicca. Am J Ophthalmol. 1988;106(5):570–4.
20. Sullivan BD, Crews LA, Sonmez B, de la Paz MF, Comert E, Charoenrook V, et al. Clinical utility of objective tests for dry eye disease: variability over time and implications for clinical trials and disease management. Cornea. 2012;31(9):1000–8.
21. Tsubota K, Nakamori K. Effects of ocular surface area and blink rate on tear dynamics. Arch Ophthalmol. 1995;113(2):155–8.
22. Thomas J, Jacob GP, Abraham L, Noushad B. The effect of smoking on the ocular surface and the precorneal tear film. Australas Med J. 2012;5(4):221–6.
23. Matsumoto Y, Dogru M, Goto E, Sasaki Y, Inoue H, Saito I, et al. Alterations of the tear film and ocular surface health in chronic smokers. Eye (Lond). 2008;22(7):961–8.
24. Altinors DD, Akca S, Akova YA, Bilezikci B, Goto E, Dogru M, et al. Smoking associated with damage to the lipid layer of the ocular surface. Am J Ophthalmol. 2006;141(6):1016–21.
25. Kaiserman I, Kaiserman N, Nakar S, Vinker S. Dry eye in diabetic patients. Am J Ophthalmol. 2005;139(3):498–503.
26. Lv H, Li A, Zhang X, Xu M, Qiao Y, Zhang J, et al. Meta-analysis and review on the changes of tear function and corneal sensitivity in diabetic patients. Acta Ophthalmol. 2014;92(2):e96–104.
27. Liu A, Ji J. Omega-3 essential fatty acids therapy for dry eye syndrome: a meta-analysis of randomized controlled studies. Med Sci Monit. 2014;20:1583–9.
28. Holland EJ, Bucci FA, Epitropoulos AT, et al. Effect of oral re-esterified omega-3 nutritional supplementation on dry-eye disease: double-masked randomized placebo-controlled study. American Society of Cataract and Refractive Surgery Paper Session 2-B, April 19, 2015, San Diego, CA.
29. Dastjerdi MH, Hamrah P, Dana R. High-frequency topical cyclosporine 0.05% in the treatment of severe dry eye refractory to twice-daily regimen. Cornea. 2009;28(10):1091–6.
30. Su MY, Perry HD, Barsam A, Perry AR, Donnenfeld ED, Wittpenn JR, et al. The effect of decreasing the dosage of cyclosporine A 0.05% on dry eye disease after 1 year of twice-daily therapy. Cornea. 2011;30(10):1098–104.
31. Ervin AM, Wojciechowski R, Schein O. Punctal occlusion for dry eye syndrome. Cochrane Database Syst Rev. 2010;9:Cd006775.
32. Nava-Castaneda A, Tovilla-Canales JL, Rodriguez L, Tovilla YPJL, Jones CE. Effects of lacrimal occlusion with collagen and silicone plugs on patients with conjunctivitis associated with dry eye. Cornea. 2003;22(1):10–4.
33. Celebi AR, Ulusoy C, Mirza GE. The efficacy of autologous serum eye drops for severe dry eye syndrome: a randomized double-blind crossover study. Graefes Arch Clin Exp Ophthalmol. 2014;252(4):619–26.
34. Suri K, Kosker M, Raber IM, Hammersmith KM, Nagra PK, Ayres BD, et al. Sutureless amniotic membrane ProKera for ocular surface disorders: short-term results. Eye Contact Lens. 2013;39(5):341–7.
35. Bavinger JC, DeLoss K, Mian SI. Scleral lens use in dry eye syndrome. Curr Opin Ophthalmol. 2015;26(4):319–24.
36. Dimit R, Gire A, Pflugfelder SC, Bergmanson JP. Patient ocular conditions and clinical outcomes using a PROSE scleral device. Cont Lens Anterior Eye. 2013;36(4):159–63.
37. Jacobs DS, Rosenthal P. Boston scleral lens prosthetic device for treatment of severe dry eye in chronic graft-versus-host disease. Cornea. 2007;26(10):1195–9.
38. The definition and classification of dry eye disease: report of the Definition and Classification Subcommittee of the International Dry Eye WorkShop (2007). Ocul Surf. 2007;5(2):75–92.

第 2 章

睑板腺功能障碍的诊断与治疗进展

Joanne Shen

病例 1

患者是一位48岁的牙医，有干眼症。曾使用Zantac治疗胃食管反流。除此之外，他是健康的，没有其他的全身用药史。他否认季节性过敏。有眼部疾病家族史。

他曾佩戴了20年软性隐形眼镜，3年前通过PRK治疗近视。在过去的18个月里，他感到眼睛干燥，沙砾感，醒来时眼皮下有魔术贴般的感觉，当他正在进行牙科手术时，偶尔会流泪。他每天使用无防腐剂的泪液4次却没有持续的缓解。验光师诊断他为干眼并用Restasis进行6个月的治疗，没有改善他的症状。他听说过LipiFlow，并想知道其是否会对他有帮助。

在检查时，患者两只眼睛的远视力为20/20，近视力为20/30，均未经矫正测量。患者的瞳孔反应性好，无传入性瞳孔障碍。Icare压力测定法测每只眼睛的眼内压为16mmHg。对眼周皮肤的评估显示没有皮疹或其他病变的证据。4个泪小点都是明显的。睫毛无倒睫和蠕形螨。没有明显的眼睑松弛或睑裂闭合不全。睑板腺显示堵塞和两边变厚。睑板腺评估（MGE）显示右下眼睑有3个腺体，左下眼睑有一个腺体产生液性混浊分泌物。眼睑边缘结构无明显异常。双侧结膜轻度充血。在上下眼睑外翻时，有微量乳突，但无滤泡，上皮下纤维化和异物。右眼球结膜不会被丽丝胺绿着染，但会在左眼内侧染色1+。无上角膜缘角膜结膜炎。巩膜无明显异常。角膜无点状上皮侵蚀，双眼TBUT为2秒。他的前房深而安静，虹膜正常。双眼晶状体无混浊。他的双眼视神经杯/盘之比为0.3。眼底无明显异常。

这些检查结果能帮助诊断出哪些疾病？

该患者似乎有低 TBUT 的睑板腺功能障碍。使用 Icare 等非接触式眼内压计测量，可以评

J. Shen, MD
Mayo Clinic, 13400 East Shea Boulevard, Scottsdale, AZ 85259, USA
e-mail: shen.joanne@mayo.edu

估经过眼表麻醉后眼睛表面无人为恶化的眼表症状。

如何处理干眼症的症状？

病史显然非常重要。MGD 相关干眼症患者通常会在觉醒后出现刺激症状，但其他情况，如眼睑闭合不全也可能导致类似的症状。我想问一个常见的问题："醒来时，你的眼睛第一感觉如何？"如果答案是："干燥。"患者可能是夜间睑裂闭合不全，需要使用夜间面具或是使用保鲜袋封闭。

对患者仔细检查泪液缺陷成分、机械眼睑和眨眼问题，这些问题会限制泪膜保持稳定的能力。通过特殊测试补充的详细检查，可以更加确定存在哪些缺陷。

最后，干眼问卷可以帮助评估症状的严重程度，并检测改善程度，以便在随访中让患者消除疑虑。

患者的OSDI评分为45，表明有中重度的干眼症状。

还应该进行其他哪些检查呢？

Schirmer 测试可以帮助评估泪液的水溶液成分不足。此外，Schirmer 测试结果高是一个好的迹象，表明患者有完整的反射性泪液，可以防止角膜上皮细胞损伤。

无麻醉的 Schirmer 试验 10 分钟以上是正常的，患者右眼检测结果为 20mm，左眼结果为 24mm。患者无口干史，无缺水。

有什么新技术可以帮助评估和量化睑板腺功能障碍？

成像系统现在可以提供上下睑板腺的详细视图，同泪膜干涉法一样，可用于评估泪膜厚度和脂质层质量（图 2.1）。

患者进行了LipiView扫描，证明双眼平均干涉测量颜色单位（ICU）低于45（正常值> 50）。患者在19秒的测试时间间隔内有15次瞬目，这是一个非常高的频率，考虑是眼睑痉挛（图2.1）。也有非常平坦的波形，与正常泪液干涉测试法所示的例子不同（图2.2）。

视频成像还捕获瞬目的机制。可观察到不完全瞬目，并且这种功能障碍会加剧水分蒸发，特别是在干旱气候条件下导致相应症状的发生。过去的隐形眼镜佩戴者和眼睑手术患者由于隐形眼镜掩盖的角膜感觉丧失反馈或眼睑无法机械性闭合而存在不完全瞬目的风险。

看泪膜干涉测量法给出的部分图片，不如直接看腺体将有助于确定睑板腺是否仍然有活力？什么技术可以帮助检查睑板腺？

近年来，睑板腺成像已成为一种临床检查工具。在过去，红外摄影得到应用，但这种方法很耗时。Oculus Keratograph 5 和 LipiView Ⅱ 可以轻松捕获睑板腺的形态以评估腺体结构和萎缩情况。

正常的睑板腺成像表现为长的腺体，延伸到睑板的顶点，以及腺管周围的小型葡萄状腺泡

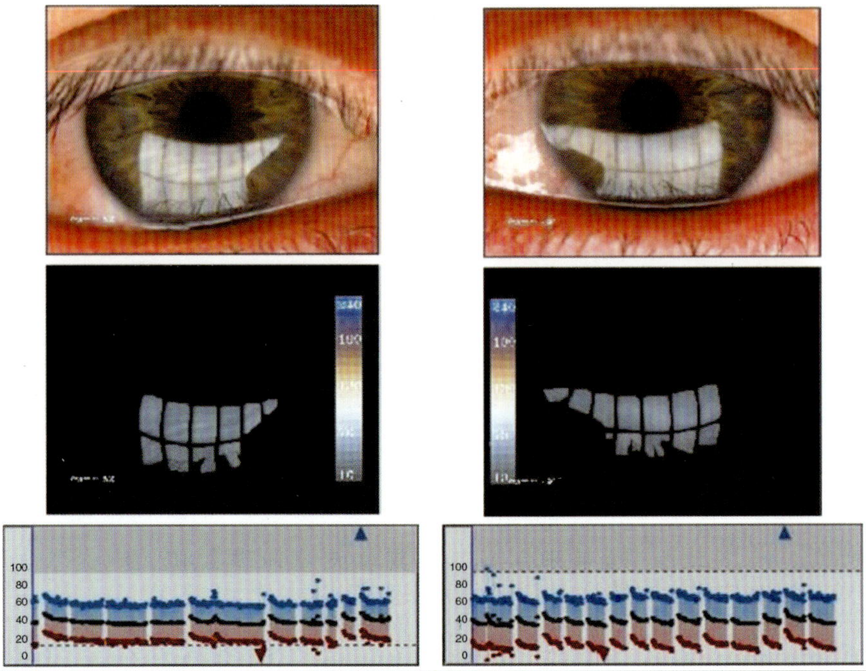

Video Length	19.1 s	Avg ICU	45
Max ICU	55 @ 523	Min ICU	42 @ 366
Std. Dev.	3	CF: 1.00	PB: 9/10

Video Length	19.1 s	Avg ICU	45
Max ICU	57 @ 491	Min ICU	40 @ 208
Std. Dev.	3	CF: 1.00	PB: 14/10

图 2.1 睑板腺功能障碍相关干眼患者的双眼 LipiView 扫描结果。

团。弯曲的腺体代表相邻腺体的萎缩。

这位患者的睑板成像显示眼睑轻度萎缩，上下眼睑长度缩短25%（图2.3和图2.4）。

患者主诉其在工作时会流泪，对这种说法如何评估？

折射可以帮助确定睫状体痉挛是否可能会导致流泪，另外，脂质性泪液成分缺乏导致的反射性流泪也有可能。患者有老花眼，双眼通过+1.25的矫正后，视力提高到了20/20。他被推荐在放大镜度数调整为+1.25。

通常情况下，患有脂质缺乏症的患者可能会发生阵发性反射流泪，这可能会使鼻泪管系统超负荷导致流泪。溢泪，泪流满面，可能表明部分或全部鼻泪管阻塞。幸运的是，这名患者没有溢泪，泪河也不高。

对患者有什么推荐治疗方法？

睑板腺缺陷的基础治疗包括低成本的治疗和低并发症风险的治疗。ω-3 脂肪酸可能会有

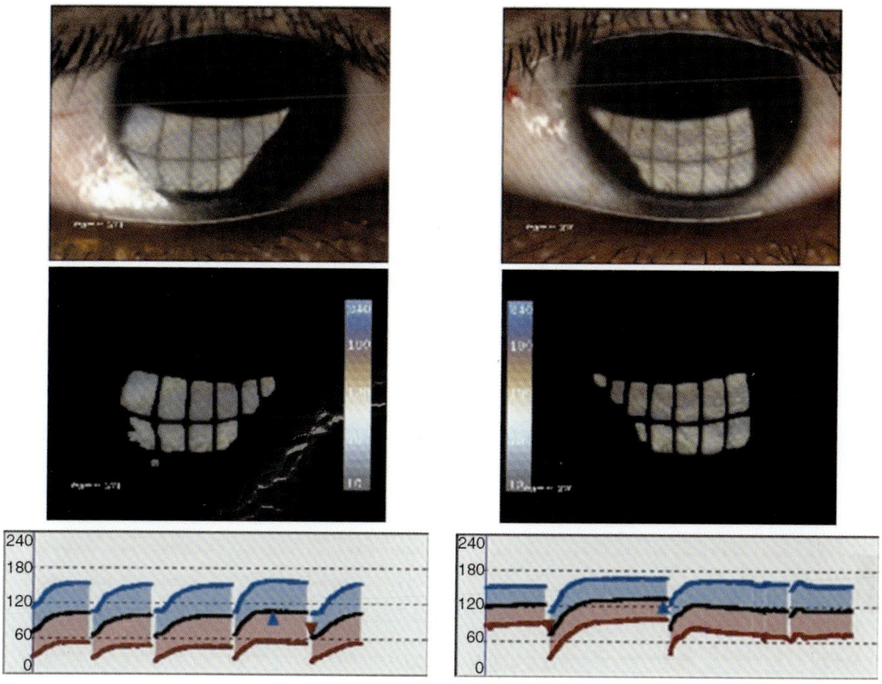

# Frames	507	Avg ICU	92
Max ICU	106 @ 374	Min ICU	61 @ 434
Std. Dev.	12	C-Factor	0.71

# Frames	569	Avg ICU	117
Max ICU	132 @ 276	Min ICU	70 @ 100
Std. Dev.	10	C-Factor	0.75

图 2.2　lipiview 扫描正常患者(无干眼)。比较每个瞬目之间的波形,该患者每眨一次眼就增加了脂质泪液的厚度,而非平坦或“下降”的波形。

帮助。脂肪酸的剂量和确切组合尚未确定。NIH 干眼评估和管理(DREAM)临床试验会在将来给出推荐剂量。建议使用 1~2g DHA(二十二碳六烯酸)和 EPA(二十碳五烯酸)。在使用血液稀释剂时,凝血机制超过 2g 范围的,必须谨慎使用。热敷是一种主要的治疗方式,以在不完全瞬目时,可缓和腺体堵塞。

如何指导患者做热敷?是否推荐眼睑按摩?

热敷是一种加热眼睑的经济方法,可以起到一定的缓解作用,并可能有助于温暖睑脂,使其更容易通过睑板腺孔分泌。淋浴中的湿热毛巾可用于眼睑和睫毛上皮脂溢出物残留的患者,但在这种应用方法中,热量的强度是有限制的。一种自制的“短袜里的大米”或市售的聚合物珠布面罩可以用微波炉预热 20~30 秒(直到热但不烫)并置于眼睑上至少 10 分钟。AC 或 USB 适配器插入式加热式眼罩,可以更方便商务旅客或无法使用微波炉的患者。

由于认识到睑板腺需要一段时间才能释放睑脂,所以推荐 10 分钟作为最短持续时间。据报道,热敷后,患者角膜膨隆。因此,家中眼睑按摩要小心。相反,可以考虑眨眼练习(如下所述)。

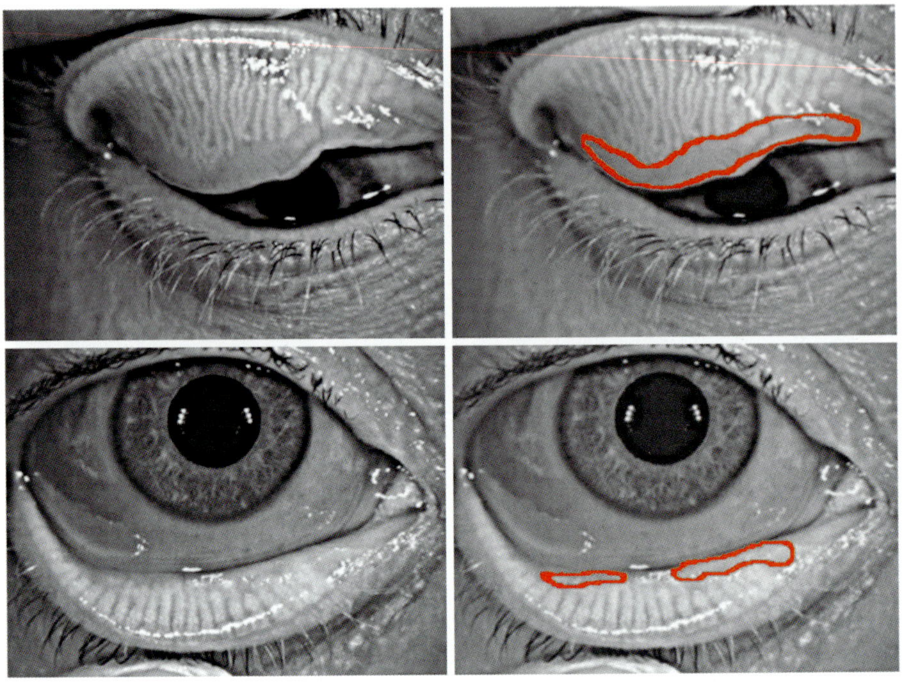

图 2.3　右眼上下眼睑的睑板腺成像，红线圈起的区域表示腺体消失。

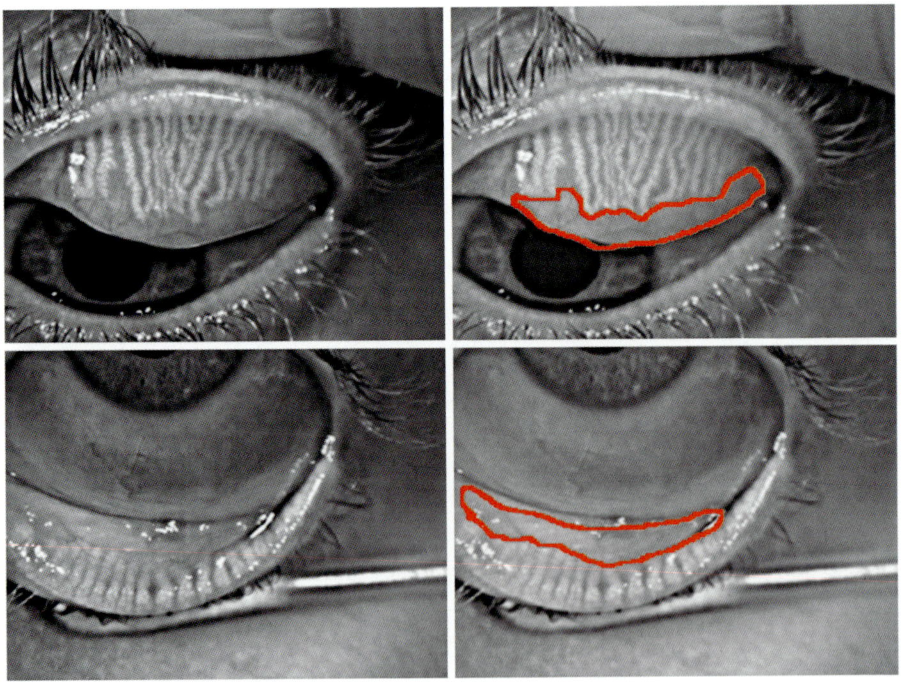

图 2.4　左眼上下眼睑的睑板腺成像，红线圈起的区域表示腺体消失。

患者做了4周基本治疗，但是OSDI还为40，并且仍然有症状。使用矫正时，流泪症状有改善，但其他症状仍然存在。

可以提供什么其他治疗?

由于胃部疾病，患者拒绝使用多西环素。其尝试局部使用阿奇霉素，但并没有效果。

抗生素，如四环素和大环内酯，可以非标记的方式使用，也可以经济的方式改善眼部红斑痤疮和干眼症的症状。在提供治疗前，医生会讨论抗生素的使用。患者是他(她)治疗计划的积极参与者。

抑制基质金属蛋白酶-9 的抗感染作用可以帮助许多红斑痤疮和一些轻度眼部红斑痤疮患者。四环素类药价格便宜，但最好警告患者可能出现胃肠不适、晒伤、霉菌性阴道炎、尿路感染以及药物过敏等副作用。大多数患者每天需要 20~100mg 多西环素或米诺环素，3 个月才能看到效果。对于患者，成本不是问题。缓释制剂可能更好地耐受。此外，一个首选的方案是每天两次 50mg 多西环素-水合物，部分是因为它将剂量降至最低并且相当便宜(在美国药房中)。一旦干眼症状得到解决，患者可以尝试停用该药物。有些患者需要每年进行两次 90 天的治疗以保持舒适度。有些患者更喜欢每隔一天给药一次。

眼科医生使用阿奇霉素有多种给药方案：5 天治疗与每周维持剂量给药。阿奇霉素对四环素类药物胃肠不适的耐受性更强。应用于眼睑边缘的局部日常使用，阿奇霉素对希望避免全身使用抗生素的患者有帮助，尤其是是对使用华法林(药物相互作用)或患有胃肠疾病的患者。然而，这种药物对于长期使用的患者而言，可能是昂贵的，并且将其应用治疗干眼也是无效的。

阿奇霉素被认为具有与四环素类似的抗微生物和抗感染作用。然而，也有研究发现，阿奇霉素可以独特地增加脂质积累并在体外促进睑板腺上皮细胞的分化。

4 周后，患者的检查结果并没有改变，这时可以提供什么额外的治疗选择?

患者可进行LipiFlow自动热脉动治疗。LipiView在LipiFlow之前，用高尔夫球杆刮刀进行边缘眼睑剥离。患者在2个月内返回复查。

患者主述症状有所改善；SPEED2：4；OSDI：12。他的眼部沙砾感已经缓解。双眼TBUT已增加到4秒。MGE提高到右眼11和左眼12。告知患者睑板腺的改善可能不是永久性的。当患者的症状再次出现时，被鼓励继续服用ω-3脂肪酸、热敷和眨眼练习，并返回进行眼睑自动热脉动治疗。

什么是眨眼练习?

经常用裂隙灯观察不完全瞬目。但是在 LipiView 测试中，对于一些干眼病患者来说，观查效果是非常明显的。睑板腺只在眼轮匝肌用力把眼睑边缘压在一起时分泌。眨眼练习旨在帮助

“再训练”患者养成完全眨眼的习惯。当然，有些患者比其他患者对这种眨眼习惯的练习更敏感。由于神经肌肉无力、过早配戴隐形眼镜或垂直眼睑缩短，再训练的成功性可能会有所减少。在专门的视觉活动中(阅读、看电视、使用电脑或玩电子游戏)，眨眼率下降。当患者在进行复杂的视觉活动中，要求其在智能手机上设闹钟或者用计时器每 10 分钟提醒其要花 4 秒的时间进行眨眼运动。患者被要求闭上眼睑 2 秒，然后再紧紧地挤压眼睑 2 秒，并集中在眼睑接触和挤压的感觉上。这个练习时间很短，不应该影响患者的视觉活动。眨眼练习被认为有助于保持睑板腺的功能开放。

有些患者对 LipiFlow 无反应，如果没有明显的睑板腺萎缩，还可以做些什么？

强烈的脉冲光联合睑板腺表达(IPL/MGX)是由 Rolando Toyos MD 为患有眼部红斑痤疮和干眼症症状患者开发的治疗方法。我们的研究显示，大多数对 LipiFlow 无效的患者可以通过一系列四步 IPL/MGX 治疗来改善症状。目前，尚不清楚的是 MGX 是否有效，以及 IPL 对干眼症状的作用机制。这还需要进一步的前瞻性研究。与 12 分钟 LipiFlow 治疗相比，IPL/MGX 系列治疗对患者来说更加耗时和痛苦。

为一些患者提供导管内探查以减轻梗阻；然而，这对患者来说，也是耗时且不舒适的。理论上而言，担忧探头本身引起的腺泡损害或将表面分泌物和微生物推入腺体深处，但对于有 MGD 和阻塞的患者，这种治疗方法已被证明是有益的。

病例 2

患者是一位57岁的医院护士长，在过去的一年中，为她的干眼症寻求额外的治疗建议。患者既往史主要有生物制剂缓解的克罗恩病、胰腺炎和面部红斑痤疮。患者有季节性过敏，对局部抗组胺药效果很好。其无家族眼病史。

曾经的眼睑卫生和人造泪液使患者的眼睛变得更加瘙痒。其每天服用2000mg ω-3脂肪酸，晚上在眼睛上放置微波炉预热物热敷10分钟。目前，患者使用无防腐剂的人造泪液每天5次。加湿器没有改善她的干燥和灼伤症状。患者以前曾尝试局部使用阿奇霉素和口服多西环素，但两者都不耐受。其OSDI为48。

检查时，患者双眼矫正视力远视力为20/25，近视力为20/20。无相对性传入性瞳孔障碍。双眼眼内压为19mmHg。眼周皮肤的评估显示无过敏性皮炎，尽管患者确实有面部和眼部红斑痤疮伴睑缘毛细血管扩张。所有4个栓子都很明显。睫毛没有倒睫或蠕形螨。无明显的眼睑松弛或睑裂闭合不全。双眼睑板腺显示堵塞和鼓胀。MGE显示右下眼睑的3个腺体产生液体分泌物，左下眼睑上有8个腺体产生牙膏稠度睑脂。眼睑边缘没有缺口。双眼结膜中度充血。在上下眼睑外翻时，没有明显的乳头状或滤泡反应或异物。在任一只眼睛中，球结膜不会染上丽丝胺绿。未见上部的角膜结膜炎。巩膜看起来很正常。角膜无点状上皮侵蚀，每只眼睛的TBUT为1秒。在裂隙灯检查时，观察到患者有足够高的泪河，有反射性泪液。患者双眼前房深而安静，虹膜正常。双眼晶状体无混浊。患者双眼视神经杯/盘之比为0.25。其余眼底扩大范围检查是正常的。

这些发现建议的诊断是什么？

患者似乎有低 TBUT 的睑板腺功能障碍。

其他检查有帮助吗？

MMP9在双眼中都是阳性的。在所有4个眼睑进行了表面成像，并显示严重萎缩（图2.5和图2.6）。

她的基础泪液分泌在外径为15mm时较高，在1分钟时为25mm。

你从这些额外的测验中得出什么结论？

MMP9阳性说明患者是炎症性干眼。患者双眼开始局部使用环孢素1天两次。伴随着睑板腺的萎缩和高基础的泪液分泌，患者有严重的睑脂缺陷并通过反射性泪液保护她的眼表。

以前她对外用大环内酯和口服多西环素不耐受。此时，恢复萎缩的睑板腺治疗是不可用的。建议患者在使用电脑或在通风良好的地方试用湿房镜。她拒绝了这条方法，转而选择佩戴巩膜接触镜以减少症状。

6 个月后，她全天佩戴巩膜接触镜，患者的 OSDI 得分降低至 15。

是什么导致了她的睑板腺萎缩？

睑板腺萎缩的确切原因是未知的。因为睑板腺成像在过去并没有应用于临床，没有基线测试能够比较。面部红斑痤疮和 Crohn 病很可能导致萎缩。

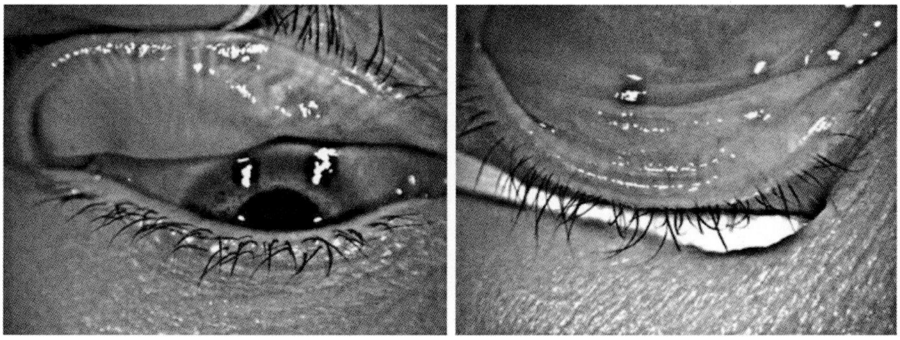

图 2.5 右眼睑板腺成像显示上下眼睑腺体明显消失。

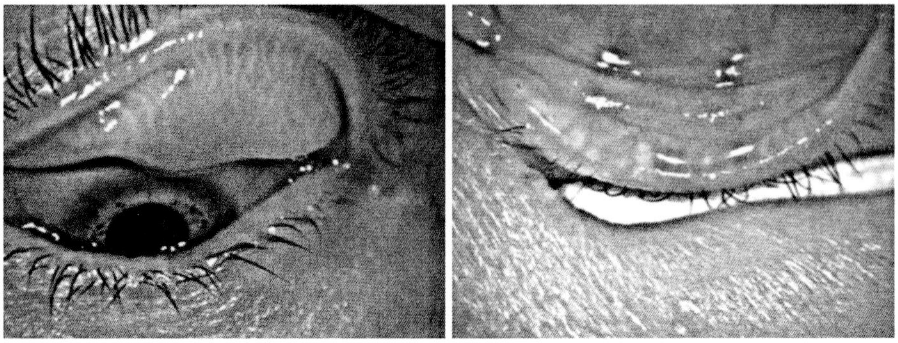

图 2.6 左眼睑板腺成像显示上下眼睑腺体明显消失。

思考

眼睑保健(清洗盖子、睫毛)在睑板腺疾病中有什么作用?

眼睑卫生可能在减少眼睑皮肤的抗菌负荷中发挥作用。这种清洗理念必须接受这样一个事实:过度的洗涤对表皮是有压力的。如果患者有皮屑、螨或残妆,医生推荐眼睑保健。

眼睑保健技术逐渐变为个人卫生技术。对于一个一周洗一次澡的疗养院的患者,最好用床边使用的商用眼睑清洁剂。婴儿洗发水含有表面活性剂,有助于减轻过多的油脂和皮肤碎屑,也有利于那些可以直立或每天淋浴或洗澡的患者。对于那些声称对十二烷基硫酸钠产品敏感的患者,“无硫酸盐”婴儿洗发水也很有效。如果患者有干净的眼睑边缘和睫毛,没有湿疹的变化,医生通常会让其保持现在的卫生习惯。如果患者皮肤有湿疹样改变,那么,建议先让皮肤愈合,有时还可以使用外用类固醇的润肤剂对皮炎短期控制。有些患者发现了一种较新的商用眼睑清洁剂,有效无刺激,其是次氯酸。

蠕形螨感染该怎么办?

毛囊蠕形螨感染可导致干眼症状。一般认为,蠕形螨可能是一些前睑缘炎的病因,在这种情况下应该使用茶树油治疗。然而,即使通过在光学显微镜下观察到睫毛上的寄生虫来确认诊断也很难根除眼睑中的蠕形螨。

在市售的茶树油擦拭之前,根据 Schaeffer Tseng 的方案对螨严重套在睫毛根部的患者,每周进行一次茶树油眼睑治疗。这些疗法对患者来说是难以忍受和费时的。大多数患者使用商业茶树油擦拭眼睑,但最终停止的原因出于皮肤不耐受、治疗疼痛或症状没有改善。有趣的是,坊间建议低糖饮食可以帮助减少这种外胚层寄生虫增殖率。假设,如果没有多余的葡萄糖,蠕形螨的生长就不会那么迅速。口服伊维菌素(3~6mg 单剂量口服–重复 2~4 周)已经被报道是成功的,而外用伊维菌素(Soolantra),已被证明能改善酒渣鼻,也有传闻称该药应用到眼睑时,可以减少蠕形螨。

外用类固醇在 MGD 中的作用是什么？

在有炎症迹象的患者中，类固醇是有用的，尤其是作为短期治疗。软类固醇，如 0.5%的氯替泼诺，可能是一个不错的选择，这是因为其具有较低的增加眼内压的倾向，并且无诱导白内障的风险。对于需要长期抗感染治疗的患者，可以考虑环孢霉素（restasis）、lifitegrast，或者在眼睑处使用他克莫司软膏（皮肤制剂 0.03%）。

（廖许琳 译）

参考文献

1. Nichols KK, et al. The international workshop on Meibomian gland dysfunction: executive summary. Invest Ophthalmol Vis Sci. 2011;52(4):1922–9. http://www.tearfilm.org.
2. 2007 Report of the International Dry Eye WorkShop (DEWS). Ocul Surf. 2007;5(2):67–199. www.tearfilm.org.
3. Vegunta S, Patel D, Shen JF. Combination therapy of intense pulsed light therapy and meibomian gland expression (IPL/MGX) can improve dry eye symptoms and meibomian gland function in refractory dry eye patients: a retrospective review. Cornea. 2016;35(3):318–22.
4. McMonnies CW, Korb DR, Blackie CA. The role of heat and rubbing and massage-related corneal deformation. Cont Lens Anterior Eye. 2012;35(4):148–54.

第 3 章

影像引导评价和监测眼表疾病患者的治疗反应

Alessandro Abbouda, Nicholas Pondelis, Pedram Hamrah

引言

2007 年，干眼研究会(DEWS)将干眼病(DED)定义为："多因素导致的泪膜和眼表疾病，表现为不适、视觉障碍和泪膜不稳定，可能有眼表损伤，同时伴有泪膜渗透性增加和眼表炎症[1]。"为了获得成功的治疗，DED 必须有一个精确的诊断标准和管理程序。

DED 研究中应用新的成像方法促进了成像工具的发展，在随访患者时，每个眼科医生都应该使用到。活体共聚焦显微镜(IVCM)可以提供关于干眼中眼睑、结膜和角膜变化的数据。该工具还可用于评价睑板腺密度、导管形态、腺体是否肿大以及是否存在纤维化。此外，IVCM 可以提供关于角膜上皮细胞免疫细胞和基底神经的密度和形态的信息。与 IVCM 相似，眼前节光学相干断层扫描(AS-OCT)是另一种有用工具。AS-OCT 可以提供泪河的高度和厚度，以及睑板腺长度和宽度数据。同时，这些仪器为 DED 患者提供了比以往更复杂的检查选项。下面介绍的病例将全面介绍 DED，并探讨这些新成像技术如何帮助 DED 的评估和治疗。

病例 1

LC是我院一位被诊断为水样液缺乏型干眼的73岁女性患者。在转诊1年前，患者接受了泪

A. Abbouda, MD • P. Hamrah, MD, FRCS (✉)
Cornea Service, New England Eye Center, Boston, MA 02111, USA

Department of Ophthalmology, Center for Translational Ocular Immunology, Tufts Medical Center, Tufts University School of Medicine, Boston, MA 02111, USA
e-mail: PHamrah@tuftsmedicalcenter.org

N. Pondelis, BA
Department of Ophthalmology, Center for Translational Ocular Immunology, Tufts Medical Center, Tufts University School of Medicine, Boston, MA 02111, USA

小点栓子植入后，症状得到了部分缓解。就诊6个月前，由于视力模糊，患者有明显的流泪和阅读困难。既往病史是血脂异常和短暂性脑缺血发作，没有明显的眼部疾病家族史。每天服用75mg氯吡格雷和阿托伐他汀，不能耐受环孢霉素滴眼液。

这些症状能给诊断提示什么？

根据泪膜成分的不同将 DED 分为两类：水液缺乏型干眼（ADDE）和蒸发过强型干眼（EDE）。这两种类型分别对应泪腺系统紊乱（导致 ADDE）和睑板腺系统紊乱（导致 EDE）。水液缺乏型干眼可以进一步分为 Sjögren 综合征（SS）和非 Sjögren 综合征（NSS）。与此相同，EDE 原因可分为内因和外因，而睑板腺功能障碍（MGD）是最常见的原因。ADDE 和 EDE 并不相互独立，而是经常一起出现，导致 DED 的典型症状[1,2]。因为病原学的重叠，很难将患者诊断为单纯性 ADDE 或 EDE。现实中这两者很难区别，因为这两者的诊断都是根据现有分类体系中相同 DED 诊断标准。在上面的例子中，如果仅仅依靠患者的症状信息，就会容易得出多泪与栓子植入有关的结论。这种思维可能会得出最佳的治疗方法是去除泪小管栓子这一结论。不过，必须先进行彻底的检查，因为睑板腺疾病也可能会引起不适的症状。

患者就诊时，双眼矫正视力为20/20，双眼矫正近视力为J1+。眼周皮肤检查没有发现皮疹或其他病变，不存在倒睫。也无明显的眼睑松弛或眼睑闭合不全。睑板腺体和眼睑边缘出现一条Marx线，贯穿于睑板腺开口，并伴有眼睑边缘的毛细血管扩张。结膜正常，裂隙灯检查发现有浅表点状角膜病变。Schirmer实验双眼均为9mm/5min，双眼泪膜破裂时间均为6秒。眼内压和眼底检查正常。

下一步的诊断步骤是什么？

2011 年，关于睑板腺功能障碍的国际研讨会（IWMGD 2011）将 MGD 定义为："一种慢性、弥漫性睑板腺异常疾病，通常以末端导管阻塞和（或）腺体分泌定性、定量的变化为特征。可能会导致泪膜的改变，眼睛刺激的症状，临床上表现为明显的炎症和眼表疾病[3,4]。"患者的临床检查显示了睑板腺的情况，但充分治疗需要了解这种情况对其的症状有多大的影响。为了设计出成功治疗方案，还需要对 MG 炎症进行量化。为了收集这一关键的临床信息，我们进行了 IVCM 检查和 AS-OCT 来评估 MG 的功能和形态。

IVCM显示眼睑内存在明显的瘢痕、MG导管扩张、腺体阻塞（图3.1a~d）。AS-OCT显示了扩张的MG导管和腺体区域，尤其是上眼睑（图3.1 e,f）。这些发现都与导管内睑板腺炎症有关。

这些发现能给诊断提示什么？

MG 的 IVCM 和 AS-OCT 检查提供了关于 MG 孔的数量和直径的客观参数，以及 MG 的数量、长度和宽度。AS-OCT 也可以显示上下眼睑的 MG 分布情况[5]。这些成像技术有可能指导医生治疗 MGD。选择局部治疗还是全身治疗是由腺体本身的动态成像来指导。导管内炎性细胞

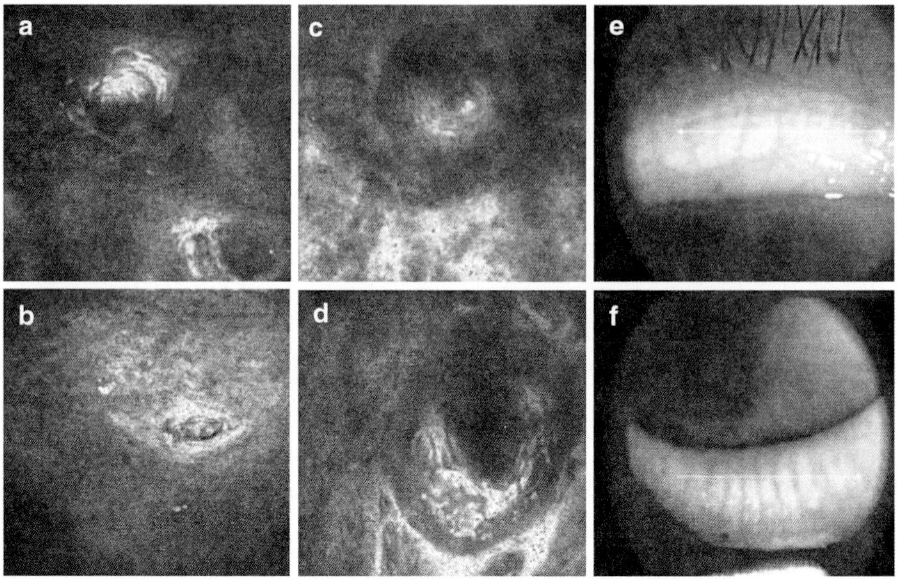

图 3.1 睑板腺 IVCM 检查(a–d)。在诊断时,上眼睑 IVCM 检查显示邻近开口的腺导管情况(a,b),沿腺体长轴进行性的梗阻(c),可发现贴在导管壁的炎症细胞(d)。患者上眼睑 AS-OCT 显示,体积增大而长度缩短的睑板腺(e)。下眼睑观察到邻近睑板腺开口有明显梗阻,阻止分泌物到达眼表(f)。

和纤维化是可以从 IVCM 和 AS-OCT 获得的基本信息。睑板腺近红外成像设备，如 LipiView™ 或 Keratograph 5M™,现在可以提供非常好的图片(比 AS-OCT 获得的更高质量的图片)和腺体形态学信息;然而,它们不能提供细胞水平关于炎症细胞的详细信息,这些信息只能由 IVCM 提供。在这个病例中,检查结果可以作为衡量睑板腺腺管探通术治疗腺体阻塞症成功的指标[6]。

在2%的利多卡因局部注射(注入上眼睑)和丙美卡因滴眼液之后,用1~2mm的探针对所有MG进行腺管探通术。患者很好地耐受了手术。进一步的治疗,包括多西环素100mg每日2次的全身治疗、1%阿奇霉素眼药水夜间滴于眼睑内、0.12%泼尼松滴眼液每天2次的滴注、热敷和眼睑按摩。还可进行亚麻籽油的补充。

对患者的 MGD 治疗建议是什么?

MGD 治疗,包括手术治疗、药物治疗,或两者结合。当治疗由导管内纤维化引起的反复发作和严重的 MGD 时，使用侵入性的经孔穿刺和腺管内探通术是相对较新颖的和成功的措施。这种方法能立即产生效果,并能有效缓解干眼的伴随症状。AS-OCT 和 IVCM 能够指导这种治疗方法,并能够观察不适合腺管探通术的萎缩腺体的数量。此外,这些仪器还提供了 MG 导管长度的信息,然后可以根据该数据在检查之前选择合适长度的探针。药物治疗包括全身四环素(多西环素、米诺环素)和局部大环内酯类(1%阿奇霉素)治疗[7-11]。这些药物具有抗感染的特性,如抑制微生物胰脂酶的产生,降低组织基质金属蛋白酶(MMP)的活性,并降低释放到眼缘的促炎游离脂肪酸和甘油二酯的水平[12-16]。

在患者的上次随访中，即MG腺管探通术1年后，患者的症状有了显著的改善，没有过度流泪的症状。其按照保持眼睑卫生的治疗指导，使用热敷，进行眼睑按摩，服用亚麻籽油。6个月后，停用全身的抗感染治疗。眼科检查显示，一些孤立的睑板腺阻塞和眼睑充血明显减少。结膜正常，裂隙灯检查显示眼表正常。Schirmer实验双眼均为10mm/5min，双眼TBUT均为8秒。

最新的IVCM扫描显示，睑板腺导管比治疗前好转，没有显示腺管内有炎症（图3.2a）。IVCM结果显示，部分纤维化区域持续存在，但梗阻明显减少（图3.2b）。上、下眼睑的AS-OCT显示，腺体形态（图3.1e，f）由异常向正常转变（图3.2c，d）。

病例 2

JO是一位被诊断为干眼病的38岁女性。她主诉两眼光敏感和疼痛感。使用人工泪液6个月症状没有明显改善。患者否认重大疾病或手术史。她的视力为20/20，双眼近视力均为J1+。睑板腺和睑缘正常，结膜也正常。裂隙灯检查显示眼表正常，泪膜破裂时间正常，无染色。眼内压和眼底检查正常。

这个阶段如何做？

在症状和眼表状况有显著差异的患者中，患者的问题很有可能是由某种角膜神经病变引

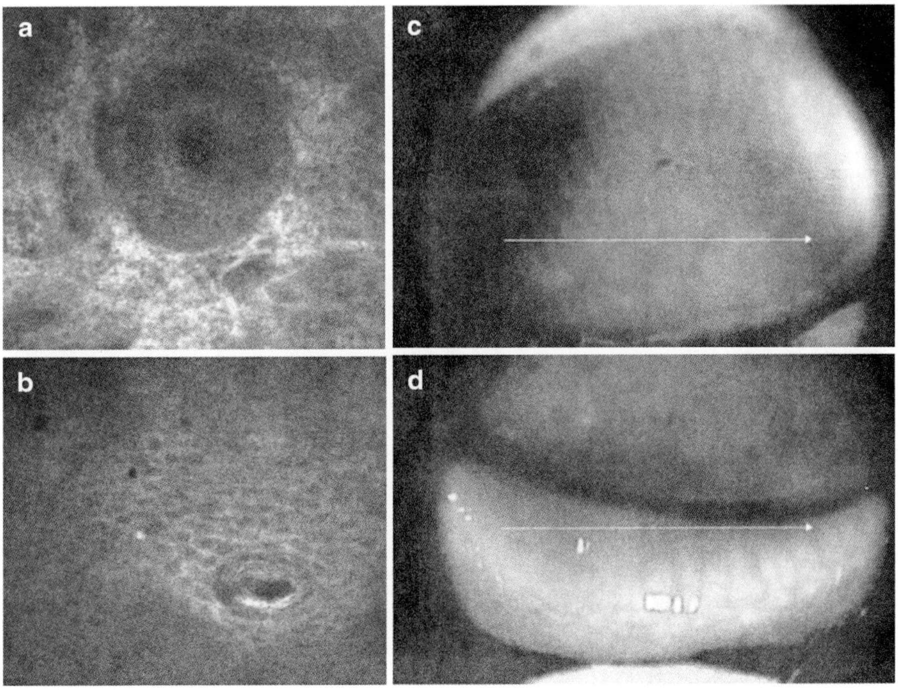

图 3.2　睑板腺腺管探通术 1 年后，上睑板 IVCM 扫描显示腺体导管扩大，尽管仍然比正常导管小（a）。睑板中仍然存在一些纤维化区域，尤其是靠近导管开口的位置（b）。睑板腺腺管探通术 1 年后，AS-OCT 显示导管宽度明显缩小，长度明显变长（c）。下睑板显示腺导管全长度的再通，直到先前堵塞的开口（d）。

起的。损伤的角膜神经的慢性和持续的异位活动，在无害刺激（异位性刺激）和有害刺激（痛觉过敏）情况下，会产生疼痛[17-19]。感光性异常疼痛是一种与角膜神经病变有关的重要症状。如果眼表的情况不能解释光敏感性，诊断为神经异常很常见。最近，IVCM 已被证明有检测角膜基底神经损伤和异常神经再生的能力。这些检查还显示了感光异常性疼痛患者中神经瘤和神经突的形成[20]。

这个患者使用了共聚焦显微镜，发现严重扭曲的神经、神经突刺和众多的微神经瘤（图3.3a，b）。这些发现提示角膜神经病变。

下一步的诊断步骤是什么？

在诊断角膜神经病变后，首先要做的就是花些时间和你的患者一起来充分解释这种疾病。大多数人会因为他们的症状得到了解释而感到宽慰。这些患者中有许多人多年来一直在苦苦

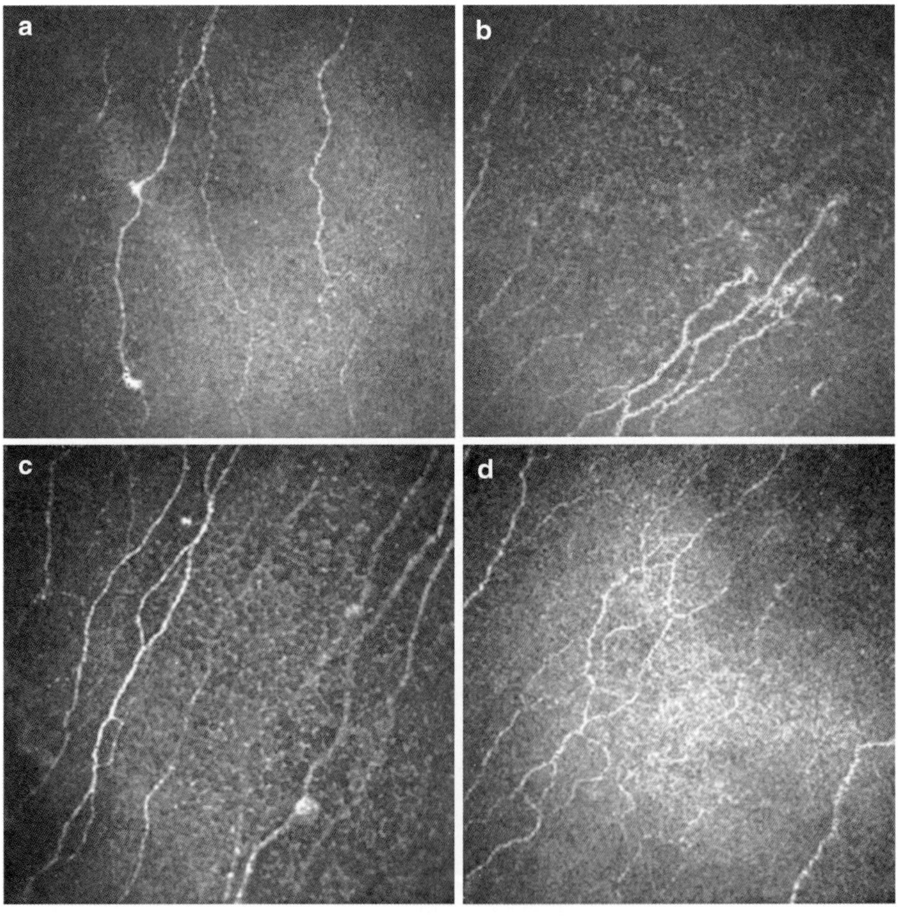

图 3.3 上皮下神经丛周围角膜病变。IVCM 扫描显示，上皮下神经丛排列异常，神经密度降低，神经肿瘤的存在，神经呈串珠样和神经出芽（a，b）。治疗 8 个月后，IVCM 扫描发现异常基质浅层减少。明显的改变包括神经瘤数量显著下降、发芽消失、神经密度增加（c，d）。

寻找解决疼痛的方法，并且熟悉到不再抱怨。现在，下一步是要了解疼痛是否局限于周边（周边敏感化）或者也存在于中枢（中枢敏化）。确定这一点的最好方法是使用丙美卡因滴眼液。

丙美卡因滴眼液使用后疼痛症状大大缓解。

对患者的治疗建议是什么？

为了确定角膜神经病变患者的最佳治疗方式，我们需要考虑几个因素。第一步是丙美卡因治疗，因为任何中枢部位的疼痛都需要单独治疗来自周围神经的神经病变。有中枢疼痛的患者需要全身治疗，如使用三环抗抑郁药，这已被证明是有效控制疼痛的药物。然而，如果其他治疗方法无效，在仅有外周疼痛的患者身上也需要全身治疗。

周围的角膜神经病变可能是单独由神经功能障碍引起的，但另一个可能导致疼痛的因素是角膜炎症。IVCM可以确定角膜中树突细胞活化增强的区域，从而为患者提供抗感染治疗的依据。不管病因是什么，在周围角膜疼痛的患者中，治疗的目的是恢复上皮下神经丛神经的数目和分布，以及神经的功能恢复。20%自体血清（AST）滴眼液是角膜神经病变合并神经再生治疗的首选治疗药物[20]。持续应用AST 4个月后，许多患者症状的严重程度明显降低。这些患者的后续IVCM成像清楚地显示了明显的神经形态改变和症状逆转。

在这个病例中，患者每天应用8滴AST（20%），持续6个月。此外，指导患者使用0.5%氯替泼诺碳酸乙酯滴药，每周4次，持续3个月。治疗8个月后的IVCM显示，与第一次就诊相比神经瘤的频数降低，神经密度增加（图3.3c，d）。患者随后报告了感光异常性疼痛完全缓解。

病例3

PC是一位患有严重的角膜结膜炎的57岁妇女，被诊断为Sjögren综合征。在来访前一年，患者做了双眼泪小点栓子植入术和泪小点状烧灼术。这些措施可以部分缓解症状。既往病史有乳腺癌，目前眼部用药包括各种人工泪液和角膜接触镜。

第一次就诊时，右眼视力为20/20，左眼视力为20/40。眼睑处于正常的位置，裂隙灯检查没有发现睑缘炎的迹象。角膜中央可见弥漫性斑点状上皮性角膜炎。Schirmer实验结果是右眼2mm/5min，左眼为0mm/5min。泪膜破裂时间为2秒，泪河减少。两眼都有PC-IOL（后房型人工晶状体），无眼内炎症，眼底检查正常。

对慢性干眼的检查方法是什么？

在干眼伴有其他疾病的情况下，确定角膜的炎症程度是很重要的。根据最近的一篇论文，泪液缺乏型DED合并系统性免疫疾病（Sjögren综合征和移植物抗宿主病）中，树突状细胞密度、大小和数量明显高于与免疫无关的DED[21]。IVCM能够确定患者是否符合这种情况，并为这种情况的处理提供客观的依据。

IVCM显示双眼的上皮层树突状细胞增多。大部分树突状细胞投影为树突状，体积增大。此

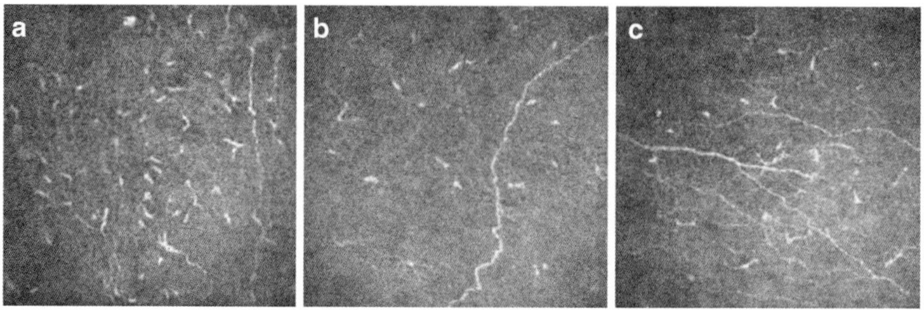

图 3.4　基底神经丛炎症反应。在诊断时，IVCM 扫描显示神经密度明显降低和大量的树突状细胞。这种细胞大部分体积大，投影为树突状，表明它们处在活跃的状态(a)。治疗 2 个月后，IVCM 扫描显示树突状细胞显著减少。神经密度似乎没有改变，尽管有些神经密度增高。不健康神经的标志是扭曲和串珠状，没有扭曲和串珠就表示神经健康(b)。治疗 6 个月后，IVCM 扫描显示基底神经丛再生明显，树突状细胞数量比治疗前减少，但仍然存在(c)。

外，神经密度非常低(图3.4a)。

对患者的眼部治疗建议是什么？

这一病例的 IVCM 表明角膜有活跃炎症反应。因此，重要的是向患者解释炎症在疾病中的作用，以及类固醇药物如何有效地治疗疾病。由于 IVCM 的存在，可以将炎症可视化，并根据炎症情况精确地调整治疗方案。这个病例中，IVCM 的使用是很重要的，它不仅可以提供治疗策略，而且在对患者强调治疗依从性方面，可以作为可视化工具。其能够向患者展示症状的确切原因，以及疗法的基本原理，这些都是至关重要的。如果没有先进的成像技术、精确的治疗方案和患者的合作，要想治疗是不可能的。

患者每天使用8次AST滴眼液，还有每天4次的0.5%氯替泼诺滴剂，持续1周，每星期逐渐减少一次，持续4周。术后2个月的IVCM发现DC数量明显减少，但患者的神经密度没有变化(图3.4b)。患者继续其AST方案，但在4个月内，氯替泼诺滴剂改为0.05%环孢霉素滴剂，每天两次。在首次就诊的6个月后，IVCM显示基底神经丛神经再生，炎症得到控制(图3.4c)。

（刘文凤　译）

参考文献

1. The definition and classification of dry eye disease: report of the definition and classification Subcommittee of the International dry eye WorkShop. Ocul Surf. 2007;5:75–92.
2. Shimazaki J, Goto E, Ono M, Shimmura S, Tsubota K. Meibomian gland dysfunction in patients with Sjogren syndrome. Ophthalmology. 1998;105:1485–8.
3. Nelson JD, Shimazaki J, Benitez-del-Castillo JM, Craig JP, McCulley JP, Den S, Foulks GN. The international workshop on meibomian gland dysfunction: report of the definition and classification subcommittee. Invest Ophthalmol Vis Sci. 2011;52:1930–7.
4. Nichols KK, Foulks GN, Bron AJ, Glasgow BJ, Dogru M, Tsubota K, Lemp MA, Sullivan DA. The international workshop on meibomian gland dysfunction: executive summary. Invest Ophthalmol Vis Sci. 2011;52:1922–9.

5. Liang Q, Pan Z, Zhou M, Zhang Y, Wang N, Li B, Baudouin C, Labbé A. Evaluation of optical coherence tomography meibography in patients with obstructive Meibomian gland dysfunction. Cornea. 2015;34(10):1193–9.
6. Maskin SL. Intraductal meibomian gland probing relieves symptoms of obstructive meibomian gland dysfunction. Cornea. 2010;29:1145–52.
7. Sanchez J, Somolinos AL, Almodovar PI, Webster G, Bradshaw M, Powala C. A randomized, double-blind, placebo-controlled trial of the combined effect of doxycycline hyclate 20-mg tablets and metronidazole 0.75% topical lotion in the treatment of rosacea. J Am Acad Dermatol. 2005;53:791–7.
8. Frucht-Pery J, Sagi E, Hemo I, Ever-Hadani P. Efficacy of doxycycline and tetracycline in ocular rosacea. Am J Ophthalmol. 1993;116:88–92.
9. Yoo SE, Lee DC, Chang MH. The effect of low-dose doxycycline therapy in chronic meibomian gland dysfunction. Korean J Ophthalmol. 2005;19:258–63.
10. Theobald K, Bradshaw M, Leyden J. Anti-inflammatory dose doxycycline (40 mg controlled-release) confers maximum anti-inflammatory efficacy in rosacea. Skinmed. 2007;6:221–6.
11. Del Rosso JQ, Webster GF, Jackson M, Rendon M, Rich P, Torok H, Bradshaw M. Two randomized phase III clinical trials evaluating anti-inflammatory dose doxycycline (40-mg doxycycline, USP capsules) administered once daily for treatment of rosacea. J Am Acad Dermatol. 2007;56:791–802.
12. Dougherty JM, McCulley JP. Bacterial lipases and chronic blepharitis. Invest Ophthalmol Vis Sci. 1986;27:486–91.
13. Dougherty JM, McCulley JP, Silvany RE, Meyer DR. Thenrole of tetracycline in chronic blepharitis. Inhibition of lipase production in staphylococci. Invest Ophthalmol Vis Sci. 1991;32:2970–5.
14. Duerden JM, Tiffany JM. Lipid synthesis in vitro by rabbit meibomian gland tissue and its inhibition by tetracycline. Biochim Biophys Acta. 1990;1042:13–8.
15. Shine WE, McCulley JP, Pandya AG. Minocycline effect on meibomian gland lipids in meibomianitis patients. Exp Eye Res. 2003;76:417–20.
16. Souchier M, Joffre C, Gregoire S, Bretillon L, Muselier A, Acar N, Beynat J, Bron A, D'Athis P, Creuzot-Garcher C. Changes in meibomian fatty acids and clinical signs in patients with meibomian gland dysfunction after minocycline treatment. Br J Ophthalmol. 2008;92:819–22.
17. Borsook D, Rosenthal P. Chronic (neuropathic) corneal pain and blepharospasm: five case reports. Pain. 2011;152:2427–31.
18. Rosenthal P, Baran I, Jacobs DS. Corneal pain without stain: is it real? Ocul Surf. 2009;7:28–40.
19. Rosenthal P, Borsook D. The corneal pain system. Part I: the missing piece of the dry eye puzzle. Ocul Surf. 2012;10:2–14.
20. Aggarwal S, Kheirkhah A, Cavalcanti BM, Cruzat A, Colon C, Brown E, Borsook D, Prüss H, Hamrah P. Autologous serum tears for treatment of photoallodynia in patients with corneal neuropathy: efficacy and evaluation with in vivo confocal microscopy. Ocul Surf. 2015;13(3):250–62.
21. Kheirkhah A, Rahimi Darabad R, Cruzat A, Hajrasouliha AR, Witkin D, Wong N, Dana R, Hamrah P. Corneal epithelial immune dendritic cell alterations in subtypes of dry eye disease: a pilot in vivo confocal microscopic study. Invest Ophthalmol Vis Sci. 2015;56(12):7179–85.

第 4 章

白内障和屈光手术患者眼表疾病的治疗

Giancarlo A. Garcia, Marjan Farid

引言

患者进行白内障或屈光手术之前，必须进行全面的眼表检查。泪膜的完整性对于视觉功能、角膜健康的保护,以及患者的舒适度是至关重要的。泪膜的不规则性和泪液成分的不平衡会导致严重的光学偏差,从而影响视力。眼表疾病(OSD)是一种最常见的可能影响手术结果和患者满意度的眼科疾病,包括干眼(DES)和睑板腺功能障碍(MGD)。白内障手术和激光视力矫正等屈光手术尤其容易受到OSD的影响,因为泪膜是光进入眼睛的第一个屈光结构。

屈光手术患者患有OSD,可显著影响术前评估、术中治疗、术后结果和监测。因此,术前OSD的检测和治疗是至关重要的。即使在主诉中没有干眼的患者,也应该对眼表进行仔细的术前评估,因为许多干眼患者可能无症状[1]。此外,回顾过去的医疗史和眼部病史来寻找危险因素可以帮助确诊OSD。生活方式因素,如长时间观看屏幕、慢性隐形眼镜使用,或使用激素替代疗法的患者可能需要OSD相关检查。DES和MGD的许多简单而有效的诊断技术和治疗方案可用于改善眼表健康,并最终提升手术结果。

病例 1

一位75岁的男子正在接受白内障手术评估。他不满意自己的视觉，而且有驾驶和阅读困难。在过去的两年里,眼部和眼睑的红肿越来越严重,与眨眼相关的视觉波动也越来越多。在过去的几个月里,他每天数次用生理盐水滴眼然而症状无缓解。既往病史有高血压,正在服用赖诺普利和氢氯噻嗪药物。他是一位退休教师,没有其他社会经历。

在临床检查中,最佳矫正视力(BCVA)为20/60 OU,眼内压为17mmHg OD和15mmHg OS。

G.A. Garcia, MS • M. Farid, MD (✉)
Gavin Herbert Eye Institute, UC-Irvine, 850 Health Sciences Road, Irvine, CA 92697, USA
e-mail: mfarid@uci.edu

裂隙灯检查显示，上、下眼睑边缘充血和毛细血管扩张，双侧下眼睑缘碎片突出。双侧眼角膜均透明，根据晶状体混浊分级系统Ⅲ（LOCS）两眼晶状体混浊3级。眼底镜检查没有发现异常。

白内障手术对 OSD 患者有什么风险？

OSD 患者很有可能发生术后干眼的恶化[2]。这种现象的发病机制是多因素的。角膜神经损伤会破坏角膜感觉功能，导致泪腺的反馈刺激减少和随后的房水缺乏。角膜感觉减退也能降低眨眼频率，导致泪液蒸发增多。此外，组织炎症和眼表刺激可导致角膜进一步损伤，并减少泪液的产生。

其他因素，如表面麻醉的应用、显微镜下的光照射、泪膜的冲洗、术后使用的防腐眼药水，以及杯状细胞的丢失，都可能会增加术后干眼的发生率和严重程度[3–6]。另外，Han 等报道，白内障手术与术后的 MG 功能下降有关，但这种损伤的机制尚不清楚[7]。

由于眼表健康状况不佳，干眼患者的术后并发症风险较高，如上皮缺损、角膜溶解、感染和视觉受损[8]。

应做哪些检查来评估患者的 OSD 程度？

白内障屈光手术前，OSD 患者的检测和治疗至关重要，因为泪膜是否健康明显影响术后视力。高龄是干眼的危险因素，尤其是老年人在手术前必须进行全面的眼部评估。

这位老年患者患有明显的白内障，继发于 MGD 的 OSD。MGD 常与不同程度的眼睑炎症、眼睑边缘红斑、腺孔缩小、油性分泌物增多或减少有关。睫毛底部出现的碎片表明，可能是细菌性或继发螨虫感染的前睑缘炎。

眼睑健康的简单评估可使用裂隙灯检查。用棉签轻轻按压眼睑边缘，就能显示油性分泌物减少和睑板的结构。可表达性是睑板腺（MG）功能的一种反映，即通过压力或其他工具将分泌物从下眼睑的 MG 排出的容易程度。在此评估中，MG 分泌少量分泌物与较严重的干眼病相关[9]。如果没有分泌物，表明干眼更加严重。

可以应用外翻睑板的睑板腺成像来评价腺体密度、结构、萎缩或退化程度（图 4.1）。腺体成像也可以让患者目睹疾病的严重程度，并帮助他们了解治疗的必要性。

蒸发型干眼和缺水型干眼经常同时发生，因此患者必须同时评估这两种疾病[10]。如丽丝胺绿等染料的眼表染色有助于评估结膜和角膜上皮细胞是否变性，而上皮变性是疾病晚期的标志。也可以使用荧光素染色，但只能从细胞丢失的区域和暴露的基底膜中提取微血管。泪膜破裂时间（TBUT）缩短与 MGD 密切相关，并提示了泪膜不稳定 TBUT 缩短的患者经常在眨眼和视觉波动时，原本清晰视力迅速消失的症状。

现在可以通过简单的孔内检查来指导疾病诊断和治疗。泪膜渗透压测量是患者日常医治的一部分，可以用测试卡测量少许泪液样本快速获得。泪膜的渗透压评分可以帮助诊断干燥的严重程度[11]。与传统的 Schirmer 实验相比，泪液的高渗透压已经被证明是一种精确的干眼诊断指标[12]。渗透压≥308mOsms/L 或双眼渗透压差值>8mOsms/L 对于诊断干眼具有重要意义。另一种快速的室内泪膜检测实验是测试基质金属蛋白酶 9(MMP-9)是否存在,MMP-9 是一种炎性细胞因子,可以作为眼表炎症的标志物。高灵敏度和特异度检查显示 MMP-9(>40mg/mL)高水平的干眼患者,可能需要添加抗感染治疗[13]。

角膜感觉功能也可以在术前进行测试,特别是对于那些有神经营养角膜疾病风险,如糖尿病的患者。这些患者术后干眼的可能性更大,因为手术对角膜神经的进一步损伤会加重症状。

该患者的荧光素染色显示,角膜上皮细胞的侵蚀程度为2+,TBUT双眼均为3秒。泪膜渗透压为318mOsms/L OD和307mOsms/L OS,而炎症测试表明,两眼的MMP-9水平升高。腺体表达功能下降,每2~3个腺体中有一个可表达出增厚的"牙膏"状分泌物。睑板腺成像显示,有明显的腺体中断现象,50%的腺体退化。

对患者应该采取什么治疗?

术前治疗 MGD 和睑缘炎尤其重要。睑缘炎是取消白内障手术的常见原因,也是术后眼内炎症的主要危险因素[14]。

治疗 MGD 可以在家中定期进行热敷。腺体往往难以完全通畅,尤其是在老年人身上。使用常规的眼睑清洁皂,可以清除睑缘炎的细菌。在临床上经常使用婴儿洗发露,但有时会致皮肤炎症反应。螨虫感染时,添加茶树油成分的眼睑洗涤液有明显的效果[15]。建议患者不要直接使用茶树油,因为茶树油会引起严重的灼烧和不适。

由于家用的热毛巾常常达不到要求的高温度,所以,使用医院的热脉冲疗法,对那些无法独自在家治疗的患者来说,是非常有益的。目前,唯一一个由 FDA 批准的热脉动系统是 LipiFlow(TearScience, Morrisville, North Carolina, U.S.A.),这个系统需要在医院中加热和腺体疏通 12 分钟[16]。

中度至重度的睑缘疾病可局部使用抗生素软膏或口服四环素治疗[17]。多西环素尤其有效,不仅可以控制有毒的游离脂肪酸和细菌过度生长,还用于抑制泪膜细胞因子,最显著的包括 MMP-9 抑制剂[18]。使用抗生素治疗可能需要至少 1 个月的时间才能改善,才有资格接受进一步的白内障手术评估[8]。摄入 ω-3 脂肪酸还可以通过降低炎症水平和提高腺体分泌的油脂质量来改善眼睑健康[19]。

短期局部使用类固醇药物可进一步抑制泪膜炎症。虽然局部使用类固醇药物在降低泪膜炎症细胞因子上有直接的效果,但如果长期使用会产生副作用而受到限制。在术前,需要快速改善眼表状况时,类固醇可能会起到重要作用。因此,在 OSD 患者的白内障手术中,临床医生使用类固醇激素的阈值要低于其他干眼患者。局部使用环孢素 A(CsA)也可以使眼表炎症得到长期控制,0.05%的 CsA 每日两次,再辅以皮质类固醇,可以有效地治疗有白内障的干眼患者,且患者临床症状改善的时间少于 2 周[20]。针对 DES 中特定抗感染靶向级联反应的新型抗感染药,如立他司特,也可在长期控制 DES 的症状方面发挥重要作用。

该患者最初应该使用不含防腐剂的人造泪液(PFAT)进行润滑。应避免使用含防腐剂的滴眼液,特别是当每日使用超过 4 次时,因为防腐剂常常会进一步刺激眼表和损伤角膜[5]。自体血

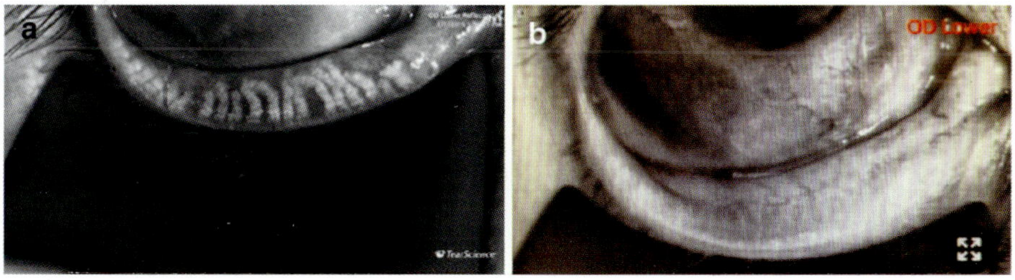

图 4.1　外翻眼睑的睑板腺成像可以评价腺体密度、结构、萎缩或退化程度。(a)腺体中度缩短和退化。(b)疾病状态腺体功能完全退化。

清滴眼液明显改善了眼表的点状侵蚀,也改善了泪膜[21]。

在白内障手术前,该患者应进行哪些术前检查以确保眼表改善和稳定?

当光线进入眼睛时,在空气-泪膜界面发生最强烈的折射或弯曲。这是泪膜上折射率变化最大的点,从空气中的 1.00 变化到泪膜中的 1.34[22]。Montes-Mico 猜测,在 DES 中泪膜的前曲率半径的微小变化会导致高达 1.3 屈光度的折射率的变化[23]。高渗透压泪膜的个体在重复的角膜测量中,有明显的可变性,在散光和人工晶状体(IOL)大小计算中,也有相应的变化[24]。因此,在 DES 中,泪膜会影响折射率,并可能造成用于 IOL 的选择和手术计划制订的相关测量不准确。泪膜折射的稳定、眼表染色减少、TBUT 增加以及泪膜的高渗透压性和炎症标志物的正常化都是眼表情况改善的积极指标。

用来评估泪膜的成像方式,包括地形图和波前像差检查。这些检查通常是在白内障或激光屈光患者的检查过程中进行的,并且首次提示医生,患者存在泪膜异常的问题。当有明显的泪膜异常时,地形图仪 Placido 图像中的 mires 环是不规则的,并丢失环形的斑块。泪膜不均匀的情况下的波前像差检查,也可以看到 Hartmann-Shack 点畸变(图 4.2)。为了得到最佳术前测量和最好的术后结果,可用这些成像工具确保手术前泪膜有所改善。

患者停止使用生理盐水滴眼液,改为平均每天服用6~8次含有脂类的PFAT。他每日坚持实施眼睑卫生措施,并开始每日两次局部使用0.05%环孢素和每日两次口服50mg多西环素。1个月后的随访时,睑缘疾病的症状明显改善。然而,地形图检查(图4.3)显示带有明显不规则的Placido盘环的异常泪膜。在持续治疗6周后,再次进行地形图检测显示环平滑和角膜曲率正常,所有其他术前指标稳定。因此,医生决定为患者的右眼安排白内障手术。

有 OSD 病史的患者应考虑哪些术中因素?

可以采取各种尽量减少表面损伤的术中措施来减少术后干眼的发病风险。应尽量减少麻醉滴眼液的应用和手术显微镜下的光线接触。诸如滤光器的使用、眼表细致的处理和避免使用强烈的冲洗技术,可能会进一步降低术后干眼的可能性[4]。

有一些证据表明, 槽状角膜切口的结构与持续的异物觉以及汇集在沟槽中黏液和碎片有

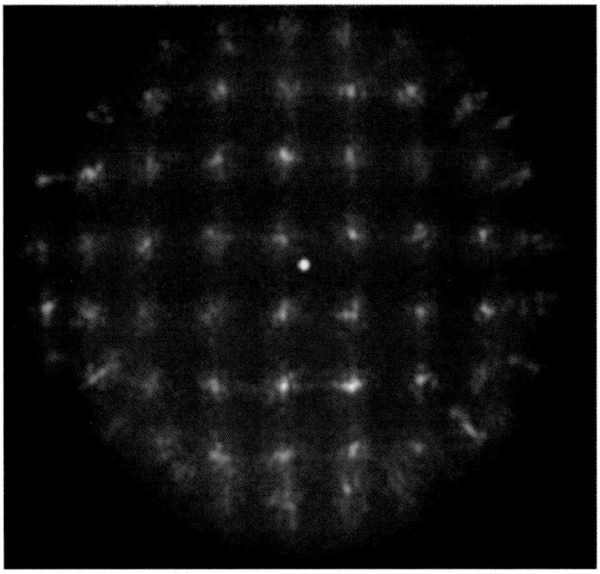

图 4.2 患者不均匀泪膜的波前像差检查中发现 Hartmann-Shack 点畸变。

关[25]。Cho 等注意到与单平面切口相比,开槽切口术后发生干眼的严重程度增加[2],然而,这只在无干眼病史的患者中有意义。切口结构的选择应与其他重要因素进行权衡,如槽式切口损伤更大。另外,Donnenfeld 等的研究显示,在角膜 3 和 9 点钟方向感觉减弱,从而导致眼睛变得更加干燥[26]。

与传统技术相比,飞秒激光辅助白内障手术可能会暂时使术后干眼症状恶化[27]。这可能与患者所使用仪器接口有关,不同模式可能对结膜杯状细胞有不同程度的影响。目前,还没有研究长期效果,因此,在使用飞秒激光来改善屈光效果与短期干眼恶化时,要权衡再三。

在患者的右眼成功进行常规白内障摘除和单聚点人工晶状体植入术,整个过程角膜的清晰度保持不变,患者也能很好地耐受手术。

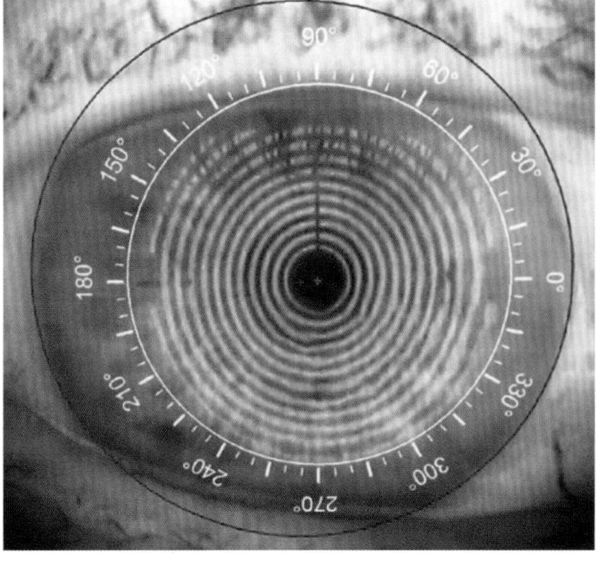

图 4.3 患者地形图显示,带有明显不规则的 Placido 盘环的泪膜异常。

哪些术后措施能促进眼表健康?

白内障手术后,即使是在手术前恢复了眼表健康的患者的干眼症状也会加重,在术后第 1 天到第 1 个月干眼的症状和体征最为严重[4,28]。患者应继续使用 PFAT,MGD 患者应保持适当的眼睑卫生。标准的术后滴眼方案可能需要修改,使用不含防腐剂的液滴或新配方的非甾体抗感染药和抗生素滴剂可以减少对眼表的影响。由于白内障手术的院内用药逐渐发展成为主流,术后使用含防腐剂的滴眼液造成干眼的比例会下降。术后每天两次使用 0.05%环孢素有效地控制了干眼的恶化[29]。

给患者开的术后治疗方案,包括1%泼尼松和0.30%的莫西沙星;不包括NSAID滴眼液,然后辅以使用0.05%环孢素。患者继续使用PFAT和保持眼睑卫生。尽管第1个月的报告显示,干眼轻微加重、发红和视觉波动,患者仍然坚持这一方案。术后1个月的随访时,患者手术眼的裸眼远视力为20/25,并在6个月内保持稳定,最终患者很满意手术结果。

病例 2

患者是一位近视的34岁女性,对LASIK手术感兴趣。过去的25年里,她一直佩戴软性隐形眼镜(CTL),基本每天都戴隐形眼镜,有时睡觉也戴。患者对隐形眼镜的刺激反应越来越严重,不想再使用软性隐形眼镜。特别是,患者有持续3个月的双眼发红、频繁流泪、烧灼感、异物感和视觉波动症状。最近又看了另一位眼科医生,被推荐使用人工泪液,并开了单纯疱疹性角膜炎指定抗病毒药物。这些都没有减轻患者的症状。无特殊既往病史,也没有服用其他药物。患者的职业是一名律师,每天大部分时间都在电脑前工作。

患者不戴隐形眼镜时,视力很差。不戴框架眼镜的原因是,戴框架眼镜时的视力仍然不好。通过评估, 患者适合LASIK术, 裸眼远视力为20/100 OD和20/80 OS,BCVA为20/20 OU,IOP是14mmHg OU。裂隙灯检查显示,无晶状体混浊,眼底检查无异常。

对于患有 CTL 相关不适的长期 CTL 佩戴患者,应考虑哪些术前因素?

长期使用 CTL 可能使患者易患各种眼表疾病。接触镜有关的角膜病变是慢性角膜接触镜配戴者眼表疾病的常见原因。发病时间因人而异,一般发生在开始使用 CTL 后 1~30 年的任何时间段[30]。

CTL 使用可能会改变角膜的代谢和生理,从而损伤角膜缘的干细胞 (LSC)[31]。LSC 是正常角膜上皮细胞更新和修复上皮细胞缺陷的必要条件。然而,隐形眼镜创造的低氧环境导致角膜缘的干细胞功能障碍,以及随后的上皮不稳定。不合适的镜片也可能会导致角膜的机械刺激,并对干细胞造成进一步的损害[32]。长时间佩戴 CTL 引起的慢性炎症很可能造成角膜缘干细胞功能障碍[33]。

LSCD 患者的 LASIK 术前评估是十分必要的。角膜上皮不正常会导致屈光不稳和错误的治疗方案。伤口愈合也需要 LSC 健康和允许眼表光滑的表皮细胞再生的功能。此外，由于 LSCD 会导致患者出现角膜糜烂或擦伤，这些情况必须在手术前排除。

长时间佩戴 CTL 也可能促进或加剧干眼（DES），特别是在有亚临床或临床前期的 DES 个体。不耐受和停止佩戴 CTL 的最常见原因是 DES[34]，因此眼睛刺激和不适可能是慢性干眼症的表现。虽然 CTL 相关的 DES 确切机制尚不清楚，但潜在的原因，包括慢性炎症、低氧环境、角膜的低敏感性以及隐形眼镜清洗液的不良反应[34-37]。随后的泪膜功能不全增加了角膜损伤的风险，而由此引起的炎症会加重干眼和 LSCD。LSCD 的治愈能力降低进一步增加了角膜损伤和炎症的风险，并促进了恶性循环。在准分子激光原位角膜磨镶术（LASIK）[38]术后，患者的 DES 必然会恶化。因此，在进行手术之前，必须对患者进行彻底的评估和治疗。

术前角膜厚度测量和角膜地形图在评估患者是否适合 LASIK 是至关重要的，在长期使用 CTL 患者中尤其重要。长期使用 CTL 患者的角膜地形图常常会改变——这一现象被角膜塑形医生所应用。连续的 CTL 佩戴可以在短至 30 天的时间内角膜中心和周围厚度增加[31]。此外，CTL 相关变形可能会掩盖亚临床的圆锥角膜。在 LASIK 前的人工厚度测量，可能会增加术后扩张的风险[39]。

患者的什么症状会引起对角膜缘干细胞可能缺乏的怀疑？

LSCD 的患者通常有非特异性的类似 DES 的刺激症状[40]。LCSD 和 DES 不能单独根据症状来区分，因为患者可以同时表现两种情况。轻度或部分 LSCD 患者可能无症状，但随着病情的发展，患者会出现慢性眼红、流泪、烧灼感、异物感、眼睑痉挛、视觉波动等症状。LSCD 可导致持续性上皮缺损或复发性上皮性糜烂和擦伤，也可导致严重的疼痛、畏光，并进一步损害视力。这些特征与疱疹性角膜炎症状相似。然而，这种特殊的患者在抗病毒治疗后并未改善，所以疱疹性角膜炎的可能性低。重要的是，使用局部抗病毒药物治疗会对 LSC 造成进一步的伤害，从而加重症状。

如何诊断长期 CTL 佩戴者的 OSD？

对这些患者的临床检查方式应多样化。裂隙灯生物显微镜和荧光染色尽管具有非特异性，仍可以揭示 LSCD 的特征。晚期荧光素染色可显示继发于细胞间紧密连接的缺失和随后的基底膜染色。角膜上缘和下缘可见一种螺纹状上皮性角膜病变，严重病例可延伸至视轴，引起明显的视觉功能障碍（图 4.4）。LSCD 的早期可能出现的其他典型特征，包括结膜充血和角膜缘失去 Vogt 栅栏[41]。上缘可能更容易受到来自 CTL 的机械摩擦或缺氧的影响，因此，LSCD 的局部症状发生在上方多于下方[30]。

角膜缘干细胞是一种将角膜与邻近结膜分离的生理屏障，因此，这种屏障的破坏可能导致角膜结膜化。在早期可能被看作是一层不透明的细胞，表明结膜组织侵入角膜表面，之后可能发展为表面的血管化[31]。在严重的病例中，纤维血管的血管翳可导致角膜瘢痕或眼表角化。轻度的 LSCD 通常表现为局灶性或部分角膜被侵入，而晚期可影响大部分或全部的角膜表面。

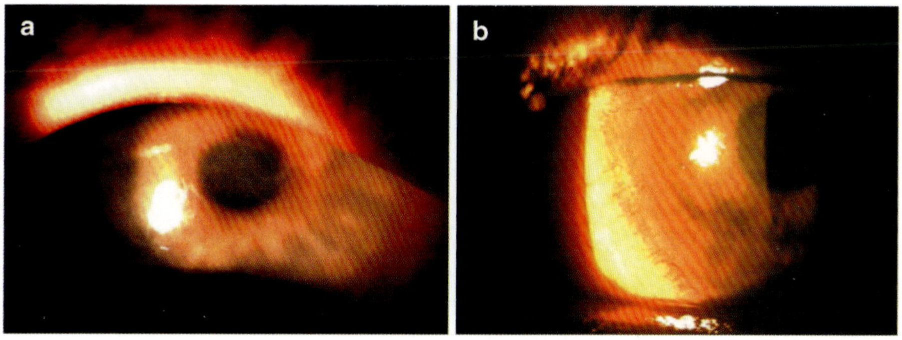

图 4.4　角膜荧光素染色显示角缘干细胞缺乏。(a)可见从角膜缘到接近视轴的螺纹状上皮病变。(b)角膜缘正常结构丢失并可见新生血管侵入。

晚期 LSCD 常表现为愈合不良或复发的上皮性侵蚀、溃疡、溶解和穿孔[32]。CTL 诱导的角结膜炎类似于上缘角结膜炎，也是长期使用 CTL 的后遗症[32]。

虽然 LSCD 在临床上是根据上述检查特征诊断的，但在诊断不明确的情况下，可用印迹细胞学证实角膜组织中杯状细胞的存在[42]。

共聚焦显微镜检查也可用于诊断 LSCD，如角膜缘基底上皮细胞密度降低可能是早期疾病的征兆[43]。上皮厚度的评估可能是 LSCD 进一步检查手段，因为上皮变薄可能与 LSCD 严重缺陷相关[36]。

隐形眼镜长期佩戴者的 DES 的评估也可能涉及多种方式，如病例 1 所述。对眼睑也应进行检查以寻找睑缘炎、MGD 或 CTL 相关的巨大乳头状结膜炎的证据[44]。泪液渗透压和 MMP-9 水平也可能升高，这有助于指导治疗。

患者的症状提示早期 LSCD 合并 DES。激光屈光手术不仅会加重干眼症状和伤口愈合的风险，也可能因为术前折射率测量不准确和不稳定的眼表疾病导致手术效果不佳。

患者的检查显示双侧结膜侵入、双侧部分LSCD的证据。晚期荧光素染色显示角膜上、下缘螺纹状上皮性病变延伸到视轴，右眼较左眼显示更明显(图4.5)。没有证据表明存在浅表的新生血管或角膜结膜化。双眼泪膜渗透压和MMP-9水平均升高。

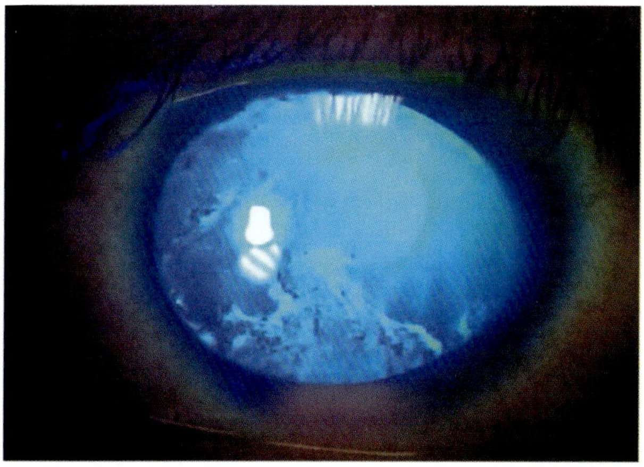

图 4.5　荧光素染色显示延伸到视轴的螺纹状上皮性病变。

在长期 CTL 佩戴者中如何治疗 OSD ？

LSCD 的有效治疗需要多方面的治疗方法。首先,致病因素(即隐形眼镜使用)必须立即停止。其次,随后的治疗必须寻求恢复一种正常、滋养的眼表环境和炎症治疗。干眼可能会加剧 LSCD,因此对并发的 DES 的治疗非常重要,如病例 1,为治疗 LSCD 做好准备。

无症状或轻度的局部 LSCD 可能会随着时间的推移而消退。然而更严重的患者,以及希望进行角膜手术的患者,应该更积极地治疗。保守治疗包括停止使用 CTL,并经常使用不含防腐剂的人工泪液。含防腐剂的滴眼液由于对 LSC 的潜在细胞毒性作用和进一步的角膜损伤及表面刺激,使用受到限制[6]。在炎症标志物升高时,类固醇药物的作用不可低估。局部使用低副作用的类固醇, 如氯替泼诺或非保留的甲泼尼松或地塞米松。这些药具有较低的眼内压升高效应,可用于治疗短期发作,而其他抗感染治疗正在发挥作用。局部类固醇药物可能会频繁地使用,每 2 小时一次到每日两次,根据眼表疾病的严重程度和炎症程度来调整剂量。如果一种广泛性和作用迅速的局部类固醇药物被启用,干眼炎症级联反应长期治疗方案也应该开始。患者的理想治疗选择是每天两次局部环孢素以及无防腐剂的配方。新整合素抑制剂立他司特(lifitegrast)的研究显示,其在多个点阻断干眼炎性循环有显著效果;立他司特(lifitegrast)可能是这些患者另一种关键的治疗方法[45]。

自体血清滴眼液和夜间应用维生素 A 软膏可以作为抗感染治疗的辅助手段, 进一步促进上皮和泪膜的健康[33]。研究证明了相比于不含防腐剂的人工泪液,自体血清滴眼液在促进眼表愈合中的优越性[21]。自体血清滴剂可能有助于提供额外的生长因子和营养支持,以促进剩余的角膜干细胞的健康,并帮助恢复角膜缘。而顽固性患者可获益于 PROSE 巩膜镜的使用[46]。

应该告诉患者问题的解决和恢复眼表稳定性通常需要几个月的治疗。在这段时间里,患者需要远离 CTL。患者需要认真的教育,因为他们非常依赖 CTL,而不愿意佩戴有框眼镜。Kim 等报道揭示,可能需要 15 个月的治疗来减轻症状和恢复眼表健康[33]。在此期间,定期随访以渐进性评价症状改善和屈光稳定性情况。

治疗开始后,若角膜缘干细胞缺乏改善,需要进行什么术前检查和成像?

应进行常规术前 LASIK 评估,包括泪膜稳定性评估、瞳孔大小、角膜厚度测量、角膜地形图、睫状肌麻痹后的屈光成像和波前像差检查分析。

为了得到稳定可靠的角膜地形图和厚度测量结果,需要最长的术前恢复时间,通常要求停用软 CTL 4~6 周,停用 RGP 后至少 20 周[47]。由于恢复时间存在个体差异,因此,在安排 LASIK 之前,可能需要重复进行术前测量。患者应在随访 2~3 周后进行评估,直到连续两次随访的测量结果稳定。长期 CTL 佩戴可能与严重的角膜扭曲有关,术前也需要更长的时间以达到稳定状态。

Placido盘角膜地形图显示,患者与疾病一致的眼表不规则和与CTL相关的扭曲。患者终止

CTL佩戴，开始使用 PFAT、局部氯替泼诺和局部0.05%环孢素。2个月后，逐渐减少局部类固醇用量，环孢素用量不变。3个月后，MMP-9泪膜试验变为阴性。9个月后，患者有明显的改善并重新进行术前屈光测量，角化程度有明显减弱，只在上缘见小斑点状染色。角膜中央上皮光滑，验光结果为-3.00-1.00×80 OD和-2.50-1.25×45 OS。双眼角膜地形图显示出规律性和改善的Placido盘环。波前像差检查与验光结果一致并且稳定可靠，重复测量显示屈光情况稳定，随后在两眼无并发症的情况下进行LASIK。在LASIK术后至少6个月到1年的时间，患者应继续进行积极的眼表治疗。

病例 3

一位55岁的妇女接受白内障手术的评估。两年前，患者被告知有轻度白内障。患者在阅读和使用电脑时有视力波动，因此担心白内障会加重。患者没有眼睛刺激或烧灼感，通常每天在电脑前工作好几个小时，而办公桌就在空调/风扇通风口下面。患者很小的时候就开始用眼镜来矫正近视视力，现在希望完全脱离眼镜，因此需要一个多焦点的IOL(人工晶状体)。没有做过任何眼部手术，过去的病史包括骨质疏松症，并正在服用阿仑磷酸盐药物。

BCVA为20/30 OU，亮度敏感性测试中降低到20/40 OU。裂隙灯检查显示无睑缘疾病，双眼白内障为1级。

对患者应该做什么其他的检查？

患者在阅读和使用电脑时的视觉波动高度提示干眼(DES)。除了通过对眼睑的裂隙灯检查、染料染色和 TBUT 及床旁泪膜检测，并且睑板腺成像可以帮助确定诊断且能使患者能够看到干眼的客观证据。

丽丝胺绿染色显示，颞部和鼻部1+的睑裂结膜点状上皮糜烂。荧光素染色显示，双眼角膜轻度糜烂，TBUT是5~6秒 OU，泪膜渗透压为309 mOsms/L OD和319 mOsms/L OS，MMP-9水平升高。

该患者的检查显示了中度 DES 的特征，包括泪膜的不稳定性，如 TBUT 减少和炎症标志物阳性。泪膜不稳定导致眨眼时的视力下降，患者解释这是白内障的影响。眩光障碍更可能是眼表不正常的结果，而不是中度晶状体混浊的影响。没有眼睛刺激、烧灼感或疼痛，也不能排除DES，因为症状并不总是与疾病严重程度一致[1]。

什么因素可能加重了患者的干眼？

干眼的病因可能是多因素的，绝经前和绝经后的妇女患干眼的风险仅次于炎性病变和激素失调[48]。雌激素水平的改变被认为会破坏眼表，不过这一机制尚不清楚。可能是雌激素通过角膜、结膜和睑板腺的受体影响眼表的生理功能[49]。此外患者在电脑前长时间工作和所处的环境条件可能会加剧其干眼，因为这种情况下眨眼频率会降低，而泪液蒸发则会增加。

如何治疗患者的干眼？

虽然最开始可以使用含脂质的无防腐剂人工泪液(PFAT)，但这并不足以治疗 DES。患者泪膜中炎症标志物水平升高，所以需要抗感染治疗。短期使用类固醇类药物和每天两次 0.05% 长效环孢素(或利他司特每日一次)会有一定疗效，长期使用会产生好的疗效。应告诉患者恢复眼表健康需要一段时间，而对一些患者来说，可能需要使用几个月时间的 CsA。ω-3 脂肪酸和热敷也有助于使患者脂质层正常化。

患者还应该定期远离电脑休息，并改变工作环境条件以减少空气直接吹在脸上，休息时间也可以提醒她使用人工泪液。此外，外源性激素替代疗法(HRT)的使用，应由其妇科医生自行决定，而 HRT 在 DES 治疗中的确切作用尚不清楚，剂量的改变可能对 DES 的症状有一定的影响[50,51]。

患者开始接受CsA治疗，并经常使用PFAT，并开始补充ω-3脂肪酸和夜间进行热敷。患者还调整了办公地点，工作时也会暂时离开电脑屏幕休息一下。3个月后随访时发现，视力波动有明显改善，并且发生的频率要低很多。白内障仍然是轻度的，并鼓励她继续之前的治疗方法。

对于最终的白内障手术，患者应该接受什么样的建议？

一旦患者准备好进行白内障手术治疗，应该考虑 DES 对老花眼矫正 IOL(特别是多焦点的 IOL)的影响。虽然多焦光学可能增加脱离眼镜的可能性，但会降低对比敏感度削弱视觉功能和引起眩光[52]。这些影响在 OSD 的背景下尤其重要，因为干眼本身与眩光失能和对比敏感度降低有关[53,54]。患者的干性 DES 需要得到最佳的控制，以尽量减少视觉障碍加剧的可能。

应告诉患者眼表健康是达到白内障手术后最佳屈光的关键。OSD 使得术前生物测量结果的不准确，会影响 IOL 的计算和散光评价，尤其会影响患者选择复杂的光学系统，如多焦点的 IOL。因此，患者术前和术后都应该治疗干眼。多焦晶状体使用需要非常好的眼表形状，而且在最大限度地治疗后，泪膜质量仍然无法改善时，我们不建议使用多焦点 IOL。

（刘文凤　译）

参考文献

1. Trattler W, Reilly C, Goldberg D, et al. Cataract and dry eye: prospective health assessment of cataract patients ocular surface study. American Society of Cataract and Refractive Surgery annual meeting. San Diego, CA, USA; 2011.
2. Cho YK, Kim MS. Dry eye after cataract surgery and associated intraoperative risk factors. Korean J Ophthalmol. 2009;23:65–73.
3. Li XM, Hu L, Hu J, et al. Investigation of dry eye disease and analysis of the pathogenic factors in patients after cataract surgery. Cornea. 2007;26:S16–20.
4. Kasetsuwan N, Satitpitakul V, Changul T, Jariyakosol S. Incidence and pattern of dry eye after cataract surgery. PLoS One. 2013;8(11):e78657.
5. Cha SH, Lee JS, Oum BS, Kim CD. Corneal epithelial cellular dysfunction from benzalkonium chloride (BAC) in vitro. Clin Exp Ophthalmol. 2004;32(2):180–4.

6. Lin JC, Rapuano CJ, Laibson PR, Eagle RC Jr, Cohen EJ. Corneal melting associated with use of topical nonsteroidal anti-inflammatory drugs after ocular surgery. Arch Ophthalmol. 2000;118(8):1129–32.
7. Han KE, Yoon SC, Ahn JM. Evaluation of dry eye and meibomian gland dysfunction after cataract surgery. Am J Ophthalmol. 2014;157(6):1144.e1–50.e1.
8. Afsharkhamseh N, Movahedan A, Motahari H, Djalilian AR. Cataract surgery in patients with ocular surface disease: an update in clinical diagnosis and treatment. Saudi J Ophthalmol. 2014;28(3):164–7.
9. Korb DR, Blackie CA. Meibomian gland diagnostic expressibility: correlation with dry eye symptoms and gland location. Cornea. 2008;27(10):1142–7.
10. The definition and classification of dry eye disease: report of the Definition and Classification Subcommittee of the International Dry Eye WorkShop (2007). Ocul Surf. 2007;5:75–92.
11. Sullivan BD, Whitmer D, Nichols KK, et al. An objective approach to dry eye disease severity. Invest Ophthalmol Vis Sci. 2010;51(12):6125–30.
12. Tomlinson A, Khanal S, Ramaesh K, et al. Tear film osmolarity: determination of a referent for dry eye diagnosis. Invest Ophthalmol Vis Sci. 2006;47(10):4309–15.
13. Sambursky R, Davitt WF III, Latkany R, et al. Sensitivity and specificity of a point-of-care matrix metalloproteinase 9 immunoassay for diagnosing inflammation related to dry eye. JAMA Ophthalmol. 2013;131(1):24–8.
14. Speaker MG, Milch FA, The SMK. role of external bacterial flora in the pathogenesis of acute postoperative endophthalmitis. Ophthalmology. 1991;98:639–49.
15. Gao YY, Di Pascuale MA, Elizondo A, Tseng SC. Clinical treatment of ocular demodecosis by lid scrub with tea tree oil. Cornea. 2007;26(2):136–43.
16. Lane SS, DuBiner HB, Epstein RJ, et al. A new system, the LipiFlow, for the treatment of meibomian gland dysfunction. Cornea. 2012;31(4):396–404.
17. Geerling G, Tauber J, Baudouin C, et al. The international workshop on meibomian gland dysfunction: report of the subcommittee on management and treatment of meibomian gland dysfunction. Invest Ophthalmol Vis Sci. 2011;52(4):2050–64.
18. De Paiva CS, Corrales RM, Villarreal AL, et al. Corticosteroid and doxycycline suppress MMP-9 and inflammatory cytokine expression, MAPK activation in the corneal epithelium in experimental dry eye. Exp Eye Res. 2006;83(3):526–35.
19. Bhargava R, Kumar P, Kumar M, et al. A randomized controlled trial of omega-3 fatty acids in dry eye syndrome. Int J Ophthalmol. 2013;6(6):811–6.
20. Donnenfeld ED, Solomon R, Roberts CW, et al. Cyclosporine 0.05% to improve visual outcomes after multifocal intraocular lens implantation. J Cataract Refract Surg. 2010;36(7):1095–100.
21. Kojima T, Ishida R, Dogru M, et al. The effect of autologous serum eyedrops in the treatment of severe dry eye disease: a prospective randomized case-control study. Am J Ophthalmol. 2005;139(2):242–6.
22. Tutt R, Bradley A, Begley C, Thibos LN. Optical and visual impact of tear break-up in human eyes. Invest Ophthalmol Vis Sci. 2000;41(13):4117–23.
23. Montés-Micó R. Role of the tear film in the optical quality of the human eye. J Cataract Refract Surg. 2007;33(9):1631–5.
24. Epitropoulos AT, Matossian C, Berdy GJ, et al. Effect of tear osmolarity on repeatability of keratometry for cataract surgery planning. J Cataract Refract Surg. 2015;41(8):1672–7.
25. Fine IH, Hoffman RS, Packer M. Profile of clear corneal cataract incisions demonstrated by ocular coherence tomography. J Cataract Refract Surg. 2007;33:94–7.
26. Donnenfeld E. Multicenter prospective evaluation of effects of cataract extraction and limbal relaxing incisions on corneal sensation and dry eye. American Society of Cataract and Refractive Surgery annual meeting. San Diego, CA; 2011.
27. Yu Y, Hua H, Wu M, et al. Evaluation of dry eye after femtosecond laser-assisted cataract surgery. J Cataract Refract Surg. 2015;41(12):2614–23.
28. Cetinkaya S, Mestan E, Acir NO, et al. The course of dry eye after phacoemulsification surgery. BMC Ophthalmol. 2015;15:68.
29. Chung YW, TH O, Chung SK. The effect of topical cyclosporine 0.05% on dry eye after cataract surgery. Korean J Ophthalmol. 2013;27(3):167–71.
30. Jeng BH, Halfpenny CP, Meisler DM, Stock EL. Management of focal limbal stem cell deficiency associated with soft contact lens wear. Cornea. 2011;30(1):18–23.
31. Yeniad B, Adam YS, Bilgin LK, Gözüm N. Effect of 30-day continuous wear of silicone hydrogel contact lenses on corneal thickness. Eye Contact Lens. 2004;30(1):6–9.
32. Bloomfield SE, Jakobiec FA, Theodore FH. Contact lens induced keratopathy: a severe complication extending the spectrum of keratoconjunctivitis in contact lens wearers. Ophthalmology. 1984;91(3):290–4.

33. Kim BY, Riaz KM, Bakhtiari P, et al. Medically reversible limbal stem cell disease: clinical features and management strategies. Ophthalmology. 2014;121(10):2053–8.
34. Sindt CW, Longmuir RA. Contact lens strategies for the patient with dry eye. Ocul Surf. 2007;5(4):294–307.
35. Nichols JJ, Sinnott LT. Tear film, contact lens, and patient-related factors associated with contact lens-related dry eye. Invest Ophthalmol Vis Sci. 2006;47(4):1319–28.
36. Chan EH, Chen L, Yu F, Deng SX. Epithelial thinning in limbal stem cell deficiency. Am J Ophthalmol. 2015;160(4):669.e4–77.e4.
37. Pisella PJ, Malet F, Lejeune S, et al. Ocular surface changes induced by contact lens wear. Cornea. 2001;20:820–5.
38. EY Y, Leung A, Rao S, Lam DS. Effect of laser in situ keratomileusis on tear stability. Ophthalmology. 2000;107(12):2131–5.
39. Leroux Les Jardins S. Contact lens wearers as candidates for LASIK surgery: two pitfalls to avoid. J Fr Ophtalmol. 2002;25(1):71–7.
40. Espana EM, Grueterich M, Romano AC, et al. Idiopathic limbal stem cell deficiency. Ophthalmology. 2002;109(11):2004–10.
41. Sacchetti M, Lambiase A, Cortes M, et al. Clinical and cytological findings in limbal stem cell deficiency. Graefes Arch Clin Exp Ophthalmol. 2005;243(9):870–6.
42. Joussen AM, Poulaki V, Mitsiades N, et al. VEGF-dependent conjunctivalization of the corneal surface. Invest Ophthalmol Vis Sci. 2003 Jan;44(1):117–23.
43. Chan EH, Chen L, Rao JY, Yu F, Deng SX. Limbal basal cell density decreases in limbal stem cell deficiency. Am J Ophthalmol. 2015;160(4):678.e4–84.e4.
44. Donshik PC. Giant papillary conjunctivitis. Trans Am Ophthalmol Soc. 1994;92:687–744.
45. Sun Y, Zhang R, Gadek TR, et al. Corneal inflammation is inhibited by the LFA-1 antagonist, lifitegrast (SAR 1118). J Ocul Pharmacol Ther. 2013;29:395–402.
46. Rosenthal P, Cotter J. The Boston Scleral Lens in the management of severe ocular surface disease. Ophthalmol Clin North Am. 2003;16:89–93.
47. Wilson SE, Lin DT, Klyce SD, Reidy JJ, Insler MS. Topographic changes in contact lens-induced corneal warpage. Ophthalmology. 1990;97(6):734–44.
48. The epidemiology of dry eye disease: report of the epidemiology subcommittee of the international dry eye workshop. Ocul Surf. 2007;5:93–107.
49. Versura P, Campos EC. Menopause and dry eye. A possible relationship. Gynecol Endocrinol. 2005;20(5):289–98.
50. Schaumberg DA, Buring JE, Sullivan DA, Dana MR. Hormone replacement therapy and dry eye syndrome. JAMA. 2001;286(17):2114–9.
51. Erdem U, Ozdegirmenci O, Sobaci E, et al. Dry eye in post-menopausal women using hormone replacement therapy. Maturitas. 2007;56(3):257–62.
52. Leyland M, Zinicola E. Multifocal versus monofocal intraocular lenses in cataract surgery: a systematic review. Ophthalmology. 2003;110(9):1789–98.
53. Huang FC, Tseng SH, Shih MH, Chen FK. Effect of artificial tears on corneal surface regularity, contrast sensitivity, and glare disability in dry eyes. Ophthalmology. 2002;109(10):1934–40.
54. Puell MC, Benítez-del-Castillo JM, Martínez-de-la-Casa J, et al. Contrast sensitivity and disability glare in patients with dry eye. Acta Ophthalmol Scand. 2006;84(4):527–31.

第 5 章

干燥综合征眼部病变的诊断与治疗

Vatinee Y. Bunya, Nicole M. Fuerst, Stephen E. Orlin,
Mina Massaro-Giordano, Frederick B. Vivino, Michael E. Sulewski

引言

干燥综合征(SS)是一种慢性、衰弱、可能危及生命的自身免疫性疾病,其会对泪腺和唾液腺造成不可逆损害,从而导致眼泪和唾液的缺乏,严重损害生活质量[1]。SS 疾病估计会影响到 200 万~400 万美国人,其中一半的 SS 患者由于早期临床表现的非特异性而未被诊断,并且平均在发病后的 7 年被诊断[2-6]。早期诊断 SS 是对严重的系统性并发症(如淋巴瘤)进行监测的关键,并有助于其早期治疗以减少疾病的发病率[7]。

干眼病患者进行 SS 检查的门槛较低,对眼内手术和严重眼表疾病并发症的处理也有特殊考虑。所介绍的病例将回顾对 SS 患者的眼科评估和治疗的各个方面。

病例 1

一位55岁的白人女性对眼睛刺激提出另一个建议。当地的眼科医生建议患者每小时使用瓶装人工泪液缓解,但其觉得这个治疗方案会使病情变得更糟,于是寻求另一种治疗方案。

最初的建议是什么?

瓶装人工泪液含有防腐剂,会加剧眼表不适。因此,患者每天使用其不应该超过 4 次,如果

V.Y. Bunya, MD (✉) • N.M. Fuerst, MD • S.E. Orlin, MD
M. Massaro-Giordano, MD • M.E. Sulewski, MD
Department of Ophthalmology, Scheie Eye Institute, University of Pennsylvania,
51 N. 39th Street, Philadelphia, PA 19104, USA
e-mail: vatinee.bunya@uphs.upenn.edu

F.B. Vivino, MD, MS
Department of Rheumatology, University of Pennsylvania, Philadelphia, PA, USA

患者患有中度或重度干眼症,则建议完全避免使用瓶装人工泪液。而建议她使用不含防腐剂的人工泪液,并可以根据需要频繁使用。

还要问哪些问题?

对于干眼患者,系统的评估能够提示干眼症存在的症状很重要。具体来说,我们建议还要包括以下问题:口腔干燥、唾液腺肿大、龋齿频繁、由于无液体吞咽困难、疲劳、雷诺现象、便秘、阴道干涩和关节疼痛等[8]。

在进一步的询问中,患者报告,在过去的几个月里出现了口腔干燥的症状,而且最近开始了一种新的降压药物治疗,并且不确定口干是否是药物治疗的副作用。患者是一名护士,由于眼部不适,一直无法工作和开车。

检查中哪些因素是重要的?

初步评估应该包括检查患者脸上是否有红斑狼疮和手部关节炎或雷诺现象的迹象。应检查眼睑、睫毛和眼睑边缘是否有睑板腺功能障碍(MGD)、眼睑炎和蠕形螨的病症。此外,还应注意任何眼睑错位,如兔眼、三叉病、睑球粘连和刺穿阻塞。

然后进行全面的眼表检查。这包括仔细检查角膜和结膜,观察结膜炎、上缘角膜结膜炎(SLK)和任何角膜病变,包括前基底膜营养不良或角膜瘢痕。每个测试执行的顺序非常重要。在眼表检查之前,不应该使用局部麻醉剂,因为这会通过引起假阳性眼表面染色而影响检查结果。相反,应使用不含防腐剂的无菌盐水来润湿荧光素或丽丝胺绿条。而不含防腐剂的无菌生理盐水应该用于滋润荧光素或利沙明绿带。也可以用从药房可获得的不含防腐剂的眼药水进行 SS 眼部病变的诊断与治疗。

在一滴荧光素滴入眼睛 30 秒后,应使用裂隙灯生物显微镜和钴蓝色滤光片来评估泪膜破裂时间(TBUT)。下一步应评估眼角膜的荧光染色,其次是结膜的丽丝胺绿染色。除了睑间区域之外,还要检查上下球结膜表面。最后,应该进行无麻醉的 Schirmer 测试。在未麻醉的情况下进行 Schirmer 测试是很重要的,因为这是目前 SS 分类标准之一(见表 5.1 和表 5.3)。

虽然许多眼科医生在眼底评估中使用荧光染色法,但很少有人会常规评估结膜的染色,只有 5%~10%的眼科专家会进行常规检测[9,10]。在眼表评估中,必须将结膜染色与丽丝胺绿结合在一起,因为这是评估 SS 的客观标准的必要条件,而且还可以显示使用荧光染色法检测不到的眼部表面变化。目前未充分利用结膜染色可能会导致干眼病患者的转诊和诊断延误。

在检查中,患者有2+睑板腺功能障碍(MGD)(0~3级),以及双眼泪膜破裂时间(TBUT)为4秒(正常>10秒)。患者的右眼有1+散在点状斑点(0~3级),角膜荧光素着染,但角膜中央未见染色、融合或角膜细丝。患者的左眼角膜没有荧光染色。在丽丝胺绿染色之后,患者的右眼鼻侧结膜为1+染色(0~3级),左眼为3+染色(图5.1)。未麻醉的Schirmer测试测量患者的泪液量为右眼5mm/5min和左眼6mm/5min(正常>10mm/5min)。

表 5.1　美国欧洲共识集团(AECG)干燥综合征(SS)分类标准[14]。SS[a] 的分类如下:①以下 6 个标准中的 4 个[至少有一个是自身抗体(Ⅴ)或组织病理学(Ⅵ)];②4 个客观标准中的 3 个(Ⅱ、Ⅳ、Ⅴ或Ⅵ)

Ⅰ.主观干眼[b]
Ⅱ.客观干眼(5 分钟时,Schirmer 无麻醉≤5mm 或活体染料染色根据 van Bijsterveld 评分,眼球≥4)
Ⅲ.主观口干症状[c]
Ⅳ.客观口干症状[15 分钟内未受刺激性时,全唾液流量 ≤1.5mL 或腮腺造影显示弥漫性狭窄而不阻塞主导管;唾液闪烁扫描显示摄取延迟,浓度降低和(或)示踪剂排泄延迟]
Ⅴ.正面 SSA 和(或)SSB
Ⅵ.小唇腺活检

[a] 排除标准:既往头颈部的放射治疗、丙型肝炎、获得性免疫缺陷综合征(AIDS)、预先存在的淋巴瘤、结节病、移植物抗宿主病,目前使用抗胆碱能药物。

[b] 主观的干眼症状定义为存在以下问题中的至少 1 个:①有超过 3 个月的每天持续的干眼吗?②眼睛经常有沙子或沙砾的感觉吗?③每天使用 3 次以上的泪液替代品吗?

[c] 主观的口干症状定义为存在以下问题中的至少 1 个:①每日有口干的感觉超过 3 个月?②成年后有反复或持续的唾液腺肿大吗?③经常通过饮用液体来帮助吞咽干粮吗?

对患者的评价是什么?什么是角膜染色评分(OSS)以及如何解释?

这个患者除了眼房化缺乏的症状外,还有水样液缺乏的表现。该患者右眼角膜染色评分(OSS)为 2 分,左眼评分为 3 分。OSS 是一种评分系统,作为美国风湿病学会(ACR)与 Sjögren 国际临床合作联盟(SICCA)评定 SS 标准的一部分。Whitcher 及其同事详细描述了 OSS 评分系统,并提出了一个 3 及 3 以上异常 OSS 的截止值[11]。简单地说,OSS 评分是角膜荧光素染色(评分为 0~3)和丽丝胺绿的结膜染色(鼻颞侧每个区域的评分为 0~3)的总和。对下列任何一种角膜染色都有附加的一点:①融合染色的斑块;②在角膜中央或瞳孔区域染色;③出现了一个或多个细丝。当评估干眼病患者可能患 SS 时,使用 OSS(评分为 0~12)是很重要的。

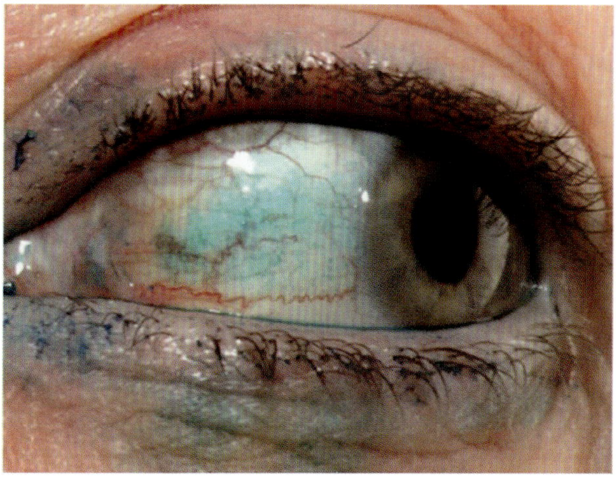

图 5.1　(病例 1)外侧照片显示 3+丽丝胺绿着染左眼鼻侧结膜。

此外,患者水样液缺乏的证据有右眼 Schirmer 评分低和左眼评分处于边界值。虽然这个患者没有发现任何细丝,但其存在总是会引起对 SS 的怀疑。

在这一点上如何治疗患者?

我们建议立即停用所有瓶装泪液,并改用不含防腐剂的人工泪液。治疗眼表疾病的水分不足和成分蒸发是很重要的。Schirmer 评分低(即 Schirmer≤5mm/5min)的患者通常在泪道阻塞后不会有溢泪,并且这些患者的泪道阻塞阈值较低(典型的表现在控制眼表炎症后)。为了解决患者的 MGD,我们还建议每天开始温敷两次,注意眼睑卫生,口服 ω-3 脂肪酸补充剂和(或)口服多西环素或阿奇霉素。

患者在4个月后复诊,感觉她的症状未见改善。患者的眼科检查结果保持不变,只是每只眼睛的泪膜破裂时间(TBUT)稍微增加至6秒。但她出现了口干症状和疲劳。

如何诊断及实施后续治疗步骤?

此时,我们会将患者转诊给风湿病专家进行检查。患者有水溶性泪液缺乏症和蒸发性干眼症的症状。此外,尚有可疑 SS 的眼外症状,并且在治疗 4 个月后没有任何显著改善。一般情况下,当患者有以下任何一种情况时,应考虑转诊至风湿病专家:①患有严重眼表疾病;②OSS 阳性(眼内 OSS>3)或在任一只眼中未麻醉 Schirmer≤5mm/5min 和 ROS 阳性;③任何一只眼的 OSS 阳性或未麻醉的 Schirmer≤5mm/5min, 对治疗无效。难治性患者的治疗时间长短因人而异,但一般而言,经过 4~6 个月的适当治疗后,仍然未见好转的,定义为难治性患者。

下一步的治疗步骤是什么?

我们将开始每日两次局部使用环孢素或力他斯特(lifitegrast)。为了治疗患者的睑板腺功能障碍(MGD),我们会考虑在睡前口服多西环素或阿奇霉素(如果以前未曾使用过)或局部用红霉素软膏。此时,还可以考虑使用短时间的局部类固醇激素,如氯替泼诺滴剂或妥布霉素/地塞米松软膏,并仔细监测副作用,如眼内压升高。然后,待患者在 3~4 个月之内恢复后,评估是否有任何改善(如果开始使用局部类固醇,则更快)。

患者由风湿病专家评估,而且SSA、SSB、类风湿因子(RF)和抗核抗体(ANA)为阴性结果。然后,对患者进行唇唾液腺活检,结果为阳性。活检显示局灶性淋巴细胞性涎腺炎,焦点评分为 1.7/4mm^2,高于≥1/4mm^{2}的需诊断阈值。

是否有 SS 的血液检测结果为阴性?

由于大约 40%的 SS 患者在血清中缺乏免疫学标志,所以传统 SS 抗体(SSA、SSB、RF 和 ANA)的阴性血液检查结果并不排除此诊断。SS 患者的这种“血清阴性”亚群可能具有较低的腺外表现率[12]。

Sjo 试剂盒(Bausch & Lomb)允许在一个扩展的血液测试集合中进行诊室内测试,其中包括 3 种用于 SS 小鼠模型中新型抗体[13]。在该研究中,作者发现这些新型抗体在其小鼠模型中比传统 SS 抗体更早出现。然而,了解这些抗体在人类中的重要性需要进一步的临床研究。

对于症状和体征暗示 SS 的血清阴性患者,小唾液腺活检是下一步检查的合理步骤。其他可能导致干眼症和口干的疾病也应予以考虑。这些疾病包括慢性涎腺炎、唾液腺炎、放射治疗并发症、结节病、HIV、IgG4 相关疾病、慢性丙型肝炎和药物副作用。

目前 SS 的分类标准是什么?

与患者的风湿病学家合作,应用符合 SS 的病例定义公布的分类标准非常重要。在过去的 10 年中,最常用到两套分类标准(表 5.1 和表 5.2):①美国欧洲共识集团(AECG)标准[14];②美国风湿病学会(ACR)/ Sjögren 的国际临床合作联盟(SICCA)标准[15]。这两套标准都有优势和劣势,但对于 SS 患者的分类灵敏度和特异性大于 90%[14,15]。最近,一套新的分类标准[ACR/欧洲抗风湿联盟 (EULAR)], 旨在调节 AECG 和 ACR/SICCA 标准之间的差异 [16]。2016 年的 ACR/EULAR 标准(表 5.3)现在已被美国风湿病学会和欧洲风湿病联盟认可,未来可能会比旧标准更广泛地使用。

尽管上述所有分类标准最初都是为包括临床试验在内的研究定义了同质患者群体,这些标准也为诊断测试提供了一个框架。因此,在临床实践中,任何满足上述 3 个标准其中的任何一个的患者都可以被认为患有 SS。

泪道阻塞在 SS 中的作用是什么?

由于 SS 患者的泪液产生量较低, 泪道阻塞在这些患者的眼表疾病处理中起着重要作用。是否进行全部泪道阻塞(即下泪点和上泪点)或最初仅阻塞下泪点的决定应基于评估时泪液缺乏的严重程度。对于轻度或中度水溶性泪液缺乏的 SS 患者,泪道闭塞可以分阶段的方式进行,初始闭塞下泪点,随后在需要时闭塞上泪点。在泪液产生严重减少的患者中,由于单独使用下泪点的闭塞不太可能对患者的体征和症状产生任何有意义的影响, 因此需要立即进行上下泪

表 5.2　美国风湿病学会(ACR)/ SICCAS 的 jögren 综合征分类标准[15]。SS 分类适用于有 SS 症状或体征的个体 [a] 需要符合 3 个客观标准中的两个

眼科染色评分(OSS))≥3^b 的干燥性角膜结膜炎
血清抗-SSA/Ro 和(或)抗-SSB/La 阳性或(类风湿因子阳性和 ANA 滴度≥1:320)
唾液腺活检显示局灶性淋巴细胞性唾液腺炎,并且焦点评分为≥1/4mm^2

[a] 排除标准:头颈部放射治疗史、丙型肝炎病毒感染、获得性免疫缺陷综合征(AIDS)、结节病、淀粉样变性、移植物抗宿主病、IgG4 相关疾病。

[b] 目前没有使用任何日常眼药水用于治疗青光眼,并且在过去 5 年内没有进行角膜手术或美容眼睑手术。

表 5.3 美国风湿病学会(ACR)/欧洲抗风湿联盟(EULAR)的初级 Sjögren 综合征分类标准[16]

原发性干燥综合征(SS)的分类适用于任何符合纳入标准[a],没有列为排除标准[b]的任何条件的个体,以下 5 个标准项目的权重/评分相加	
	权重/评分
局灶性淋巴细胞性唾液腺炎和焦点评分≥1 个灶/ 4mm²	3
抗 SSA/RO 阳性	3
眼部染色评分≥5(或至少一只眼睛 van Bijsterveld 评分≥4)	1
Schirmer 测试≤5mm/5min,至少一只眼无麻醉[c]	1
未刺激的全唾液流量≤0.1mL/min	1

[a] 纳入:这些分类标准适用于至少有一次眼部或口腔干燥症状的患者,被定义为对以下至少 1 个问题的肯定回答:①您是否每天、持续、令人烦恼的干眼症超过 3 个月?②眼睛里是否反复有沙粒或砾石的感觉?③您每天使用 3 次以上的泪液替代品吗?④您是否每天有口干感觉超过 3 个月?⑤您是否经常饮用液体帮助吞咽干粮?此外,这些标准可应用于任何至少有一个 SS 表现为腺外 SS 的患者 [欧洲抗风湿联盟 SS 疾病活动指数(ESSDAI)][37]。

[b] 除外:包括诊断以下任何一种情况,由于重叠的临床特征或干扰标准测试,这将排除 SS 的诊断和参与 SS 研究或治疗试验:①头颈部放射史治疗;②活动性丙型肝炎感染(经 PCR 确认);③AIDS;④结节病;⑤淀粉样变性;⑥移植物抗宿主病;⑦IgG4 相关疾病[14]。

[c] 通常服用抗胆碱能药物的患者,在没有使用这些药物的情况下,应在充分间隔后评估唾液功能减退和眼干燥的客观体征,以便这些成分能够成为有效的口腔和眼干燥指标。

点封闭。在这些情况下,产生的少量含水泪液大部分会因蒸发而失去。如果有人正在考虑全部泪点阻塞,最好先进行试验(插入物可溶解或不可溶解),然后如果临床反应阳性并且没有溢泪则进行泪点烧灼。另外,为了避免可能的溢泪,应在开始任何用于治疗口干的口腔促分泌素后,重新评估水溶性泪液缺乏的程度。在插入泪点塞之前,启动局部类固醇以减少可能存在于泪膜中的炎性因子的累积。

患者的其他治疗选择是什么?

这名患者未来可能考虑的其他治疗方案包括如下。

- 自体血清滴剂:我们通常以每 2 小时 20%复合制剂开始。虽然我们以前曾担心血清对眼表有炎症作用,但并非如此,因为几乎所有患者都对这种治疗有积极的反应。
- 口服促分泌素(西维美林 30mg PO,每天 3 次或毛果芸香碱 5mg PO,每天 3 次和每小时 1 次)对选择 SS 患者也有效。
- 包括 PROSE(假体置换眼表生态系统)镜片在内的巩膜片对 SS 患者非常有效。患者必须能够学习如何处理镜片(对于老年患者不是一个很好的选择),配合这些镜片需要特殊的专业知识。
- 可以考虑使用强脉冲光(IPL)和 Lipiflow®热脉冲系统,但效果通常是暂时的,并且由于 MGD 在这些患者中不是主要问题,所以我们不经常推荐它。

• 我们还将与患者的风湿病专家密切合作，其可能会选择开始系统性免疫抑制治疗。对于有明显症状的炎症（注射）患者，口服强的松疗程（与其局部疗法并用）可以更快速地抑制炎症并给予患者更快的缓解。

病例 2

一位66岁的白人女性，患有SS病史，右眼视力下降，眩光大于左眼，在过去的一年中逐渐恶化。患者右眼有中度白内障，2 +核和1+晶状体皮质改变。患者选择在右眼进行白内障手术以改善视力和眩光症状。

对干燥综合征患者进行白内障手术前主要考虑什么？

重要的是要评估患者术前干眼方案并评估其效果。与所有 SS 患者一样，我们建议按照上述方法进行全面的眼表检查。应尽量延迟手术，直到眼表得到优化。理想的情况是，角膜、结膜无或很少染色，睑缘和睫毛应该清洁，并且在两次就诊时地形图和角膜曲率测量应该保持稳定。在滴注任何滴眼剂之前，尤其是局部麻醉剂，应该进行角膜曲率计和扫描测量。

视觉质量已被证明在干眼中更为严重，SS 患者白内障手术后的结果与没有结缔组织疾病的干眼患者相比，并不好[17]。因此，SS 患者进行手术的门槛应该更高，患者应该充分了解可能的并发症和潜在的术后困难。

在 SS 患者的术前外科手术计划中，MMP-9 测试和泪液渗透压检测能起什么作用？

基质金属蛋白酶-9（MMP-9）是一种炎症标志物，已被发现在干眼症患者的眼泪中含量升高。快速的诊室内测试对于鉴别炎性干眼症和眼表疾病来说既敏感又特异[18]。据推测，这有助于早期诊断干眼症，并可能允许更有针对性的围术期治疗管理，预计可减少手术并发症[19,20]。然而，需要进一步的研究来阐明 MMP-9 检测在眼表疾病患者中的作用。

此外研究表明，干眼患者泪液分泌不足或蒸发过强，会导致泪膜不稳定和泪液渗透压增加[21-23]。进行手术的 SS 患者的一个重要考虑因素是泪膜不稳定性可影响角膜曲率（K）读数和术前测量。在一项研究中，与正常眼内压水平（<308mOsm/L）的患者相比，眼内压升高的患者平均 K 值和前角膜散光的变异性显著增大（至少一只眼睛>316mOsm/L）与人工晶状体曲率计算[24]有明显的结果差异。

根据我们的经验，我们发现 SS 患者与无干眼患者重复测量泪液渗透压的差异很大，这使得临床无法解释清楚[25]。因此，我们不会例行检查患者的渗透压。然而，一般眼科有时会使用 MMP-9 和泪液渗透性测试来筛查未诊断的干眼，这可能影响术前测量。

患者目前每天使用无防腐剂的人工泪液数次，并在数年前用硅胶塞进行下睑下泪点阻塞。患者抱怨双眼极为敏感。患者的眼睑检查为中度的MGD，有一些小的凸起。下睑有泪点塞。在每个眼睛中都有2+荧光素角膜染色（图5.2），瞳孔区域受累，汇合的PEK存在，但没有细丝。此

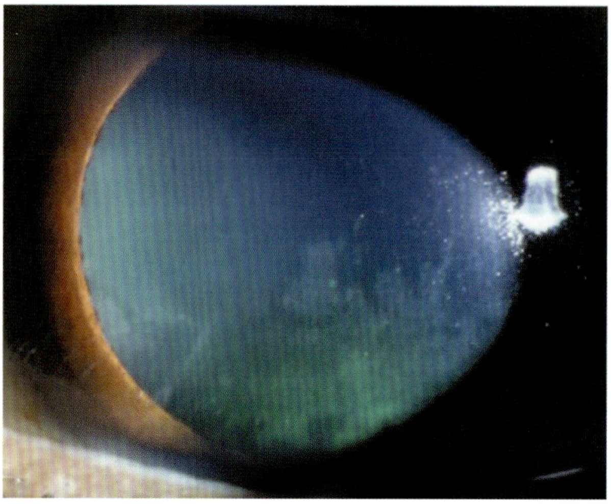

图 5.2 （病例 2）裂隙灯 照片显示轻度核硬化、皮质改变和 2+点状上皮角膜病变。

外，双眼的颞侧结膜中还有1+丽丝胺绿染色。因此，患者每只眼的OSS评分均为6分。无麻醉Schirmer测试的右眼为7mm/5min，左眼为5mm/5min。

基于这些发现，应如何改变白内障手术前的治疗方案？

为了优化手术治疗和改善眼表健康，重要的是解决眼表疾病的水分不足和蒸发过强。SS 患者通常被认为有水溶性泪液缺乏症，但文献中越来越多的证据表明，其通常也具有显著的MGD[26,27]。

在任何中度至重度眼表疾病患者中，术前积极治疗并推迟手术直至眼表最佳化是非常重要的。

我们建议早期泪点闭塞，从下方泪点开始，如果需要效果更为明显，则在较晚期之后再进行上泪点，并继续使用不含防腐剂的人工泪液。此外，为了解决患者的 MGD，我们建议每天两次温敷并注意眼睑卫生。眼睑清洁可以使用稀释婴儿洗发水或任何眼睑擦洗液进行。尽管采取了这些措施仍然有干眼症状和体征的患者，我们会考虑添加口服 ω-3 脂肪酸补充剂，口服多西环素或阿奇霉素和（或）红霉素软膏[28]。其他选择是在手术前 6~8 周开始局部使用环孢素滴剂或自体血清滴剂。

在计划白内障手术之前，为了保证眼表的改善，多次随访是有助益的。

手术顺利进行，采用无缝线透明角膜切口和超声乳化术，将单片人工晶状体置于囊袋内。

对患严重干眼症或 SS 的术后白内障的患者如何治疗？

如果可能的话，典型的术后眼药水应该在非预先保存的配方中进行订购，以避免额外的角膜毒性，这可能会加剧眼表问题（我们通常建议使用通过复方药剂获得的非保存液滴，以尽量减少眼表毒性）。不含防腐剂的醋酸泼尼松龙 1%滴剂可从药店购买。非甾体抗感染滴剂与角膜溶解有关，干眼患者可能更容易发生这种并发症[29]。因此，我们建议 SS 患者术后不要使用非甾体抗炎滴眼液，但如果必须使用，则应选择不含防腐剂的剂型。氟喹诺酮抗生素滴眼液在手术前 3 天开始每天使用 3 或 4 次，并在手术后持续使用 1 周。患者还应该在术后继续干眼治疗。

在白内障手术后，密切关注患者是非常重要的。我们建议术后每 1~2 周重新检查一次这些患者，并密切监测其眼表。在有或没有风湿病的中到重度干眼患者中，我们看到了其他常规白内障手术中角膜和巩膜溶解的病例。

病例 3[30]

一位79岁的高加索男性，右眼疼痛5天，没有干眼或口干症状。他有高血压、冠状动脉疾病和髋关节骨性关节炎的病史。目前口服的药物是双氯芬酸钠、硝苯地平和纳多洛尔。

检查时，右眼视力和左眼视力为20/30。对眼周皮肤的评估显示，没有皮疹或其他损伤。没有倒睫、明显的眼睑松弛，或者眼睑炎。两眼都有明显的前后眼睑炎，TBUT快3秒。患者的结膜长入角膜，伴有大的旁中央角膜溃疡，下缘区域有角膜基质溶解和穿孔。虹膜嵌顿在下方伤口，并且为Seidel阴性（图5.3a）。荧光染色显示，严重干燥及双眼多处上皮缺损。

这个患者的最初治疗方法是什么？这些发现暗示了什么诊断？

当一种潜在的结缔组织障碍（CTD）尚未被诊断出来时，就必须通过培养溃疡组织来排除

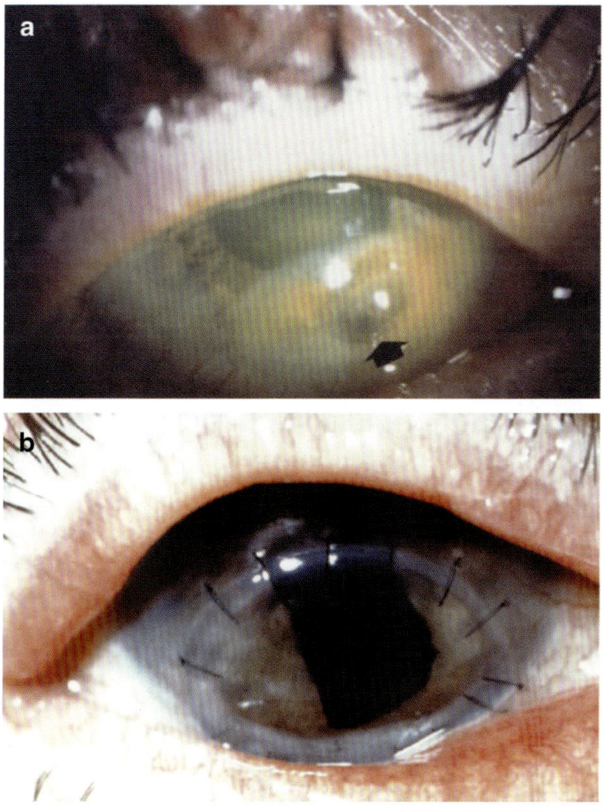

图 5.3　（病例 3）(a)裂隙灯照片显示右眼下方角膜变薄和溃疡，虹膜堵塞角膜穿孔（箭头）。(b)右眼角膜移植术后的裂隙灯照片。（重印经过许可[30]）

可能的病原体,并根据经验使用局部抗生素来预防治疗。还应考虑非细菌感染、外伤或手术损伤、肉芽肿性疾病、血管炎,以及神经和原发性皮肤病。应对严重眼表疾病和上皮缺陷的患者进行基础 CTD 评估。

此外,CTD患者测试显示,阳性荧光抗核抗体测试在1:640的滴度,带有斑点的图案,以及阳性的SS-A(Ro) 抗体。其余试验结果正常。患者还主诉有干眼和口干症状。.

随后的诊断步骤是什么?

干眼和口干的存在、角结膜炎的体征、抗 SSA 检测阳性都提示 SS 的诊断可能(见表 5.1 和表 5.2)。该患者进行了唾液闪烁扫描,测量全口未受刺激的唾液流量,并进行唇活组织检查以确诊。

虽然检查仍在进行中,并且仅在患者最初陈述后 2 天,溃疡已经发展并伴随着进一步基质变薄和房水渗漏。

患者通过使用与角膜组织贴合紧密的治疗性接触镜治疗右眼角膜溃疡。Tc-99m 的高锝酸盐唾液核素扫描和全口唾液流量测量(0.375mL/min)都是正常的。然而,唇侧小唾液腺活检证实了原发性 SS 的诊断,并显示局灶性淋巴细胞性唾液腺炎和纤维化,焦点评分为 7/4mm^2。

不幸的是,角膜接触镜在患者出院后放置 3 周脱落。角膜原有位置的溃疡进一步溶解,比胶合之前的基质损失更大。

什么是 SS 患者角膜溶解的病理生理学?

SS 患者中的无菌性角膜溶解常发生在旁中央角膜区域,最有可能是由于严重的干燥导致上皮细胞破裂。虽然上皮细胞分解可能不会导致非 SS 患者的基质快速溶解,但有几个因素导致 SS 患者基质快速溶解。眼表面可能存在过量的基质金属蛋白酶(由于炎症)。此外,持续性上皮缺陷刺激炎性细胞对基质的浸润,导致胶原酶和其他蛋白酶对胶原蛋白和基质的溶酶体酶促降解。角膜成纤维细胞或角膜基质细胞对胶原酶产生的刺激可能进一步促成基质降解。重要的是要记住,角膜溶解可以在患者的临床过程中随时发生,并不总是与潜在的结缔组织疾病的活性相关联。

如病例 2 所述,能够在 SS 患者中促进这种溶解的常见致病物质是局部用非甾体抗感染药(NSAID),其不仅对上皮有毒性,而且还抑制组织修复。由于干燥和局部炎症起着主要作用,治疗的目的在于局部控制炎症(局部环孢素/他克莫司),抑制基质金属蛋白酶(多西环素/米诺环素),保护角膜(绷带型角膜接触镜、眼睑缝合术)和改善泪膜(大量未保留的泪液和后来的泪点阻塞)。口服皮质类固醇的全身抗感染治疗也是有效的,因为局部使用类固醇在这种情况下是禁忌的。复发性或难治性角膜溶解可能需要使用全身性免疫抑制剂。这些分散性溶解应该与另一种经典的角膜溶解状况区别,称为外周性溃疡性角膜炎(PUK)。PUK 可以在类风湿性关节炎或肉芽肿病和多血管炎(GPA)(以前称为韦格纳病)等疾病状况下发生,表明有积极的全身性炎症,并且控制病情需要高强度的全身治疗(高剂量全身性类固醇、TNF 抑制剂)。

SS 患者角膜穿孔或伴有角膜穿孔的角膜溃疡的治疗方法是什么？

关于 SS 患者无菌性角膜溃疡的最佳治疗存在争议。除了旨在治疗潜在疾病的全身药物之外，治疗通常包括局部治疗的组合以减少角膜溶解。排除感染后，目标是停止上皮缺损，限制进一步的溃疡，并为任何基质溶解提供结构支持。局部类固醇通常禁用于有上皮缺损和角膜变薄的 SS 患者。这是因为其通过降低成纤维细胞合成活性或刺激胶原酶产生来抑制角膜修复[31,32]。

无穿孔无菌角膜溶解患者的初始方法将包括以下内容：

1.停用局部用类固醇和(或)NSAID。

2.经常使用不含防腐剂的人工泪液。

3.预防性使用抗生素软膏和滴眼液。

4.局部使用 1%~2%环孢素(或 0.01%~0.03%复方他克莫司)。

5.全身使用多西环素 100mg，每日 2 次。

6.绷带型角膜接触眼镜。

7.泪点堵塞。

如果上述措施没有很好的促进上皮形成和抵抗进一步的基质化，可以考虑使用羊膜覆盖层。AmbioDisk™ 羊膜(IOP Ophthalmics)带有配套的绷带型透镜，是一种方便的设备，可以在角膜上使用，无须任何缝合或手术室操作。它可以很容易在临床上应用。

如果有明显的角膜基质变薄(>50%)，则该方法更有效。对于 SS 患者(或推测为 SS 患者)即将发生穿孔的无菌角膜溶解，应在治疗开始时用氰基丙烯酸酯胶水和放置绷带型角膜接触镜或临时完全的睑缘缝合术。角膜组织黏合剂的应用通常可以在患者局部麻醉下仰卧时进行。羊膜覆盖绷带型角膜接触镜(AmbioDisk 或 Prokera)也可应用于临床。

一旦发生角膜穿孔，如果较小(<1mm)，则治疗可以包括在溶解区域内应用角膜黏合剂或堆叠小部分羊膜层。如果穿孔>1mm，通常组织黏合剂无效并且可能进入前房并将虹膜或晶状体粘连到角膜。在角膜接触镜失败或穿孔较大的情况下，移植或穿透性角膜移植术可以与上述一种或多种其他形式一起使用，包括眼睑缝合术、泪道阻塞、羊膜覆盖和大量的润滑[32]。此外，局部使用环孢素/他克莫司可有助于治疗复发性角膜溃疡[33,34]。眼表面的水分也可以通过临时或永久性的睑缘缝合术来维持，以减少泪液的蒸发及泪道阻塞[35]。增加维生素 C 的口服摄入量和使用四环素制剂，也可能有利于促进基质愈合，并阻止进一步的基质溶解。

伴随的系统性免疫抑制剂治疗非常重要，因为如果不治疗基础疾病，层状或穿透性移植物可能进一步溶解。理想情况是延迟角膜移植直至急性炎症期稳定为止。

值得注意的是，单纯的隐形眼镜和角膜黏合剂在这个患者治疗中是不够的，这是因为其病程较为复杂，而进一步的角膜溶解还需要角膜移植手术。

患者经历紧急角膜补片移植、眼睑缝合术和疏通泪点阻塞。每天用100mg泼尼松免疫抑制治疗。在2周内，角膜补片移植物溶解。组织学检查发现有明显缺失的间质组织与分散的急性和慢性炎症细胞。

基于这一点如何改变治疗？

如上所述，对角膜溶解的最终治疗通常不能仅靠局部措施来实现。患者通常需要进行系统治疗，包括免疫抑制治疗。糖皮质激素和类固醇免疫抑制剂的组合，通常是治疗原发性SS中严重自身免疫特征的优选方法。研究表明，免疫抑制剂是在移植物存活方面的优点[36]。然而，关于哪种免疫抑制剂对这些患者最好是没有标准的。使用甲氨蝶呤、硫唑嘌呤、口服环孢素、环磷酰胺或联合治疗都已报道治疗成功[30,36]。我们建议，在开始免疫抑制治疗之前，让风湿病专家参与治疗SS。

保持警惕并注意复发迹象也很重要。如果复发，应该有一个较低的阈值来增加或改变免疫抑制药物。

患者改为每天使用硫唑嘌呤50mg，第二次贴片角膜移植最终成功（图5.3b）。泼尼松用量在4个月内逐渐减少，硫唑嘌呤的剂量缓慢增加至每日100mg。眼部症状改善。右眼现在视力为20/60。

在接下来的几个月中，患者每日维持硫唑嘌呤75mg和眼部润滑剂保持稳定。

另一种对于急性治疗和长期存在无菌的旁中央角膜溶解的有效辅助治疗方法是，局部用1%~2%环孢素滴剂（局部用药），或局部用0.01%~0.03%他克莫司滴剂（复合用）。这些可以提供有效的局部免疫抑制作为局部类固醇的替代物。在这种情况下，局部力他斯特（lifitegrast）的使用并没有被研究，但可能会有帮助。

（刘钰鑫 译）

参考文献

1. Segal B, Bowman SJ, Fox PC, et al. Primary Sjogrens Syndrome: health experiences and predictors of health quality among patients in the United States. Health Qual Life Outcomes. 2009;7:46.
2. Fox PC, Bowman SJ, Segal B, et al. Oral involvement in primary Sjogren syndrome. J Am Dent Assoc. 2008;139(12):1592–601.
3. Markusse HM, Oudkerk M, Vroom TM, Breedveld FC. Primary Sjogren's syndrome: clinical spectrum and mode of presentation based on an analysis of 50 patients selected from a department of rheumatology. Neth J Med. 1992;40(3-4):125–34.
4. Kassan SS, Moutsopoulos HM. Clinical manifestations and early diagnosis of Sjogren syndrome. Arch Intern Med. 2004;164(12):1275–84.
5. Kruszka P, O'Brian RJ. Diagnosis and management of Sjogren syndrome. Am Fam Physician. 2009;79(6):465–70.
6. Manthorpe R, Asmussen K, Oxholm P. Primary Sjogren's syndrome: diagnostic criteria, clinical features, and disease activity. J Rheumatol Suppl. 1997;50:8–11.
7. Zintzaras E, Voulgarelis M, Moutsopoulos HM. The risk of lymphoma development in autoimmune diseases: a meta-analysis. Arch Intern Med. 2005;165(20):2337–44.
8. Fox RI. Sjogren's syndrome. Lancet. 2005;366(9482):321–31.
9. Nichols KK, Nichols JJ, Zadnik K. Frequency of dry eye diagnostic test procedures used in various modes of ophthalmic practice. Cornea. 2000;19(4):477–82.
10. Korb DR. Survey of preferred tests for diagnosis of the tear film and dry eye. Cornea. 2000;19(4):483–6.
11. Whitcher JP, Shiboski CH, Shiboski SC, et al. A simplified quantitative method for assess-

ing keratoconjunctivitis sicca from the Sjogren's syndrome international registry. Am J Ophthalmol. 2010;149(3):405–15.
12. Garcia-Carrasco M, Ramos-Casals M, Rosas J, et al. Primary Sjogren syndrome: clinical and immunologic disease patterns in a cohort of 400 patients. Medicine (Baltimore). 2002;81(4):270–80.
13. Shen L, Suresh L, Lindemann M, et al. Novel autoantibodies in Sjogren's syndrome. Clin Immunol. 2012;145(3):251–5.
14. Vitali C, Bombardieri S, Jonsson R, et al. Classification criteria for Sjogren's syndrome: a revised version of the European criteria proposed by the American-European Consensus Group. Ann Rheum Dis. 2002;61(6):554–8.
15. Shiboski SC, Shiboski CH, Criswell L, et al. American College of Rheumatology classification criteria for Sjogren's syndrome: a data-driven, expert consensus approach in the Sjogren's International Collaborative Clinical Alliance cohort. Arthritis Care Res (Hoboken). 2012;64(4):475–87.
16. Shiboski CH, Shiboski SC, Seror R, Criswell LA, Labetoulle M, Lietman TM, Rasmussen A, Scofield H, Vitali C, Bowman SJ, Mariette X, International Sjögren's Syndrome Criteria Working Group 2013. American College of Rheumatology/European League against rheumatism classification criteria for primary Sjögren's syndrome: a consensus and data-driven methodology involving three international patient cohorts. Ann Rheum Dis. 2017;76(1):9–16.
17. Ram J, Sharma A, Pandav SS, Gupta A, Bambery P. Cataract surgery in patients with dry eyes. J Cataract Refract Surg. 1998;24(8):1119–24.
18. Sambursky R, Davitt WF III, Latkany R, et al. Sensitivity and specificity of a point-of-care matrix metalloproteinase 9 immunoassay for diagnosing inflammation related to dry eye. JAMA Ophthalmol. 2013;131(1):24–8.
19. Kaufman HE. The practical detection of mmp-9 diagnoses ocular surface disease and may help prevent its complications. Cornea. 2013;32(2):211–6.
20. Sambursky R, Davitt WF III, Friedberg M, Tauber S. Prospective, multicenter, clinical evaluation of point-of-care matrix metalloproteinase-9 test for confirming dry eye disease. Cornea. 2014;33(8):812–8.
21. Sullivan BD, Crews LA, Sonmez B, et al. Clinical utility of objective tests for dry eye disease: variability over time and implications for clinical trials and disease management. Cornea. 2012;31(9):1000–8.
22. Tomlinson A, Khanal S, Ramaesh K, Diaper C, McFadyen A. Tear film osmolarity: determination of a referent for dry eye diagnosis. Invest Ophthalmol Vis Sci. 2006;47(10):4309–15.
23. Versura P, Profazio V, Campos EC. Performance of tear osmolarity compared to previous diagnostic tests for dry eye diseases. Curr Eye Res. 2010;35(7):553–64.
24. Epitropoulos AT, Matossian C, Berdy GJ, Malhotra RP, Potvin R. Effect of tear osmolarity on repeatability of keratometry for cataract surgery planning. J Cataract Refract Surg. 2015;41(8):1672–7.
25. Bunya VY, Fuerst NM, Pistilli M, et al. Variability of tear osmolarity in patients with dry eye. JAMA Ophthalmol. 2015;133(6):662–7.
26. Menzies KL, Srinivasan S, Prokopich CL, Jones L. Infrared imaging of meibomian glands and evaluation of the lipid layer in Sjogren's syndrome patients and nondry eye controls. Invest Ophthalmol Vis Sci. 2015;56(2):836–41.
27. Villani E, Beretta S, De Capitani M, Galimberti D, Viola F, Ratiglia R. In vivo confocal microscopy of meibomian glands in Sjogren's syndrome. Invest Ophthalmol Vis Sci. 2011;52(2):933–9.
28. Kangari H, Eftekhari MH, Sardari S, et al. Short-term consumption of oral omega-3 and dry eye syndrome. Ophthalmology. 2013;120(11):2191–6.
29. Asai T, Nakagami T, Mochizuki M, Hata N, Tsuchiya T, Hotta Y. Three cases of corneal melting after instillation of a new nonsteroidal anti-inflammatory drug. Cornea. 2006;25(2):224–7.
30. Vivino FB, Minerva P, Huang CH, Orlin SE. Corneal melt as the initial presentation of primary Sjogren's syndrome. J Rheumatol. 2001;28(2):379–82.
31. Krachmer JH, Laibson PR. Corneal thinning and perforation in Sjogren's syndrome. Am J Ophthalmol. 1974;78(6):917–20.
32. Pfister RR, Murphy GE. Corneal ulceration and perforation associated with Sjogren's syndrome. Arch Ophthalmol. 1980;98(1):89–94.
33. Kervick GN, Pflugfelder SC, Haimovici R, Brown H, Tozman E, Yee R. Paracentral rheumatoid corneal ulceration. Clinical features and cyclosporine therapy. Ophthalmology. 1992;99(1):80–8.
34. Gottsch JD, Akpek EK. Topical cyclosporin stimulates neovascularization in resolving sterile rheumatoid central corneal ulcers. Trans Am Ophthalmol Soc. 2000;98:81–7. discussion 87–90

35. Colon LE, Enzenauer RJ. Corneal thinning as the sole manifestation of active undifferentiated connective tissue disease. South Med J. 1990;83(1):48–50.
36. Bernauer W, Ficker LA, Watson PG, Dart JK. The management of corneal perforations associated with rheumatoid arthritis. An analysis of 32 eyes. Ophthalmology. 1995;102(9):1325–37.
37. Seror R, Ravaud P, Bowman SJ, et al. EULAR Sjögren's Syndrome Disease Activity Index: development of a consensus systemic disease activity index for primary Sjögren's syndrome. Ann Rheum Dis. 2010;69:1103–9.

第6章

眼部移植物抗宿主病的诊断与治疗

Ketki Soin, Ali R. Djalilian, Sandeep Jain

病例1

VP是一位27岁的男性,他被推荐到我们的诊所进行眼移植物抗宿主病(GVHD)的评估。他的既往史有急性淋巴细胞白血病,6个月前接受了造血干细胞移植(HSCT)和继发于已治愈的脑损伤的贝尔麻痹。他使用的药物包括伐昔洛韦、叶酸、磺胺甲恶唑、甲氧苄啶、钙、拉诺康唑和达沙替尼。

选择什么方法来检查眼部GVHD?

38%~50%的异基因造血干细胞移植后的患者会发生眼部GVHD。因此,详尽眼部病史并完善眼前段检查非常重要。眼表疾病指数(OSDI)是一种有效可靠的针对12种症状的分析工具,可用于评估干眼症的严重程度和对视觉相关功能的影响。OSDI评分采用0~100分制,较高的评分代表严重干眼症。眼前段检查包括对眼睑位置、睫毛方向、睑板腺的形态和角质化、眼睑边缘血管化、结膜充血和角膜血管化的仔细检查。Schirmer试验和荧光素或玫瑰红染色都是必要的。

该患者无眼部不适症状(OSDI=0),且无视力改变。检查时,患者两眼的视力为20/20。其双眼泪液分泌正常(Schirmer I>20mm),无眼表疾病。

慢性眼部GVHD有诊断标准吗?

国际慢性移植物抗宿主病共识小组制订了慢性眼部GVHD的诊断标准。诊断参数包括:

K. Soin, MD • A.R. Djalilian, MD • S. Jain, MD (✉)
Department of Ophthalmology and Visual Sciences, Illinois Eye and Ear Infirmary,
University of Illinois at Chicago, Chicago, IL 60612, USA
e-mail: jains@uic.edu

①OSDI 评分;②无麻醉 Schirmer 试验评分;③角膜荧光素染色;④结膜注射。每个参数都有一个分数，根据总分将疾病严重程度分为无、轻微、中等和严重（表 6.1）。根据总分和全身性 GVHD 的有无,诊断为无、可能的 GVHD 和明确的 GVHD(表 6.2) [1]。

依据患者的检查结果与无全身性GVHD,其双眼得分为零,未患眼部GVHD。

能否通过其他检查来确定患者是否有眼部炎症的迹象?

可以进行若干实验室检查以评估干眼症和眼部炎症的早期迹象和标志物。泪液渗透浓度和无创角膜曲率计泪液破裂时间(NIKBUT)是两项有助于诊断干眼症的试验。泪液渗透浓度试验测量人泪液的渗透浓度。泪液的含水量越低,其渗透压越高,干眼越严重。正常泪液的渗透压浓度范围为 280~295mOsm/L,相当于正常血液渗透压浓度[5]。>300mOsm/L 的测量值或>8mOsm/L 的眼间差异,表明稳态渗透压调节的丧失。NIKBUT 在不需要荧光素的情况下,通过测量首次和平均破裂时间来测量泪膜稳定性。

运用角膜曲率计和泪液基质金属蛋白酶-9(mmP-9)水平测定眼红度评分,阳性结果可提示早期眼表炎症。角膜曲率计扫描暴露的球结膜并产生球结膜红度(BR)评分。BR得分范围在0.0和4.0之间。MMP-9是蛋白水解酶,在伤口愈合和炎症中起作用。它们在干眼症患者的泪液中高表达。炎症干燥试验用于检测泪膜中MMP-9水平,阳性结果表明MMP-9≥40ng/mL。

我们为患者进行了NIKBUT检查,两眼(右眼3.70 秒,左眼2.68 秒)的NIKBUT值下降,表明泪膜迅速破裂,提示早期干眼症。两眼泪液渗透压高(右眼330,左眼315),提示干眼症。角膜曲率计显示右眼红度评分为1.1，左眼红度评分为0.8，处于正常高值，可能提示早期眼表炎症。MMP-9试验在两眼均呈阳性,提示眼表炎症。

表 6.1 慢性眼移植物抗宿主病严重程度量表

严重性分数(分)	Schirmer 实验(mm)	角膜荧光素染色	OSDI	结膜注射
0	>15	0	<13	正常
1	11~15	<2	13~22	轻度/中度
2	6~10	2~3	23~32	严重
3	≤5	≥4	≥33	

来自:经国际慢性移植物抗宿主病(GVHD)共识小组许可:慢性 GVHD 的拟议诊断标准[1]。

眼表疾病指数。总分(分);(Schirmer 的测试分数+角膜荧光素染色分数+OSDI 分数+结膜注射分数)=0~4（无);5~8(轻度/中度);9~11(严重)。

表 6.2 慢性眼移植物抗宿主病的诊断

	无（分数）	可能的 GVHD（分数）	明确的 GVHD（分数）
全身性 GVHD (−)	0~5	6~7	≥8
全身性 GVHD (+)	0~3	4~5	≥6

来自:经国际慢性移植物抗宿主病(GVHD)共识小组许可,慢性 GVHD 的拟议诊断标准[1]。

这些实验室检查如何帮助医生建议和治疗这个病患者?

综上所述,即使临床体征显示“无”眼 GVDH 存在,而实验室检查也可以提示早期干眼症和眼表炎症的存在。因此,开展温和的抗感染治疗是合理的,有望防止出现明显的症状和体征。

我们建议患者进行热敷,使用环孢素眼药水滴眼(每日两次),必要时,使用人工泪液。患者需要每3个月随访一次,以检查眼部GVHD的体征。

病例 2

CL是一位65岁女性,有慢性GVHD和干眼症病史,被推荐进行眼部GVHD的评估。2年前,患者被诊断为多发性骨髓瘤,并在确诊后4个月和10个月接受了HSCT。由于皮肤、口腔和眼睛出现了相应的临床症状,其被诊断患有慢性GVHD。

患者双眼干燥,右眼的症状比左眼更严重。患者有眼睛不适、疼痛、刺激和发红等症状。这些症状在早上和晚上更为严重。在睡觉时,患者使用润滑液,白天双眼都戴隐形眼镜。

患者的双眼最佳矫正视力为20/20。有轻微眼部不适(OSDI=2.08)、右眼严重泪液缺乏(Schirmer I=0mm)和左眼边缘泪液缺乏(Schirmer I=8mm)的症状。角膜荧光素染色显示中度眼表疾病(OD 5分,OS 2分)。患者的右眼也有广泛的结膜染色。考虑到这些检查结果,患者双眼的疾病严重程度处于轻微/中度 (总分:OD 6分,OS 4分) 的阶段。考虑到系统慢性GVHD的存在,这些分数提示右眼的“确定”眼GVHD和左眼的“可能”眼GVHD。

我们对患者进行了实验室检查,以确定是否有其他干眼症和眼部炎症的标志物的存在。在双眼NIKBUT值(OD 5.93秒和OS 2.48秒)均有所下降,表明泪膜破裂迅速。两眼泪液渗透压均高(347 OD和308 OS)。这两项测试都提示眼睛干燥。MMP-9试验在两眼均呈阳性,角膜曲率计的眼红评分为1.2 OD和1.4 OS,也很高,这些试验结果提示眼表炎症。

为什么患者的眼部症状不对称?

虽然眼部 GVHD 是一种全身性疾病,但是患者也可以出现不对称的症状和临床体征。双眼通常同时受影响,然而,其中一只眼睛可能表现出更明显、更多的临床症状。研究表明,一些症状不对称的患者双眼角膜神经纤维密度存在差异。角膜神经的形态学变化也可以解释干眼症患者的症状和体征之间缺乏相关性[2]。

尽管该患者症状较少, Schirmer I 试验值高以及左眼角膜染色减少,但其他实验室检查都提示她左眼有炎症。两眼的实验室检查结果非常相似,相比右眼而言,隐形眼镜可能掩盖了更多左眼的症状。软隐形眼镜已经被证实能减轻眼 GVHD 患者的干眼症状并提高视力,而不显著影响 Schirmer 试验、泪裂时间测定或角膜染色的结果[3]。

如何治疗这个症状轻微的患者(OSDI=2.08)?

干眼症的症状体征分离是众所周知的。该患者右眼有明确的GVHD,左眼可能有GVHD,实验室检查提示双眼有炎症。因此,尽管患者的症状轻微,但仍有必要积极控制双眼炎症。

眼GVHD的治疗选择基于4个主要原则:润滑和泪液保存、减少炎症、防止泪液蒸发和上皮支持[4]。

无防腐剂人工泪液的局部润滑用于水液缺乏型干眼症患者,以提供眼表的润滑和炎性介质的稀释。泪点塞也可用于保持润滑。然而,如果存在眼部炎症,则应在放置泪点塞之前先消除炎症。应注意,在中度至重度GVHD患者(Schirmer值非常低)中,需要完全阻塞泪点(上泪点和下泪点)以获得有意义的临床效益。换句话说,阻塞单个泪点可能不具有任何价值。鉴于这种疾病的持久性,与可能需要不时更换的塞子相比,烧灼上下泪点是一种更明确的治疗方法。

局部使用环孢素和类固醇滴剂可以减轻眼部炎症。环孢素抑制T细胞活化并下调结膜炎性细胞因子。局部环孢素还能增加结膜杯状细胞密度并降低上皮细胞的转换率。局部环孢素已经被证明,可以减轻眼GVHD患者的干眼症状并减少角膜荧光素染色[5]。局部环孢素可以长期使用而不会引起副作用。局部类固醇也可用于抗感染,然而考虑到其副作用,短时间低剂量的使用常为更优选择。局部他克莫司可能比环孢素更有效,但这种情况下只能作为复合药物使用。

睑板腺功能障碍可导致泪膜不稳定,造成泪膜蒸发。热敷(每日两次,每次5~10分钟),配合眼睑缘润滑膏,可治疗睑板腺疾病。口服四环素类抗生素,如多西环素和米诺环素也有疗效。它们被用于抗感染,因为它们能抑制MMP和白细胞介素-1的活性[4]。典型的慢性GVHD患者具有进行性睑板腺脱失的症状,并且在长期疾病中,大多数腺体可能丢失(图6.1)。

绷带软型隐形眼镜或巩膜镜片可以通过水合角膜表面、稳定泪膜、促进角膜愈合和恢复正常细胞周转等方式提供上皮支持。如前所述,具有高氧气扩散能力的绷带软隐形眼镜和巩膜镜片已被证明能改善眼移植物抗宿主病患者的主观干眼症状和视敏度[3,6-8]。

患者开始使用复方甲泼尼龙滴眼液(每天4次),多西环素(50mg/d),睡前用红霉素软膏涂于双眼。此外,建议患者每天进行两次热敷。其被推荐到隐形眼镜诊所,装配软性日常一次性绷

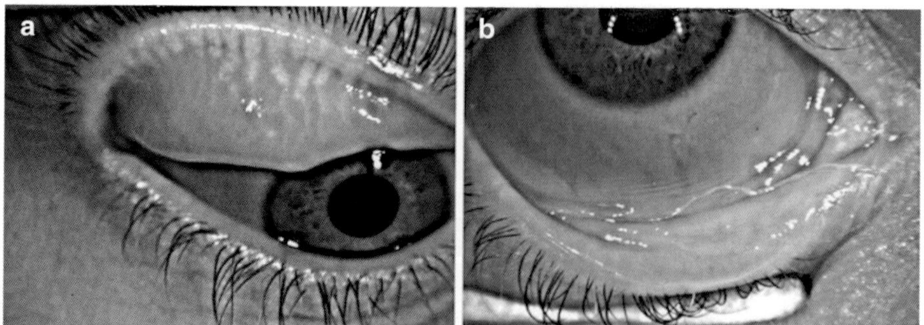

图6.1 慢性眼GVHD患者上眼睑睑板腺的缺失(a)和下眼睑睑板腺的缺失(b)。

带隐形眼镜或常规巩膜镜片，或进行人工置换眼表生态系统（PROSE）治疗。

自体血清泪液在慢性眼部 GVHD 治疗中的作用？

自体血清泪液在慢性眼部 GVHD 治疗中是不可估量的。我们为所有患者提供这种治疗，通常从每 2~3 小时应用 20%的浓度开始。它优于隐形眼镜或适用于无法使用隐形眼镜的患者。以前，在理论上，我们担心循环免疫因子会加重表面炎症，但在临床上这并不是问题，也许是因为患者也常接受抗感染治疗。根据我们的经验，GVHD 患者普遍喜欢使用自体血清泪液来改善自己的眼部症状和体征。鼓励患者至少使用自体血清泪液 6~12 个月，如果可能，可以无限期使用。患者可以继续使用自体血清泪液，即使他们最终使用隐形眼镜或巩膜镜片。一些患者在将巩膜镜片置入眼睛之前使用自体血清泪液部分填充巩膜镜片。

病例 3

BI是一位53岁男性，15年前骨髓移植后患非霍奇金淋巴瘤，导致慢性全身性和眼部GVHD，还要考虑干眼症。患者的眼部症状始于14年前。其眼部的既往史包括5年前双眼白内障摘除和人工晶状体植入，3年前全泪点烧灼，几年前用伐昔洛韦治疗疱疹性角膜炎。患者的眼部用药包括人工泪液（每15~60分钟滴入），以及在睡前于双眼涂的润滑药膏。患者已经试过环孢素滴剂，但由于产生烧灼感而无法使用。患者的全身用药包括麦考酚酸酯、泼尼松（2.5mg）、多西环素（20mg，每日2次）、安必恩和氨氯地平。

患者每天都感到干燥、烦躁和畏光，症状在早上更为严重，在过去的6个月里变得更糟。

患者的最好矫正视力为20/25 OD和20/30 OS。眼前段检查显示左、右下眼睑外翻，睑缘轻度毛细血管扩张，4个泪点烧灼，结膜充血，上角膜点状荧光素染色OS>OD，均有显著意义。患者的双眼均有严重的泪液缺乏（Schirmer I<1mm OU）。

为什么患者的上角膜有荧光素染色？

上角膜和结膜的细点染色可见于上角膜缘结膜炎（SLK）[9]。SLK 被认为是继发于眨眼时上眼睑和上球结膜的接触。上结膜局部泪液缺乏可导致上眼睑与上结膜和角膜之间失去润滑，这可能导致上结膜和角膜反复产生微小创伤[10]。这种情况经常被忽略，由于上角膜/结膜检查需要提起上眼睑，因而并不作为常规检查项目（图 6.2）。上角膜的染色图案可被误认为是由干眼症引起，然而，如本病例所示（图 6.3），它是一个独特的染色模式。

在慢性眼部 GVHD 中是否可见 SLK？

是的，没有特定于眼部表现的体征或症状。眼部 GVHD 通常表现出与其他免疫介导的眼表疾病相似的体征和症状[11]。眼部 GVHD 患者有继发于泪液缺乏的干眼症状，而泪液缺乏患者可

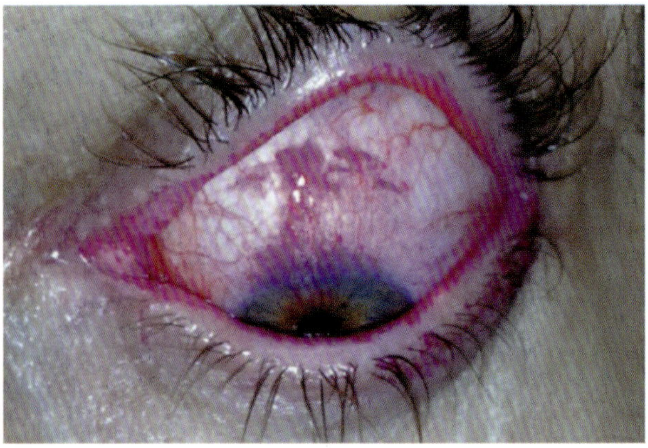

图 6.2 患眼 GVHD 伴 SLK 的患者上结膜的玫瑰红染色(获得[11]许可)。

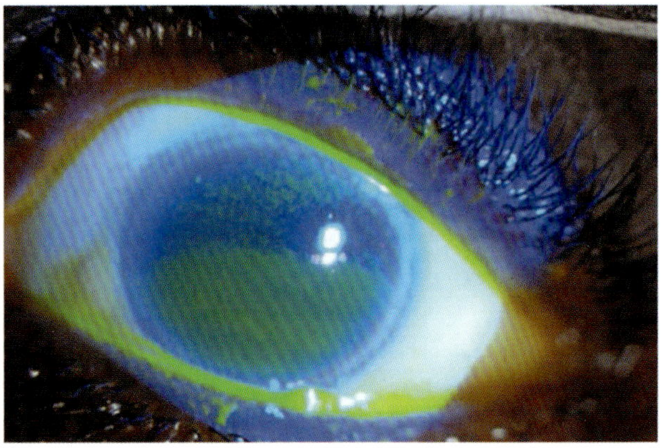

图 6.3 上角膜上皮染色(由 SLK 起),其不同于慢性眼 GVHD 患者中由干眼引起的下/睑间染色。

患有 SLK。针对这一点,我们可以假设杯状细胞/黏蛋白的丢失和频繁的强眨眼导致这些患者 SLK 的发展。

如何治疗干眼症患者的 SLK?

改良泪膜伴泪点阻塞和自体血清泪液是治疗干眼症患者 SLK 的两种选择。泪点阻塞使更多眼泪在眼表积聚。然而,对于伴有眼部炎症的患者应谨慎进行泪点阻塞,因为泪点阻塞可使炎性蛋白清除率降低。自体血清泪液作为泪点阻塞的替代或辅助治疗,能提供润滑和许多维生素与生长因子,可以改善眼表健康。

患者的症状和检查符合严重的水液性泪液缺乏和继发于慢性移植物抗宿主病的SLK。建议患者开始使用甲泼尼龙滴剂(每天4次)、环孢素滴剂(每天2次),并继续使用不含防腐剂的人工泪液和润滑软膏进行润滑。他还被推荐到隐形眼镜诊所适配巩膜镜片。

患者3年来未进行随访。本次就诊是由于他的视力和眼部症状正在恶化。患者左眼的症状比右眼更为明显。经常感到眼睛干燥、发红和畏光。上次就诊中的用药包括使用氯替泼诺(每天4次)、不含防腐剂的人工泪液(每30分钟滴入)以及润滑软膏(每天2次)。

患者的最佳矫正视力为20/25 OD和20/60 OS。右眼前节检查与3年前相比基本一致。左眼前节检查明显的结膜充血3＋、上方角膜血管化和上方角膜结膜化。滴加荧光素染料后，上角膜缘呈螺纹状（图6.4）。

患者的检查与慢性上角膜缘结膜炎继发的角膜缘干细胞缺陷（LSCD）OS一致。建议患者双眼使用血清泪液（每小时1次）和环孢素（每天2次）。患者还被推荐到一家隐形眼镜诊所适配巩膜镜片，以帮助治疗他的干眼症和SLK。

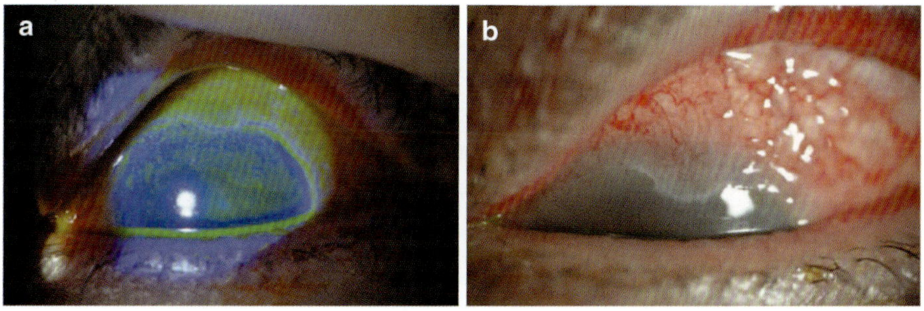

图 6.4　患有眼部 GVHD 导致的慢性 SLK 的未治疗患者。该患者通过上方上皮螺纹染色（a）和外周角膜血管翳及注射（b）可证实角膜缘干细胞缺陷症。（获得[1]许可）

为什么患者的左眼有 LSCD？

由于患者没有随访，并且 3 年来其 SLK 没有得到充分的治疗，所以患者发生了二次 LSCD。在 SLK 中，上方角膜和结膜连续微创伤可破坏角膜缘干细胞。在初始检查时，左眼 SLK 更严重，可能是进展为 LSCD 的原因。

两个月后，该患者又来进行随访。他的症状因使用自体血清泪液而有部分改善。患者去了隐形眼镜诊所，试用了软性绷带式隐形眼镜，然而他无法适应。患者也不能忍受环孢素滴眼液，因为会引起烧灼感。

检查时，患者的视力提高到20/25。除右眼上方角膜轻度上皮下混浊外，眼前节检查均稳定。

然后建议患者回到隐形眼镜诊所，在那里他成功地适配了PROSE镜片，每日持续佩戴。

本病例强调了在 GVHD 患者中识别和对待 SLK 的重要性。已知其他病例，如 GVHD 患者长期性 SLK，变成双眼永久性 LSCD。对上角膜的检查（荧光素染色）是每个眼部 GVHD 患者检查中的一个标准部分。染色图案通常更像螺纹，提示角膜缘存在“压力”。抗感染治疗（局部类固醇辅以环孢素/他克莫司）和自体血清泪液是针对 SLK 的一线治疗。对持续性病例而言，巩膜镜是最为确定的治疗方式，因为它为眼睑与上角膜和结膜之间提供了物理屏障。

（龚滢欣　译）

参考文献

1. Ogawa Y, et al. International Chronic Ocular Graft-vs-Host-Disease (GVHD) Consensus Group: proposed diagnostic criteria for chronic GVHD (part I). Sci Rep. 2013;3:3419. PMC. Web. 29 2015
2. Dastjerdi MH, Hamrah P, Al-Arfaj K, Dana R. Disparate corneal nerve alterations between the two eyes in dry eye patients with asymmetric ocular surface manifestations: in vivo confocal microscopy Study. Invest Ophthalmol Vis Sci. 2008;49(13):5315.
3. Russo PA, Bouchard CS, Galasso JM. Extended-wear silicone hydrogel soft contact lenses in the management of moderate to severe dry eye signs and symptoms secondary to graft-versus-host disease. Eye Contact Lens. 2007;33:144–7.
4. Shikari H, Antin JH, Dana R. Ocular graft-versus-host disease: a review. Surv Ophthalmol. 2013;58(3):233–51.
5. Lelli GJ Jr, Musch DC, Gupta A, et al. Ophthalmic cyclosporine use in ocular GVHD. Cornea. 2006;25:635–8.
6. Pflugfelder SC. Management and therapy of dry eye disease: report of the Management and Therapy Subcommittee of the International Dry Eye WorkShop (2007). Ocul Surf. 2007;5(2):163–78.
7. Jacobs DS, Rosenthal P. Boston scleral lens prosthetic device for treatment of severe dry eye in chronic graft-versus-host disease. Cornea. 2007;26(10):1195–9.
8. DeLoss KS, et al. PROSE treatment for ocular chronic graft-versus-host disease as a clinical network expands. Eye Contact Lens. 2015;42(4):262–6.
9. Theodore FH, Ferry AP. Superior limbic keratoconjunctivitis: clinical and pathological correlations. Arch Ophthalmol. 1970;84:481–4.
10. Yang HY, Fujishima H, Toda I, et al. Lacrimal punctal occlusion for the treatment of superior limbic keratoconjunctivitis. Am J Ophthalmol. 1997;124:80–7.
11. Sivaraman KR, Jivrajka RV, Soin K, Bouchard CS, Movahedan A, Shorter E, Jain S, Jacobs DS, Djalilian AR. Superior limbic keratoconjunctivitis-like inflammation in patients with chronic graft-versus-host disease. Ocul Surf. 2016;14(3):393–400.

第 7 章

眼表过敏性疾病的治疗

Jeanie Paik, Priti Batta

病例 1

一位5岁的女孩,在春天出现5周的偶尔流泪,以及频繁揉眼的症状,自称眼睛发痒。患者的母亲称,症状始于秋季,与鼻炎有关。没有注意到患者眼睛有任何偏差或视力的变化。检查时,患者双眼视力为20/20。她具有充分的运动性和整体立体视觉。

什么是季节性过敏性结膜炎,其通常是怎样出现的?

季节性过敏性结膜炎是一种非常常见的过敏性眼病。它通常是对空气中存在的环境过敏原的反应,在春季和秋季的植物花粉盛行时发生。季节性变应性结膜炎与常年性变应性结膜炎的区别在于后者常年存在并导致更为慢性的结膜炎症。过敏性结膜炎是一种 I 型 IgE 介导的过敏反应,肥大细胞起主要作用。在 IgE 介导的活化作用下,肥大细胞脱颗粒导致组胺的释放,产生下游产物亮丙肾上腺素和前列腺素。

组胺与 H1 和 H2 受体的结合导致眼睛过敏的典型症状:瘙痒、流泪、发红、频繁眨眼、结膜和眼睑肿胀以及黏液产生。症状可能相当严重,特别是瘙痒以及由此产生的揉眼睛的欲望。这将有助于区分过敏与其他眼表疾病,如干眼症和睑缘炎,它们瘙痒和擦眼的症状通常是轻微和不太频繁的。由于炎性细胞突然大量涌入结膜,给眼睛造成"玻璃状"外观,球结膜水肿可能非常突出。由于反复发作的眼睑肿胀和揉擦眼睛,慢性变态反应患者常出现眼睑下垂和眼睑皮肤起皱,有时伴有色素沉着。这种情况通常与季节性过敏的其他表现,如鼻炎和咳嗽有关。

裂隙灯检查通常显示上睑板和下睑板乳突状改变。这些结节排列紧密,位于平顶的睑板结

J. Paik, MD • P. Batta, MD (✉)
New York Eye and Ear Infirmary, New York, NY, USA
e-mail: pritibatta1@gmail.com

膜表面，大小和数量不等。这些乳突的组织学检查显示，中央血管核被嗜酸性粒细胞和其他炎性细胞包围。

裂隙灯检查揭示，患者双眼结膜充血1+，结膜水肿。无角膜染色。眼睑外翻时，双眼上下睑板可见弥漫性细乳突状突起。

是否需要进一步的诊断性检查？如何处理这个患者？

季节性过敏性结膜炎的诊断通常依据临床病史和检查结果。诊断性检查往往不是必要的，但在对药物治疗无反应的情况下是有用的。结膜擦伤可显示出通常不存在于结膜中的嗜酸性粒细胞。然而，这在变态反应的诊断中不够敏感，因为假阴性常见[1]。在患有任何形式眼变态反应的患者的泪膜中，可检测到嗜酸性粒细胞衍生蛋白以及 IgE 的水平升高[2,3]。然而，这些水平似乎与疾病进展无关。血清 IgE 水平也可以升高，这通常与泪膜 IgE 水平相关[3]。

通常以皮肤点刺方式进行的过敏原测试，通过减少可识别的过敏原暴露以指导治疗。减少过敏原暴露通常是具有挑战性的，但当成功时，它可足以控制病情。局部抗组胺剂滴眼液，如氮䓬斯汀和依匹斯汀，在减轻急性过敏症状方面非常有效，尽管它们在严重过敏性眼病中的作用可能是不够的。类似口服抗组胺药物也可以考虑，特别是如果还存在如鼻炎等其他形式变态反应的情况下。局部肥大细胞稳定剂，如色甘酸钠，可抑制肥大细胞脱颗粒，从而减少组胺和下游炎性介质的产生。抗组胺药对急性变态反应有效，而肥大细胞稳定剂更适用于预防与治疗更为慢性的过敏性眼病。新型药物如奥洛他定、阿卡他定和酮替芬，具有抗组胺和肥大细胞稳定作用等多种作用机制。

对于更严重或急性加重的病例，可能需要使用局部皮质类固醇。由于具有更广泛的抗感染活性，其通常对季节性变态反应非常有效，但必须考虑其导致白内障和眼内压升高的副作用。局部皮质类固醇在眼变态反应中的使用应“简短”，即使用能使症状得到控制所需的最低浓度和剂量。在可能的情况下，使用较温和的局部类固醇，如氯替泼诺，优于更有效的类固醇，如醋酸泼尼松龙。虽然非甾体抗感染药已被用于过敏性疾病的治疗，但我们一般不使用这些药物，而是更倾向于进行靶向治疗。

本病例中，患者接受肥大细胞稳定剂和抗组胺剂(奥洛他定)的联合治疗，这有效地控制了患者的症状。如果患者有更严重的过敏性鼻炎，则首选口服抗组胺药(如氯雷他定 5~10mg/d)。如果患者的病情急性加重，也可以在其他药物开始起作用的同时，考虑短期服用 0.5%的洛替泼诺。

病例 2

一位13岁的男孩，几个星期来双眼发痒。患者还反映左眼有轻微的疼痛，由于黏液堆积，醒来时，感觉眼睛“粘在一起”。患者说，近4年来，每年春季都有类似症状。其来自西非，目前正在美国访问。患者的家人否认有其他病史。

VKC 的典型临床病史是什么？病史如何帮助区分 VKC 和其他形式的过敏性眼病，尤其是 AKC？

VKC 是一种双侧慢性过敏性结膜炎，其特征为瘙痒、异物感、结膜充血和水肿、畏光和丝状“黏稠”的分泌物排出[4-6]。因此，其表现的症状与 AKC 非常相似，AKC 具有许多共同的免疫机制，其症状通常比季节性或常年性过敏性结膜炎严重得多。

这种疾病被称为“春季角膜结膜炎”，因为它通常出现在春季，然而，这个术语有点误导嫌疑，因为有一些 VKC 患者会全年出现症状。VKC 在人生的第一个 10 年达到顶峰，男孩比女孩更常见。在炎热干燥的气候中也更常见，如在西非或中东[5]。大约一半的 VKC 患者有个人或家族病史。在较温和的情况下，VKC 通常是一种自限性疾病，因为它通常在青少年后期痊愈。然而，在一些患者中，这种疾病可能更持久。重要的是，即使疾病不再进展，其长期后遗症也可能是终身的。

相比之下，AKC 常出现在老年患者群体中，在生命的第 2~5 个 10 年达到顶峰[7]。与 VKC 相比，它具有更不明显的季节变化性和地理特异性。AKC 更可能发展为慢性无痛性病程，产生眼表和角膜瘢痕。AKC 患者更有可能有过敏症状，并有皮肤病需要慢性治疗。

经检查，患者右眼视力为20/20，左眼视力为20/50。瞳孔等大、圆形和具有反应性。双眼眼内压为12mmHg。眼睑外翻时，上眼睑可见巨大的鹅卵石状乳突（图7.1）。

VKC 中常见的检查结果是什么？VKC 的长期后遗症是什么？

AKC 和 VKC 具有相似的临床表现，结膜充血、乳突状反应、角膜上皮病和溃疡是其共同特征。VKC 的一个标志性特征是上睑板的巨大“鹅卵石”状乳突，这在 AKC 中不太常见。这些巨大乳突直径>1mm。厚而黏稠的分泌物常积聚在巨大乳突之间的隔膜中。边缘乳突也可见，通常是大的、胶状的和汇合的。通常，睑板乳突或角膜缘乳突占优势，导致两大类 VKC：眼睑春季角膜结膜炎和角膜缘春季角膜结膜炎。在角膜缘乳突，可产生 Horner-Trantas 点，这是 VKC 的另一个典型特征。其由退化上皮碎片和嗜酸性粒细胞组成，在角膜缘形成小白点[5,6]。

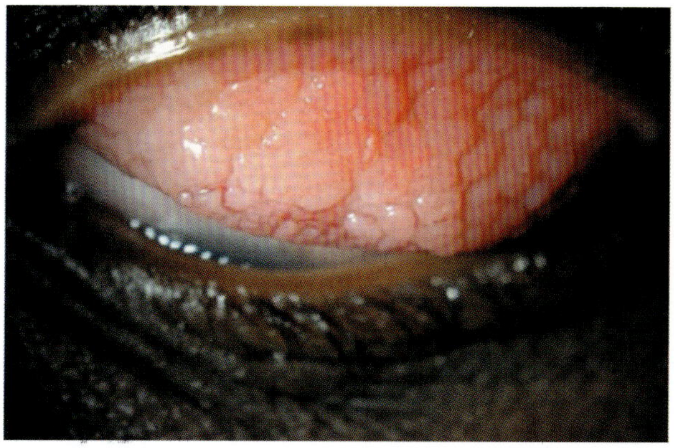

图 7.1 VKC 患者的巨大乳突 1 例。

VKC 患者的眼睑和眶周皮肤几乎总是未受激扰的、无炎症的，而 AKC 患者的眶周特应性皮炎几乎普遍存在。睑结膜上皮下纤维化和睑球粘连在 VKC 中也比 AKC 少见得多[8]。巨大乳突与角膜的机械摩擦以及炎性介质的释放导致上皮点状糜烂，有时甚至是大糜烂。VKC 的长期后遗症可导致角膜新生血管和瘢痕形成。可产生伪老年环，这是一种线性角膜瘢痕，类似于局部角膜老年环（老年环）。慢性炎症可导致基质明显变薄，甚至使角膜穿孔。这些发现并不常见，轻度 VKC 的长期预后一般良好。然而，6%的患者会继续发展为继发于白内障、青光眼或角膜损伤的视觉障碍[4]。

裂隙灯检查显示，患者右眼未受激扰，左眼结膜充血1+，右眼角膜清，左眼角膜显示上血管翳和表面新生血管，伴有弥漫的、融合的上皮点状糜烂（图7.2）。双眼前房深而正常。

根据病史和临床表现，患者被诊断为VKC。

VKC 的病理生理机制是什么？适合这类患者的医疗处理是什么？

VKC 的发病机制复杂且尚不完全清楚，对其所涉及的免疫机制的详尽讨论超出了本章的篇幅。简而言之，与过敏性结膜炎一样，在 VKC 中起重要作用的是嗜酸性粒细胞和肥大细胞，在细胞病理学检查中，VKC 患者的结膜可见这些细胞。然而，其他炎性细胞，如淋巴细胞、中性粒细胞、浆细胞和巨噬细胞，显然也与 VKC 有关，因为它们也在结膜中大量存在[6]。需要强调，辅助 T 淋巴细胞（即 Th2 细胞）负责产生特异性白细胞介素，如 IL-4 和 IL-5，它们介导 VKC 中的若干免疫应答反应[6]。白细胞介素和趋化因子的产生使得白细胞募集、IgE 增加。白细胞介素还能促进成纤维细胞的增殖。

VKC 的初始治疗类似于其他形式的过敏性结膜炎，包括局部应用抗组胺剂和人工泪液的润滑。非甾体抗感染药滴剂也能在一定程度上缓解症状。肥大细胞稳定剂和更合适的双作用剂可作为长期维持用药。

由于涉及多种炎症机制，这些措施通常是不够的。局部类固醇可用于中度至重度 VKC 的恶化状态，应谨慎使用并密切监测副作用。局部环孢素滴眼液是一种用于减轻慢性炎症的高效辅助疗法。现已证明，环孢素能阻断 T 淋巴细胞与结膜成纤维细胞增殖及肥大细胞组胺的释

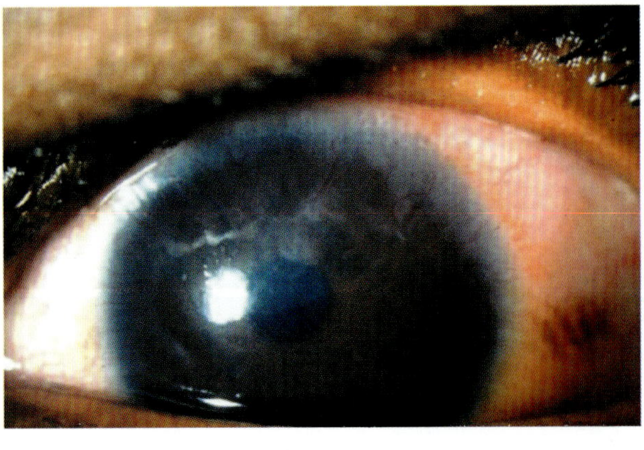

图 7.2　慢性 VKC 患者上角膜缘干细胞缺损 1 例。

放。市售浓度为 0.05%的环孢素（Restasis，Allergan 公司）每日最多使用 4 次，尽管 1%~2%（复合）的更高浓度制剂可能会产生更好的疗效。我们对这些患者的标准治疗是长期连续使用局部环孢素和双作用抗组胺药。VKC 的恶化状态可局部使用最低有效剂量类固醇。局部他克莫司滴剂（如可用）可用作环孢素的替代物，而且可能更有效，因为他克莫司的效力是环孢素的 10~100 倍。

VKC 很少需要全身治疗，然而，孟鲁司特（Singulair，Merck 公司）已被证明能有效地减轻 VKC 的症状[9,10]。口服抗组胺药对 VKC 的疗效可能很小，但可降低全身高反应性。糖皮质激素全身性使用往往不必要，但在视力受到威胁的情况下，仍应考虑使用。在需要全身使用类固醇的情况下，口服他克莫司是一种高效的类固醇保留剂，可使用 6~12 个月。针对类似的病例，我们强烈建议与儿科变态反应专家或免疫学家共同处理。

病例 3

一位12岁的男孩被一名儿童眼科医生推荐来治疗慢性角膜溃疡。患者描述了持续约1个月的严重疼痛，流泪和左眼睑肿胀。其父母称其近几年来有双眼间歇性发痒、流泪和发红状。多年来，患者使用了几种不同的眼药水，效果各不相同。转诊说明指出，约2年前，患者眼角膜有一个小溃疡，使用局部抗生素和类固醇治愈。

如何从孩子的家人那里得到更多的病史，这个患者慢性角膜溃疡的鉴别诊断是什么？

角膜溃疡的初步评估应区分感染性和非感染性病因。还应区分慢性或复发性角膜溃疡，以及长期存在的眼表刺激和发红的症状，如在这个儿童的病例中，其潜在的病理变化为炎症。儿童慢性或复发性角膜溃疡的鉴别诊断包括以下常见疾病：特应性和春季角膜结膜炎、葡萄球菌性睑缘炎、眼酒渣鼻和疱疹性病毒性角膜炎。相关病史包括红眼发作病史、过敏和（或）全身性特应性疾病，如湿疹和哮喘的病史、频繁的睑板腺囊肿或睑腺炎、可能提示疱疹病因的眼睑水泡或唇疱疹的病史，以及隐形眼镜佩戴史。我们还必须认识到，慢性眼表炎症容易使眼睛发生微生物多重感染，所有慢性角膜溃疡病例都应考虑进行角膜组织培养。

患者的既往史中，只有哮喘和过敏有重要意义，包括严重的花生过敏。患者口服孟鲁司特，并根据需要使用沙丁胺醇吸入器治疗哮喘。其目前没有使用任何局部药物。

进行眼部检查，患者双眼的视力为20/25。外眼睑检查显示，患者的左上眼睑中度肿胀并伴有继发性上睑下垂（图7.3）。

当患者的左上睑外翻时，可见巨大的乳突（图7.4）。

患者的角膜检查显示2.5mm×1mm角膜盾形溃疡并有斑块沉积；荧光素染色显示广泛的丝状和点状角化病（图7.5a，b）。

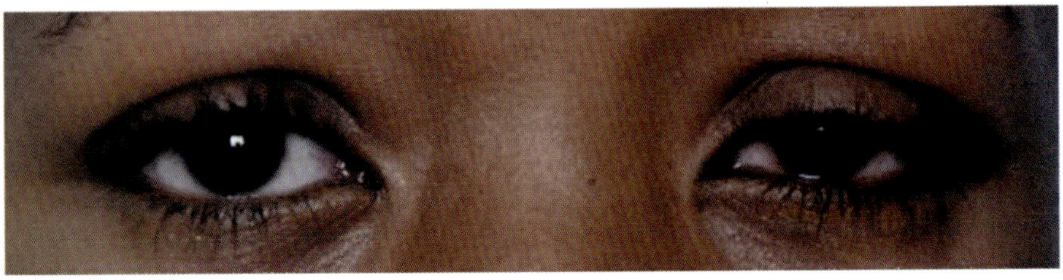

图 7.3 VKC 患者左上睑中度肿胀伴继发上睑下垂。

盾形溃疡的发病机制是什么？

角膜盾形溃疡可能继发于巨大乳突造成的机械损伤以及慢性炎症。最初，上皮性点状角膜炎的发展成明显的糜烂。最终，在 Bowman 膜水平上的“春季角膜结膜炎”斑块可能沉积在这些糜烂中，由于其外形而被称为盾形溃疡。这些黏液斑块由退化的上皮细胞、嗜酸性粒细胞和炎性细胞组成。据报道，VKC 中盾形溃疡的发病率为 3%~11%[4,6,11]。其通常位于角膜的上半部，睑板乳突下方。斑块阻碍上皮愈合，慢性盾形溃疡可导致角膜瘢痕形成、新生血管形成和基质变薄。

患者被诊断为VKC，并进行盾形溃疡边缘培养。患者左眼使用莫西沙星（每天4次），双眼使用0.1%奥洛他定（每天2次）。在随访过程中，患者的角膜培养无微生物生长。患者左眼随后开始使用洛替泼诺（Lotemax，Bausch & Lomb 公司），每天4次。

盾形溃疡最初应如何处理？

盾形溃疡通常难以治疗，且可能遵循慢性或复发过程。应使用局部类固醇来减少导致斑块沉积所致的表面炎症，并应使用局部抗生素来预防。在优化了滴眼液治疗方案之后，可尝试手动或使用光疗性角膜切削术清除盾形溃疡，以刺激晚期再上皮化[12,13]。如果上皮缺损持续存在，可考虑表面治疗，如绷带隐形眼镜和羊膜移植。

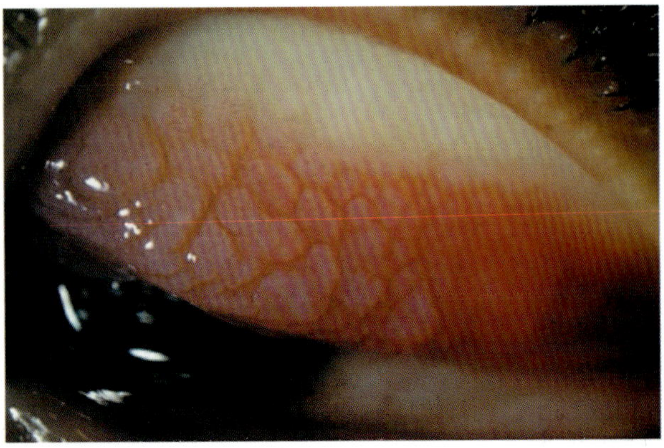

图 7.4 1 例 VKC 患者的巨大乳突。

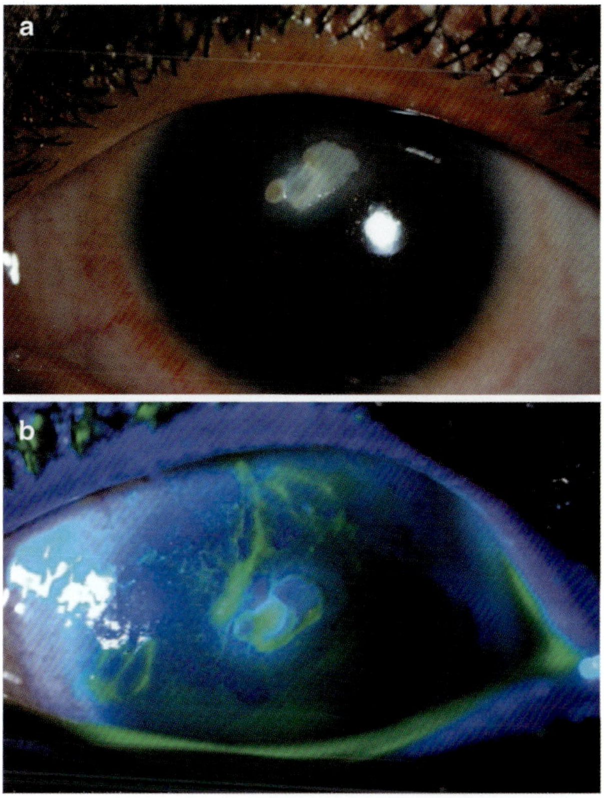

图 7.5　VKC 患者典型中央盾形溃疡伴斑块。

在2周后的下一次随访中，尽管患者的瘙痒和疼痛症状得到了改善，但他的盾形溃疡和乳突在局部治疗下并未好转。在后续的随访中，患者的盾形溃疡复发，最终对其斑块进行清创处理。

对于顽固性盾形溃疡，还有什么其他的治疗方法？

巨乳突的大小与症状的持续性或恶化直接相关[4]。回想起来，只使用洛替泼诺可能是不够的，使用更强有力的类固醇（例如，1%醋酸泼尼松龙每 2 小时 1 次），能更有效地减轻患者的炎症。另外，对药物治疗无反应的盾形溃疡，可以考虑经上睑板多次注射类固醇，以减小巨乳突的尺寸（从而减轻机械性角膜刺激），并减少眼表炎性介质的数量[14,15]。患者还应长期局部使用环孢素治疗。

病例 4

一位27岁的男性，5年内双眼视力下降。患者主诉眼睛周围长期发痒皮疹，有湿疹、哮喘和从小过敏的病史。

患者的双眼视力分别为20/200和20/40。外睑检查显示，有脱皮、鳞状眶周皮炎（图7.6）和萎缩的睑板腺伴眼睑边缘增厚。眼睑外翻时，上、下睑板可见弥漫性微孢子囊。

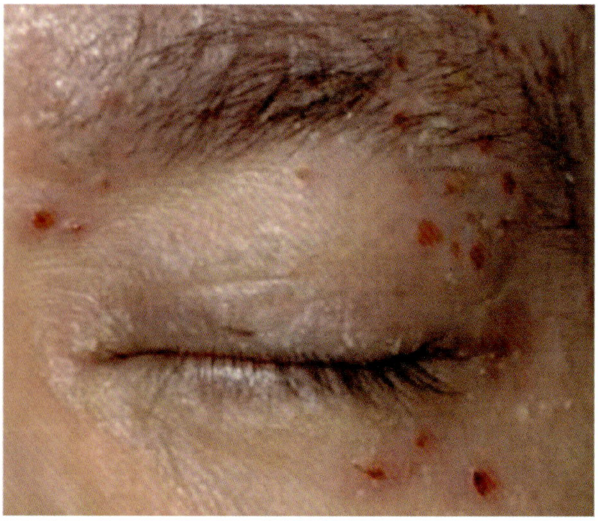

图 7.6 AKC 患者的皮肤变化 1 例。

AKC 患者的典型临床病史是什么？AKC 常见的皮肤和眼睑表现是什么？

在变态反应性疾病中，AKC 具有最严重的慢性病程，其特征是形成角膜和结膜瘢痕导致显著的眼部发病率。应获得详尽完整的病史。在 AKC 患者中，95%同时患有湿疹皮炎[8,16,17]。高达65%~87%的患者会同时出现哮喘和过敏等其他常见的伴发疾病[8,16,18]。AKC 患者通常出现在第 3~5 个 10 年[7]。与 VKC 不同，AKC 通常持续存在，患者可能需要接受终身治疗。

在临床上，AKC 表现为慢性红斑性眼睛发痒，流泪[19,20]。疼痛很少报道，然而，患者可能有畏光等眼部刺激性症状。外眼睑检查经常显示褶皱、片状、脱皮等眶周皮肤典型性湿疹皮炎的体征。其他体征包括 Dennie-Morgan 褶皱，是继发于水肿和眼睑增厚的下眼睑线性褶皱，以及 de Hertoghe 征，其指的是在眉毛外三分之一处的毛发脱落[21]。可以看到上眼睑和下眼睑内眼角附近的垂直波纹。随着湿疹的发展，可以发生皮肤开裂，而长期的 AKC 会导致睑外翻、上睑下垂、兔眼和睫毛脱落。

患者裂隙灯检查显示，结膜充血水肿及双眼充血1+，均有显著意义。患者弥漫性上皮点状糜烂，角膜中央区变陡，角膜顶端瘢痕形成，右眼Munson征阳性。双眼前房深而未受激扰。

AKC 如何影响结膜和角膜？在 AKC 中还发现了什么其他眼部关联？

如 VKC 一样，乳突肥大是 AKC 的突出表现，尽管 AKC 中的结膜乳突先累及下睑板，并且比 VKC 中的结膜乳突小。AKC 可导致结膜发炎并充血水肿，虽然边缘乳突和霍纳-特兰塔斯点不太常见。在眼表状况不良的情况下，上皮点状糜烂和角膜感觉减退可造成巨大的糜烂。如在 VKC 中，可形成盾形溃疡性斑块。

在所有的过敏性眼病中，AKC 是最为慢性和最难控制的，且患者常表现出持续性眼表炎症的常见并发症。上皮下纤维化可伴有长期疾病，末期瘢痕改变包括睑球粘连形成和穹隆缩短[22]。

表面机械刺激和慢性炎症可导致角膜缘干细胞缺乏。晚期角膜受累包括角膜缘干细胞缺乏、新生血管、假性翼状胬肉、上皮下混浊、基质瘢痕环和变薄，可见于60%~70%的患者，这将导致视力衰弱，甚至失明[18,22]。30%~50%的患者需要进行穿透性角膜移植术，从而获得视觉康复或结构支持[18]。

这些患者在早期发展成白内障，通常表现为星状或盾状的前囊下改变。长期使用类固醇可导致后囊下白内障。由于潜在的免疫功能障碍，HSV 角膜炎在这些患者中更常见，并可表现为双侧角膜炎。AKC 与圆锥角膜和透明标志物变性相关，这在一定程度上可能与过度揉擦眼睛有关[23,24]。在这一特殊的病例中，患者右眼的圆锥角膜更为严重，这与他的优势手有关[25]。在 AKC 患者中，也能观察到较高的视网膜脱离率，这可能是由揉眼引起的玻璃体变性引起[26]。这些患者似乎也更容易发生青光眼，而长期局部使用类固醇可能会加剧青光眼。

给患者开医嘱：眼睑皮肤局部使用他克莫司软膏和奥洛他定滴眼液，每日两次。建议注意眼睑卫生、热敷，并不时使用人工泪液润滑。患者还被推荐到过敏症专科医生处治疗。

AKC 的治疗方法是什么？

治疗目标包括控制眼部炎症和防止视力减退，同时使用尽可能低的剂量和最安全的药物。治疗需要一个包括过敏症专家和皮肤科医生的多学科团队共同完成。改善特应性皮炎眼睑疾病可进一步改善眼表 AKC。应使用温热的敷布和眼睑洗涤液保持日常眼睑卫生，以控制任何睑板腺功能障碍并抑制葡萄球菌定植，防止加剧眼表炎症。眼周湿疹可以用局部的润肤剂，必要时，可以使用温和的局部类固醇软膏和润肤剂[27]。如果担心类固醇的副作用，可以考虑使用乏类固醇软膏。他克莫司(Protopic，Astellas 公司)是一种钙调神经磷酸酶抑制剂，与环孢素一样，可减少 T 细胞生成，抑制白细胞介素-2 的释放。与环孢素相比，他克莫司是一种更有效的免疫抑制剂与 IgE 介导的酶释放抑制剂[21,28]。现已证明，局部使用 0.03%和 0.1%的他克莫司作为乏类固醇免疫抑制剂治疗特应性眼睑疾病是有效的。单用他克莫司的眼用制剂是无效的(除复合使用外)，但是有研究报道了意料之外的眼部运用结果：在结膜囊中与外眼睑上局部使用非标记眼用软膏后，患者症状有所改善[28,29]。

对于结膜症状，我们首选肥大细胞稳定剂和 H1 受体抑制剂(奥洛他定、酮替芬、氮革斯汀)进行联合治疗，以帮助减轻瘙痒症状并全面减少眼部摩擦。与 VKC 一样，环孢素可有效控制 T 细胞介导的炎症反应。使用 0.05%环孢素(Restasis，Allergan 公司)在两个随机对照试验中对少数 AKC 患者进行了研究：2004 年的一项研究显示用药后，AKC 的症状和体征有所改善[30]；而最近的一项研究显示，在类固醇依赖型 AKC 中，实验组与安慰剂组无统计学差异[31]。0.05% 环孢素(Restasis 公司)或 1%~2%的复合环孢素为所有 AKC 患者的推荐药物。临床经验表明，局部使用 T 细胞抑制剂(环孢素或他克莫司)对所有慢性变态反应性眼病患者都非常有效，建议作为长期治疗药物使用。更严重的 AKC 将需要使用局部类固醇，如 1%醋酸泼尼松龙或 0.05%二氟泼尼龙，随着眼部炎症的控制，逐渐过渡到药效更温和的局部类固醇(氯替泼诺或氟氯酮)。短期使用类固醇应谨慎，以减少长期副作用，如白内障和昏迷的发生。众所周知，AKC 患者发生带状疱疹角膜炎的风险较高,是引起双侧 HSV 角膜炎的常见原因。因此,对于长期使用类固醇的患者,应对其进行监测以防止 HSV 的复发。最后,根据我们的经验,AKC 患者对 BAK 更为敏感,因此,应尽可能首选不含防腐剂或非 BAK 保存的滴眼液。

全身抗组胺药除可用于局部治疗之外,还有抗感染作用。然而,对于严重难治性 AKC,我们更倾向于口服全身免疫抑制剂,特别是环孢素或更为合适的他克莫司。这些药物已经被证实是非常有效的,并且应该考虑对所有患进行性炎症和视觉威胁性疾病的患者进行局部治疗[27,32]。最近,有报道使用抗 IgE(omalizumab 公司)治疗 AKC,但类似病例非常有限[33]。

随访3周后,患者症状有轻微改善;然而,患者的临床检查结果并没有改变。在其治疗方案中,可加入0.05%环孢素(Restasis,Allergan 公司),每日4次,或妥布霉素/地塞米松软膏(TobraDex, Alcon公司),每天3次,涂于双眼上缘,最后过渡到局部使用他克莫司软膏(0.03%)。与患者进行广泛讨论,并强调在圆锥角膜的角膜移植术之前优化眼表及其疾病的必要性。

在计划 AKC 患者进行穿透性角膜移植术时,有什么注意事项?

AKC 患者穿透性角膜移植术的移植失败率较高。移植物排斥的风险相对较高,不仅是由于眼表炎症和角膜新生血管的形成,还由于特应性患者潜在的全身免疫失调反应。据报道提示,随着血清 IgE 水平的升高,角膜移植排斥的风险也随之增加[25]。AKC 穿透性角膜移植术还可进一步刺激眼表炎症,加重特应性疾病。这被称为角膜移植术后特应性角膜炎[34]。由于角膜缘干细胞的缺乏和不规则的角膜上皮,持续性上皮缺损更容易发生。

在进行角膜移植术前必须优化眼表,减轻炎症反应。理想情况下,角膜移植术应仅在眼表炎症得到控制后,就可考虑进行。若严重活动性 AKC 患者必须进行角膜移植术,则应考虑在术前几周至数月开始进行全身免疫抑制治疗。合理使用治疗睑缘炎、睑板腺功能障碍和泪液缺乏的推荐药物来优化泪膜的质量。角膜移植术时,可考虑羊膜移植,以减少持续上皮缺损的机会。除此之外,特异性疾病可导致眼部的摩擦,应明确传达给患者,角膜移植术后,避免眼部的摩擦的重要性。最后,角膜缘干细胞缺乏是 AKC(和 VKC)的长期并发症,因此,在角膜移植之前,应先处理 LSCD(例如,通过角膜缘移植)(图 7.7)。

结论

过敏性眼病,包括临床表现和严重程度不同的几种情况。在所有过敏性眼病中,常见的是由 IgE 介导的对抗原的 I 型超敏反应,其导致肥大细胞脱颗粒和组胺释放。在春季角膜结膜炎和特应性角膜结膜炎中,T 细胞的活化起主要作用。在所有形式的眼部变态反应中,局部抗组胺药、肥大细胞稳定剂是主要治疗药物,急性加重时,局部使用类固醇治疗。局部使用 T 细胞抑制剂、环孢素和他克莫司,非常有效,推荐所有需要长期治疗的患者使用。慢性过敏性眼病可导致结膜和角膜瘢痕形成,导致显著的视力损害。除了如盾状溃疡等角膜并发症,长期患病的患者常发展为角膜缘干细胞缺乏并形成慢性 AKC 的角膜瘢痕,这表明早期局部或全身

（对最严重的病例）使用 T 细胞抑制剂（环孢素或他克莫司）可以预防这些破坏性的长期并发症（图 7.7）。

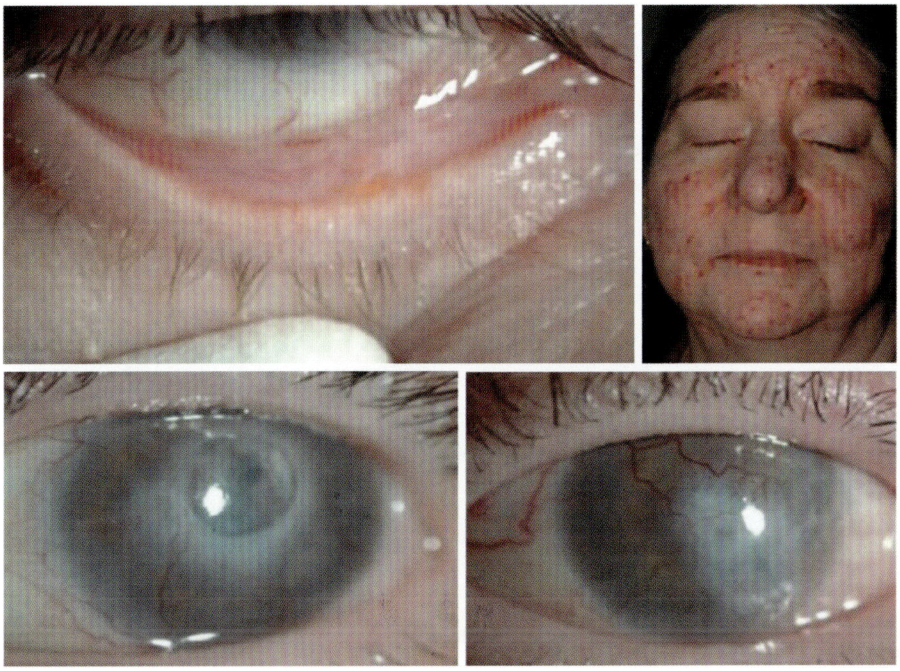

图 7.7　由慢性 AKC 所致结膜瘢痕形成与双侧角膜缘干细胞缺乏的患者。患者有反复上皮缺损和角膜穿孔病史，需要修补移植物。患者随后接受角膜缘干细胞移植和穿透性角膜移植。

（龚滢欣 译）

参考文献

1. Tsubota K, Takamura E, Hasegawa T, Kobayashi T. Detection by brush cytology of mast cells and eosinophils in allergic and vernal conjunctivitis. Cornea. 1991;10(6):525–31.
2. Montan PG, van Hage-Hamsten M. Eosinophil cationic protein in tears in allergic conjunctivitis. Br J Ophthalmol. 1996;80(6):556–60.
3. Inada N, Shoji J, Kato H, Kiely S, Mulyanto SM. Clinical evaluation of total IgE in tears of patients with allergic conjunctivitis disease using a novel application of the immunochromatography method. Allergol Int. 2009;58(4):585–9. doi:10.2332/allergolint.09-OA-0101.
4. Bonini S, Bonini S, Lambiase A, et al. Vernal keratoconjunctivitis revisited: a case series of 195 patients with long-term follow up. Ophthalmology. 2000;107(6):1157–63. doi: S0161-6420(00)00092-0 [pii]
5. Pattnaik L, Acharya LA. comprehensive review on vernal keratoconjunctivitis with emphasis on proteomics. Life Sci. 2015;128:47–54. doi:10.1016/j.lfs.2015.01.040.
6. Bonini S, Lambiase A, Sgrulletta R, Bonini S. Allergic chronic inflammation of the ocular surface in vernal keratoconjunctivitis. Curr Opin Allergy Clin Immunol. 2003;3(5):381–7. doi:10.1097/01.all.0000092610.76804.8a.
7. Donshik PC. Allergic conjunctivitis. Int Ophthalmol Clin. 1988;28(4):294–302.
8. Tuft SJ, Kemeny DM, Dart JK, Buckley RJ. Clinical features of atopic keratoconjunctivitis. Ophthalmology. 1991;98(2):150–8.

9. Lambiase A, Bonini S, Rasi G, Coassin M, Bruscolini A, Bonini S. Montelukast, a leukotriene receptor antagonist, in vernal keratoconjunctivitis associated with asthma. Arch Ophthalmol. 2003;121(5):615–20. doi:10.1001/archopht.121.5.615.
10. Gane J, Buckley R. Leukotriene receptor antagonists in allergic eye disease: a systematic review and meta-analysis. J Allergy Clin Immunol Pract. 2013;1(1):65–74. doi:10.1016/j.jaip.2012.07.001.
11. Neumann E, Gutmann MJ, Blumenkrantz N, Michaelson IC. A review of four hundred cases of vernal conjunctivitis. Am J Ophthalmol. 1959;47(2):166–72.
12. Cameron JA. Shield ulcers and plaques of the cornea in vernal keratoconjunctivitis. Ophthalmology. 1995;102(6):985–93.
13. Cameron JA, Antonios SR, Badr IA. Excimer laser phototherapeutic keratectomy for shield ulcers and corneal plaques in vernal keratoconjunctivitis. J Refract Surg. 1995;11(1):31–5.
14. Holsclaw DS, Whitcher JP, Wong IG, Margolis TP. Supratarsal injection of corticosteroid in the treatment of refractory vernal keratoconjunctivitis. Am J Ophthalmol. 1996;121(3):243–9.
15. Saini JS, Gupta A, Pandey SK, Gupta V, Gupta P. Efficacy of supratarsal dexamethasone versus triamcinolone injection in recalcitrant vernal keratoconjunctivitis. Acta Ophthalmol Scand. 1999;77(5):515–8.
16. Bielory B, Bielory L. Atopic dermatitis and keratoconjunctivitis. Immunol Allergy Clin North Am. 2010;30(3):323–36. doi:10.1016/j.iac.2010.06.004.
17. Bremond-Gignac D, Nischal KK, Mortemousque B, Gajdosova E, Granet DB, Chiambaretta F. Atopic keratoconjunctivitis in children: clinical features and diagnosis. Ophthalmology. 2015;123(2):435–7. doi: S0161-6420(15)00703-4 [pii]
18. Power WJ, Tugal-Tutkun I, Foster CS. Long-term follow-up of patients with atopic keratoconjunctivitis. Ophthalmology. 1998;105(4):637–42. doi: S0161-6420(98)94017-9 [pii]
19. Hogan MJ. Atopic keratoconjunctivitis. Am J Ophthalmol. 1953;36(7 1):937–47.
20. Guglielmetti S, Dart JK, Calder V. Atopic keratoconjunctivitis and atopic dermatitis. Curr Opin Allergy Clin Immunol. 2010;10(5):478–85. doi:10.1097/ACI.0b013e32833e16e4.
21. Chen JJ, Applebaum DS, Sun GS, Pflugfelder SC. Atopic keratoconjunctivitis: a review. J Am Acad Dermatol. 2014;70(3):569–75. doi:10.1016/j.jaad.2013.10.036.
22. Foster CS, Calonge M. Atopic keratoconjunctivitis. Ophthalmology. 1990;97(8):992–1000.
23. Bawazeer AM, Hodge WG, Lorimer B. Atopy and keratoconus: a multivariate analysis. Br J Ophthalmol. 2000;84(8):834–6.
24. Rahi A, Davies P, Ruben M, Lobascher D, Menon J. Keratoconus and coexisting atopic disease. Br J Ophthalmol. 1977;61(12):761–4.
25. Harrison RJ, Klouda PT, Easty DL, Manku M, Charles J, Stewart CM. Association between keratoconus and atopy. Br J Ophthalmol. 1989;73(10):816–22.
26. Yoneda K, Okamoto H, Wada Y, et al. Atopic retinal detachment. Report of four cases and a review of the literature. Br J Dermatol. 1995;133(4):586–91.
27. Darsow U, Wollenberg A, Simon D, et al. ETFAD/EADV eczema task force 2009 position paper on diagnosis and treatment of atopic dermatitis. J Eur Acad Dermatol Venereol. 2010;24(3):317–28. doi:10.1111/j.1468-3083.2009.03415.x.
28. Attas-Fox L, Barkana Y, Iskhakov V, et al. Topical tacrolimus 0.03% ointment for intractable allergic conjunctivitis: an open-label pilot study. Curr Eye Res. 2008;33(7):545–9. doi:10.1080/02713680802149115.
29. Rikkers SM, Holland GN, Drayton GE, Michel FK, Torres MF, Takahashi S. Topical tacrolimus treatment of atopic eyelid disease. Am J Ophthalmol. 2003;135(3):297–302. doi: S0002939402019827 [pii]
30. Akpek EK, Dart JK, Watson S, et al. A randomized trial of topical cyclosporin 0.05% in topical steroid-resistant atopic keratoconjunctivitis. Ophthalmology. 2004;111(3):476–82. doi:10.1016/j.ophtha.2003.05.035.
31. Daniell M, Constantinou M, Vu HT, Taylor HR. Randomised controlled trial of topical ciclosporin A in steroid dependent allergic conjunctivitis. Br J Ophthalmol. 2006;90(4):461–4. doi: 90/4/461 [pii]
32. Friedlaender MH. Ocular allergy. Curr Opin Allergy Clin Immunol. 2011;11(5):477–82. doi:10.1097/ACI.0b013e32834a9652.
33. Taille C, Doan S, Neukirch C, Aubier M. Omalizumab for severe atopic keratoconjunctivitis. BMJ Case Rep. 2010;2010:pii: bcr0420102919. doi:10.1136/bcr.04.2010.2919.
34. Daniell MD, Dart JK, Lightman S. Use of cyclosporin in the treatment of steroid resistant post-keratoplasty atopic sclerokeratitis. Br J Ophthalmol. 2001;85(1):91–2.

第 8 章

神经性角膜疼痛

Sunali Goyal, Alessandro Abbouda, Nicholas Pondelis, Pedram Hamrah

病例 1:角膜神经病变和光敏感(光异常性疼痛)

OG,一位53岁的女性,诊断为干眼症后,被推荐到我们中心治疗。患者的既往史包括大约从6年前开始的严重的偏头痛和畏光症状。患者最近一次MRI检查正常。未发现任何器质性改变得以解释她的症状。为了控制患者的自感抑郁状态,开具了几种全身性药物。患者服用度洛西汀30mg,每天两次;富马酸喹硫平150mg,每天1次;替扎尼定2mg,每6小时1次;加巴喷丁300mg,每天3次;蔗糖右旋糖酐-去维生素E 5mg,每天1次;并在偏头痛发作时,注射舒马曲坦。患者表现为甲状腺功能减退症,每日服用左甲状腺素25μg。大约9个月前,她去看眼科医生,医生未记录任何与畏光有关的临床症状。医嘱使用人工泪液以稍缓解她的症状。几个月后,使用人工泪液难以治疗她的症状。

她第一次来我们中心时,患者抱怨严重的光异常性疼痛(光接触疼痛的感觉)。她整天戴着太阳镜,因视力下降和双眼感到"紧张"而被转至我院。她的矫正视力为20/30,双眼近视矫正视力为J1+。患者眼周皮肤无皮疹或其他病变,无倒睫、裂孔或明显的眼睑松弛,睑板腺和眼睑缘正常,结膜正常。裂隙灯检查显示极轻度浅层点状角膜病变。眼内压及眼底检查正常。

S. Goyal, MD
Department of Ophthalmology, University of Arkansas for Medical Sciences, Little Rock, AR, USA

A. Abbouda, MD • P. Hamrah, MD, FRCS (✉)
Cornea Service, New England Eye Center, Boston, MA, USA

Department of Ophthalmology, Center for Translational Ocular Immunology, Tufts Medical Center, Tufts University School of Medicine, Boston, MA 02111, USA
e-mail: PHamrah@tuftsmedicalcenter.org

N. Pondelis, BA
Department of Ophthalmology, Center for Translational Ocular Immunology, Tufts Medical Center, Tufts University School of Medicine, Boston, MA 02111, USA

引起患者疼痛的是什么？从眼部检查结果正常来考虑，患者是否在装病？

不幸的是，许多相类似的患者都被误诊为是在装病。神经性疼痛最近被重新定义为："由躯体感觉系统损伤或病变引起的疼痛[4]。"伤害感受器是一种感觉感受器，它感受痛觉。外周伤害性感受(疼痛)的长期反常输入会导致疼痛信号通路不能正常工作，进而导致中枢疼痛通路变得更加自主化。伤害感受器可以对各种环境刺激做出反应，这些刺激可以是机械性的、热的，也可以是自然界中的化学物质[5]。一些伤害感受器是多模态的，并且可以对不止一种模式起反应。Polymodal 受体可被临近的有毒或有害机械性刺激、热和多种内源性化学刺激激活。一旦伤害性感受器被激活，组织损伤和炎症可导致这些多峰受体在更低的阈值下不规则活化。这些受体集中连接到高阶疼痛途径，并对这些刺激敏感，引起异常疼痛(由无害刺激引起的疼痛)、痛觉过敏(增强的疼痛感知)和自发疼痛[6,7]。在这值得一提的是，存在两种不同类型的伤害感受器轴突——具有约 20m/s 动作电位移动速率的有髓 Aδ 纤维和具有约 2m/s 较慢传导速度的无髓 C 纤维轴突[7]。由于纤维类型不同，疼痛具有由敏锐的 Aδ 纤维介导的早期快速传导阶段，随后的传导阶段由持续时间长且迟钝的多峰 C 纤维介导。

角膜是人体内神经分布最密集的组织，使其成为强大的疼痛发生器。角膜神经将触觉、化学、疼痛和温度信号传递给大脑。它们还能反射性诱导泪液的产生、眨眼和释放营养因子，这有助于维持眼表的重要结构和功能完整性[8-11]。由于密集的神经支配，角膜的非角化上皮具有检测微小伤害性损伤无与伦比的敏感性并可产生防御性反射，这对保护眼表至关重要。这些受体的过度敏化可引起神经性眼痛，其可被感知为痒、刺激、干燥、沙砾、烧灼、疼痛和光敏，其在高级的大脑中枢被整合并且是患者特异性的[12,13]。角膜痛觉过敏和异常性疼痛是类似的。痛觉过敏可被感知为对流动的空气、最小的有害刺激和对正常光刺激(光痛觉过敏)的过敏。角膜异常疼痛可以表现为由正常的非伤害性刺激导致的烧灼感，如润湿液或者甚至由患者自己的眼泪产生。

如何了解这个患者的情况？

任何临床检查都应首先进行详细的眼部检查，包括检查眼睑解剖结构、角膜和结膜表面以及完整的眼底检查。评价角膜神经功能的方法有直接法和间接法。间接法包括用各种活性染料如荧光素和利沙明绿进行裂隙灯检查，并显示眼表的一般健康状况。直接法使用各种感官计，如 Cochet-bonner 接触式触觉测量器，其可以检测机械伤害感受器的反应，从而量化 Aδ 纤维功能。Belmonte 触觉测量器能够检测 Aδ 和 C 纤维的多模态功能，虽然不常用，但可以提供更多信息[14]。

外周和中枢神经病理性疼痛有什么区别？什么是普罗帕卡因(麻醉剂)激发试验？

确定被认为源于眼表的疼痛感觉是否在源于角膜(周边)，或者疼痛感觉是否位于更中心位置。但仅被认为来自眼表是很重要的，有助于进行适当的处置。尽管许多患者可能同时存在这两种疼痛，一些基本测试可能有助于区分外周疼痛和中枢疼痛。在眼表滴注 0.5%盐酸普罗帕卡因(Alcane，Alcon 公司)局部麻醉剂，只能减轻外周而不是中枢疼痛。使用软性隐形眼镜和护目镜等措施，也有助于中和泪液中的蒸发性成分以减少外周疼痛，但不会减少中枢疼痛。上述任何措施未得到缓解的患者，在一定程度上，可能至少存在中枢神经性疼痛。同样，那些使用普罗帕卡因有所缓解的患者，也可能会同时存在外周和中枢神经病变疼痛。

什么能够帮助确定诊断?

体内共聚焦显微镜(IVCM)已被证明是现代角膜实践中非常有用的工具。IVCM 是一种非侵入性方式，可以用于研究角膜细胞、神经和免疫细胞及其在眼部和全身性疾病中的多种相互作用[15-17]。IVCM 已被用于研究各种状态下的神经改变，如正常眼睛、圆锥角膜、干眼症[18]、接触镜佩戴、神经营养性角膜病变[19]、感染性角膜炎[20]和屈光手术后等 [15-17,21]。此外，IVCM 使我们能够研究角膜神经的再生以及与角膜感觉的相关性[8,17,22]。对不同角膜病理的研究展示了神经纤维密度不同程度的降低、鼻下神经弯曲度增加、神经纤维成珠、分支、反射率的增加、神经瘤和神经芽生[23-25]。神经病理性疼痛患者的基线 IVCM 可帮助评估和确认神经异常，如微神经瘤(高度特异性)、神经弯曲度增加、串珠增加、神经纤维密度降低和树突细胞的可变增加。治疗后，IVCM 可监测基线发现的变化和逆转情况[3]。

对这位患者进行了IVCM检查，显示严重的神经弯曲、串珠和大的微核(图8.1a)。这些发现可以被诊断为角膜神经病变。普罗帕卡因滴剂不能缓解其疼痛，考虑是中枢性疼痛的一个重要组分。

夜间服用去甲替林10mg，每日1次，并逐渐增加至50mg；同时每日滴8滴20%自体血清泪液；0.5%洛替泼诺，每天4次，每周逐渐减少至1滴。此外，建议患者每周进行两次针灸治疗并增加心血管锻炼。9个月时的IVCM显示，神经瘤数量比第一次就诊时减少，并且神经密度增加（图

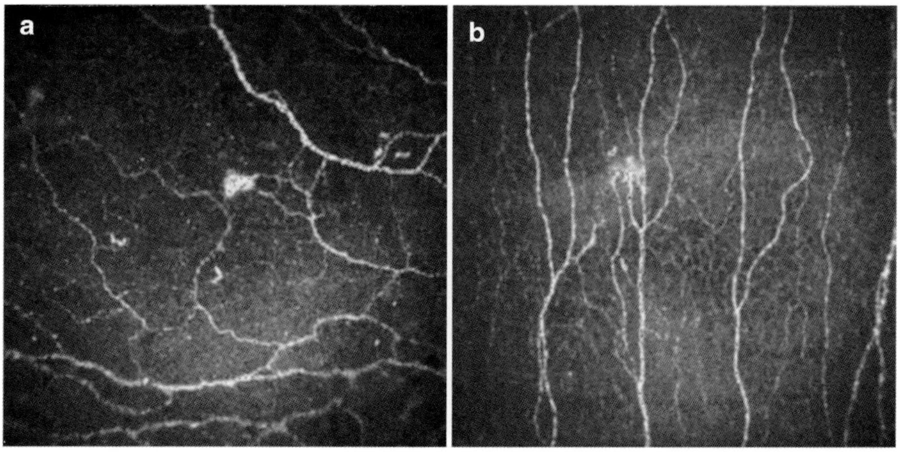

图 8.1 角膜神经病变患者的 IVCM 检查及光敏感性分析 1 例。随访开始时，IVCM 表现为鼻下神经丛异常、神经弯曲、出血。可见一些树突状细胞(a)。9 个月后，IVCM 显示神经密度增加、持续性出血和神经瘤(b)。

8.1b)。根据患者症状的改善,维持使用血清泪液,停用去甲替林。

病例 2:LASIK 术后的角膜神经病变(LASIK 后神经痛)

TB,一位35岁健康男性,因眼部疼痛和双眼干眼症状被推荐到我们治疗中心。既往史无重大疾病。眼部病史对于10年前进行的双眼LASIK手术来说,具有重要意义。LASIK术后两年,患者开始感到眼部疼痛。其去过几个不同的眼科医生那里,被诊断为干眼症,被给予人工泪液和类固醇眼药水治疗,均未得到缓解。另一位眼科医生诊断其为巩膜炎。患者每天服用泼尼松60mg,持续1周,疼痛有所减轻。随后,服用萘普生250mg,每天2次,直至疼痛复发。大脑和眼眶的MRI检查均正常。

第一次到我们治疗中心就诊时,患者抱怨过去几个月疼痛持续时间和强度逐渐增加。他使用泼尼松龙醋酸酯滴剂、维生素C片、ω-3、B复合维生素和钙。他的双眼视力为20/20。裂隙灯检查发现轻度睑缘炎, LASIK皮瓣正常,无角膜染色,其余眼部检查均正常。

有哪些患者对角膜疼痛敏感?

各种炎性疾病、神经系统疾病或手术干预可能是导致角膜神经性疼痛的根本原因(表8.1)。其中包括屈光手术[26]、干眼症[27,28]、干燥综合征[29,30]、疱疹病毒相关神经痛[31]、苯扎氯铵(BAK)滴眼液、安克坦、化疗和放射治疗等[3]。除了屈光手术,特别是LASIK手术,我们还观察到角膜切开术——透明角膜切口——也能引发神经性角膜疼痛。

角膜疼痛的社交影响是什么?

角膜神经损伤可伴有疼痛、光敏感、刺激症状,有时还伴有模糊的压力感觉。作为一名医生认为,人们必须明白疼痛不仅影响患者,而且影响患者的整个社交结构。眼睛疼痛会降低工作绩效,并会对身体、社会和心理功能的各个方面产生巨大影响[32,33]。阅读、驾驶和电脑工作等重

表 8.1 角膜神经性疼痛的原因分析

1.干眼病
2.感染性角膜炎
3.疱疹性角膜炎
4.反复侵蚀
5.术后(白内障、屈光手术、角膜移植)
6.化学灼伤
7.中毒性角膜病变
8.辐射性角膜病变
9.混杂情况:眼表肿瘤、外伤、眼睑成形术后、医源性三叉神经痛、伴眼睑痉挛的慢性角膜疼痛、纤维肌痛、小纤维神经病

要的日常活动都会受到影响，造成不便[33]。严重的光异常性疼痛可能需要在室内戴墨镜，影响社交生活质量。许多患者无法工作且残疾。不幸的是，我们目睹了许多患有严重疼痛的患者，焦虑和抑郁迫使他们甚至想要结束自己的生命。

下一步该为这个患者做什么？

如前所述，在完成眼部检查后，应进行 IVCM。在该患者中，IVCM 检查显示树突细胞、神经瘤和神经弯曲增加，同时还显示神经密度降低(图 8.2a)。诊断为角膜神经病变。普罗帕卡因滴剂明显减轻了患者的疼痛，证实了 LASIK 术后角膜周围神经病变的理论。

患者使用自体血清泪液(20%)，每天8次；0.5%依他波拿酸罗替泼诺，每天4次，逐周减量。6个月后，患者的症状明显缓解，仅偶尔发作。眼部检查正常，IVCM显示无神经瘤，但炎症持续存在，主要表现为神经密度降低(图8.2b)。维持先前的治疗。

病例 3：眼部疼痛和集中性疼痛

一位被诊断为丝状角膜炎和畏光70岁的女性被推荐到我们的治疗中心。她在其他地方随访了2年，对钳丝除去术和使用绷带隐形眼镜有部分反应。患者曾接受泪点塞与局部类固醇治疗，但改善有限。

第一次检查时，患者服用0.05%环孢素滴剂，每天4次，并定期使用无防腐剂的人工泪液(左眼多于右眼)。她抱怨畏光和眼部疼痛，疼痛干扰了开车、看电视和睡觉。患者的右眼初始视力为20/40，左眼为20/20。她的后睑缘纤弱和毛细血管扩张，在结膜上有细小的血管充血。患者有轻微的睑缘炎，睑板腺导管部分阻塞。角膜中央可见点状上皮性角膜炎，少量中心碎片丝。泪膜破裂时间异常迅速，泪液凹面减少。患者两眼内均为人工晶状体，无眼内炎症迹象。眼底检查正常。

IVCM显示双眼有神经瘤，角膜神经弯曲度高，角膜神经密度降低(图8.3a)。普罗帕卡因滴

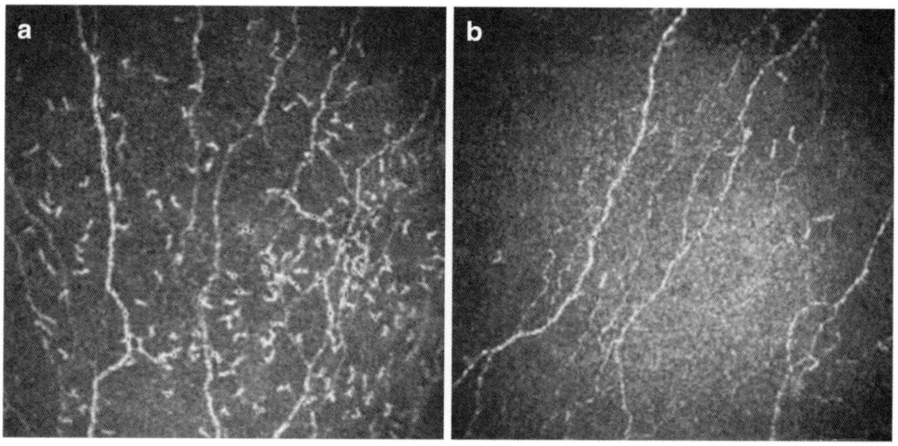

图 8.2　角膜神经病变和炎症患者的 IVCM 检查结果。在随访开始时，IVCM 显示树突状细胞密度显著增加，神经密度显著降低(a)。6 个月后，IVCM 显示树突状细胞显著减少，神经密度中度增加(b)。

剂不能减轻疼痛，诊断为角膜神经病变与中枢性疼痛相关。

患者开始使用20%自体血清泪液，每天8滴；0.5%依他波拿酸罗替泼诺，每天4滴，持续1周后逐渐减少至每周1滴；口服400mg卡马西平，每天2次。6个月治疗后，患者的症状明显改善，只是偶尔感到不适。他的视力很稳定。

裂隙灯检查正常。6个月后的IVCM显示树突细胞与第一次检查相比减少，神经密度增加（图8.3b）。继续使用自体血清泪液。建议再加用0.5%洛替泼诺滴眼液，每次1滴，每周2次，持续4周。

病例 4：角膜神经病变与炎症

RO是一位被诊断为全身神经痛、进行性眼痛和畏光的21岁男性，被推荐到我们的治疗中心。他正在接受大剂量度洛西汀治疗，每天120mg，但感到畏光症状恶化。患者决定减少治疗剂量，但眼部症状没有任何改善。他不能戴隐形眼镜，但经常戴特制的太阳镜。患者否认患有任何其他重大疾病。无重大疾病家族史。

患者的矫正视力为20/25。眼睑、裂隙灯检查、眼内压、眼底检查均正常。Schirmer试验正常（>10mm，双眼），泪膜破裂时间>7秒。在滴注普罗帕卡因滴剂后，患者症状明显减轻。患中枢性神经痛的可能较小。IVCM显示上皮下层树突细胞数量显著增加，与双眼神经密度显著降低有关（图8.4a）。

使用去甲替林（10mg/d，夜间使用）与20%自体血清泪液（8滴/天）联合使用，0.1%荧光酮（1滴/天，持续4周），0.05%环孢素。多西环素（100mg，每天2次），用于改善睑板腺疾病。6个月后，患者症状有所改善。他的双眼视力为20/20。裂隙灯检查显示浅表性乳头状病变。IVCM显示严重的炎症灶，但神经瘤减少，神经再生显著增加（图8.4b）。患者继续接受同样的治疗，并考虑每周

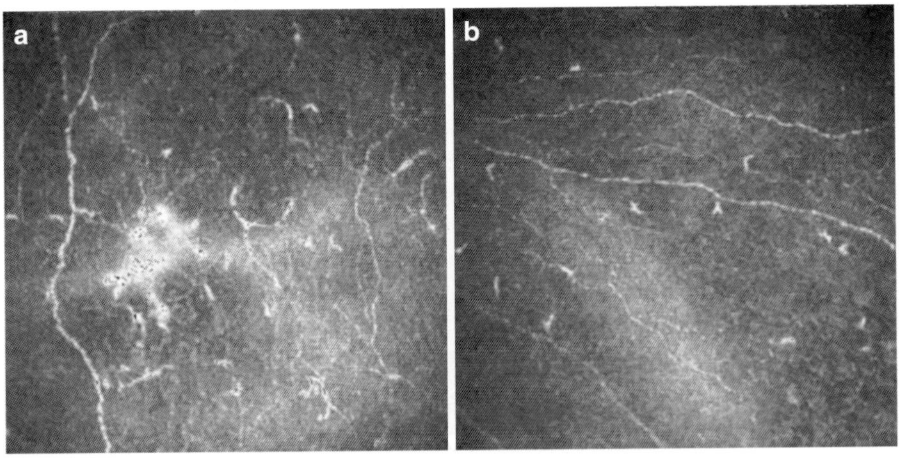

图 8.3 10年前LASIK手术后眼部疼痛患者的IVCM检查。随访开始时，IVCM检查显示大神经瘤，树突状细胞长，神经密度降低(a)。6个月后，IVCM显示树突状细胞数量和大小减少，神经密度仍较低(b)。

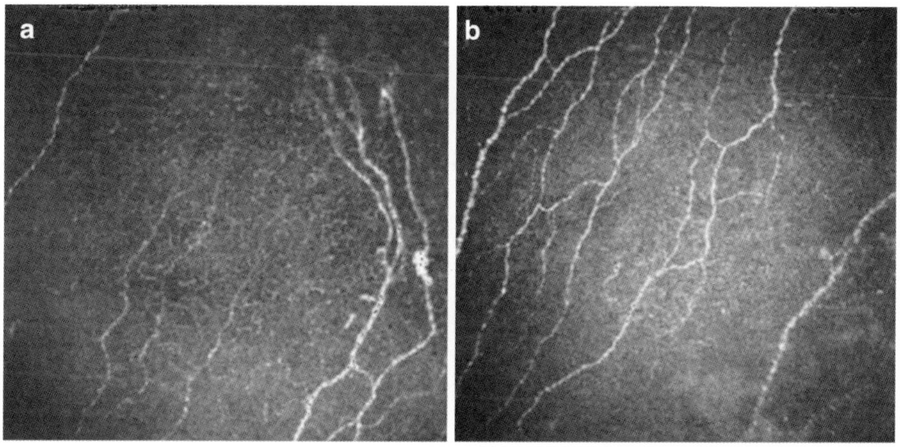

图 8.4 眼部疼痛患者的 IVCM 检查。第一次就诊,IVCM 检查显示神经密度降低和神经瘤。6 个月后,症状明显改善,神经再生显著增加。

针刺2次。建议患者增加心血管锻炼。

结论

神经损伤导致受损神经和完好神经释放炎性细胞因子[16,29]。我们总是先进行姑息治疗,而不是对干眼或神经痛的潜在病理进行针对性治疗。用适量无防腐剂的人工泪液或乳化泪液润滑眼表是我们的第一步。我们已经发现,使用泪点塞使泪液积聚有益于患者。作者不鼓励将泪点塞放置在处于过敏和炎症状态的眼睛中,因为这会增加过敏原在眼表的接触时间。用热敷、眼睑按摩或药物治疗任何伴随的后睑缘炎和睑板腺功能障碍总是有益的。对于难以治疗的 MGD 患者,导管内睑板腺探查、热脉动装置(脂流)和强脉冲照明疗法等程序可有助于治疗睑板腺功能障碍,使 TBUT 增加[34]。

抗炎剂

根据我们的经验,患有角膜神经性疼痛的患者通常需要长期使用抗炎剂(表 8.2)来防止复发。类固醇是主要治疗药物,特别是对初期的快速缓解。作者建议以每天 4 次 0.5%的洛替泼诺为初始剂量使用,在 6~8 周内,每两周逐渐减量至每周 1~2 次。对于严重难治性病例,我们可以在 TID 给药 3~6 个月时,加入 2.5%阿那金拉(激动剂)人类 IL-1 受体拮抗剂,或在给药 3~6 个月时,加入 0.03%他克莫司(钙调磷酸酶抑制剂),因为它们在减少角膜表面炎症和上皮病变方面往往是有效的[35,36]。此外,睡前局部应用 1%阿齐兹霉素是一种非常有效且耐受性良好的治疗眼睑边缘疾病和睑板腺功能障碍的治疗方法[37,38]。它既是一种抗炎、抑制促炎细胞因子,又是一种有效的抗菌剂。同样,口服多西环素是一种抗微生物剂,也能抑制基质金属蛋白酶降解结缔组织[39]。我们使用口服多西环素,剂量为 100mg,1 天为 1~2 次,持续 2~3 个月,然后每天 1 次再持续服用 3 个月。

表 8.2 神经性角膜疼痛的循证治疗

A.眼表疾病的治疗 1.提高泪液产量 - 用全氟辛烷磺酸 2.加泪液储存 - 泪点塞、隐形眼镜和护目镜 3.眼睑及眼表疾病的治疗 - 治疗睑缘炎:注意眼睑卫生、热敷 - 顽固性病例:睑板腺探查、脂质流动、强脉冲光治疗 4.处理共病状况 - 治疗过敏、结膜松弛、兔眼症和夜间暴露
B.抗炎剂 1.局部皮质类固醇 2.阿奇霉素软膏和口服多西环素 3.环孢素 4.他克莫司 5.阿纳金拉
C.再生疗法 1.自体血清滴眼液(20%~100%) 2.神经生长因子 3.富血小板血浆 4.脐带血清滴眼液
D.必要时,保护眼表 1.绷带隐形眼镜 2.巩膜接触镜 3.特殊的巩膜镜片如 PROSE
E.疼痛的全身性药物治疗 1.去甲替林和阿米替林 2.加巴喷丁、普瑞巴林 3.SNRI,如度洛西汀和文拉法辛 4.类阿片,如羟考酮、美沙酮、吗啡和左啡烷醇
F.补充和替代措施 1.针灸 2.经颅磁刺激 3.扰频疗法 4.有氧运动 5.富含 ω-3 的饮食

PFAT 的无防腐剂人工泪液,PROSE 人工眼表生态系统的替代;三环抗抑郁剂,5-羟色胺去甲肾上腺素再摄取抑制剂 SNRI。

神经再生疗法

使用自体血清泪液(AST)是对这些患者进行的主要治疗方法。其含有多种前上皮和前神经因子,如表皮生长因子(EGF)、NGF、胰岛素样生长因子(IGF-1)等[3,40],浓度为20%~100%,已经证明能促进上皮愈合,增加神经密度,并减少神经弯曲[3]。IVCM已显示出显著改善的神经参数,包括总长度、数目、反射率,接受AST治疗的患者的串珠和神经瘤有所减少[3]。最近,在运用IVCM进行的研究表明,树突细胞数量的增加和上皮下角膜神经的减少之间存在显著的相关性,这表明角膜中免疫系统和神经系统之间可能存在相互作用[16]。根据经验,类固醇与AST复合使用是有极其协同作用的,因为类固醇能减少眼表的初始炎症,而AST能提供有利于神经元再生的环境。

防护隐形眼镜

在具有强烈外周疼痛成分的患者中(如普罗帕卡因激发试验所揭示的),通过使用保护性绷带透镜来保护致敏角膜受体免受环境刺激触发可能是有利的。维持角膜前伤害性屏障最有效的透镜是充满液体的巩膜透镜,如PROSE(Boston视力基金会人工替代眼表生态系统)生产的液体角膜绷带透镜[41,42]。早期治疗角膜上皮病有助于缓解慢性疼痛。然而,疾病一旦发生,只使用角膜绷带通常是不够的。

最近,我们开始使用自保持羊膜装置(Prokera,Bio-Tissue公司)来急性处理角膜神经性疼痛患者,主要作为一种短期策略,使患者的症状稍加以缓解,直到其他长期治疗开始起作用。我们通常一次只治疗一只眼睛,使用中心有一个孔的特定设备,这样不影响患者的视力。

疼痛的全身性药物治疗

关于系统药物治疗角膜神经病理性疼痛的数据很少。作者从涉及身体其他部位疼痛的文献中借鉴了治疗方法,用在这类患者身上并取得了成效。治疗药物有多种选择,包括抗惊厥剂(如卡马西平)、三环抗抑郁剂(如去甲三丁胺)、血清素摄取抑制剂、类阿片等。γ-氨基丁酸(GABA)是中枢神经系统的关键抑制性神经递质[43]。最初开发并用作抗惊厥药的加巴喷丁(神经桥蛋白)和普瑞巴林(Lyrica)等药物,现在被认可为治疗由糖尿病神经病变、疱疹后神经痛和中枢神经性疼痛引起的神经病变性疼痛的一线药物[44]。这些药物与电压依赖性钙通道的α-2-δ亚基结合,导致进入神经元的钙的内流减少,从而使整个中枢神经系统中的钙含量稳定[45]。我们在第1天开始使用加巴喷丁,单剂量为600mg,第2天为1200mg,第3天为1800mg。随后指示患者根据疼痛缓解需要将剂量加至最大剂量3600mg/d(每次900mg,每天4次)。我们提醒患者注意最常见的剂量限制副作用,包括镇静、嗜睡和头晕,这些副作用通常可以通过减缓滴定剂量来进行处理。

三环抗抑郁药(TCA)通过抑制5-羟色胺和去甲肾上腺素突触前再摄取和阻断胆碱能、肾上腺素能、组胺能和钠通道发挥作用。阿米替林、去甲替林、去甲丙咪嗪和丙咪嗪等药物被归类为TCA。我们开始使用去甲替林治疗,剂量为每晚10~25mg。根据反应和耐受性,每3~7天滴注为 10~25mg,每晚最多为 15mg。抗胆碱能药物的副作用,如口干眼燥、过度镇静、尿潴留、便秘、直立性低血压和视力模糊,需要事先讨论。血清素-去甲肾上腺素抑制剂,如度洛西汀(Cymbalta)和文拉法辛(Effexor),也被研究用于治疗神经性疼痛[44,46]。虽然我们建议患有角膜神经性疼痛患者一次尝试一种药物,但在难治性病例中通常需要联合治疗。

卡马西平,一种典型用于治疗三叉神经痛的抗癫痫药物,可以在一些患者中试用。治疗角膜神经痛的常用有效剂量为 800~1600mg,每天 2~4 次。一旦产生效果,可以逐渐减量至最小有效剂量。类阿片类药物,如曲马朵,可与 μ-阿片受体结合,抑制血清素和去甲肾上腺素的再摄取。当需要立即和短期缓解疼痛时,这类药物可在中度至重度急性神经病理性疼痛的情况下试用[44,46]。当一线药物不能达到满意的治疗效果时,其副作用如恶心、呕吐、便秘、镇静和依赖性限制了它们作为二线药物的使用。在危急情况下,美西律可以作为二线治疗的一种替代药物[47]。美西律(225~675mg/d)是一种口服活性局部麻醉剂,其在结构上与利多卡因类似,并已用于减轻各种来源的神经性疼痛[47]。然而,副作用如恶心、睡眠障碍、头痛、颤抖、头晕和疲劳,可能限制其长期使用。

补充与替代疗法

即使以各种组合使用了所有上述措施,但仍可能无法充分的缓解疼痛。作者发现,使用辅助疗法,如针灸和运动,可以暂时缓解和(或)减少许多患者对药物治疗的需要[48]。我们的许多患者称他们得到了从几个小时到几天不等额外的缓解,这是上述算法无法实现的。我们现在已经开始推荐难治性患者进行经颅磁刺激(TMS)或扰频治疗。TMS 是一种无创性的治疗方法,可引起大脑神经元去极化或超极化。对与身体部位疼痛有关大脑相应的区域进行高频重复 TMS(rTMS)可能有效的控制难治性病例[49]。另一种用于控制慢性神经病理性疼痛的有用疗法是扰频疗法。扰频器治疗基于干扰疼痛信号传输的原理,通过将非疼痛信息与疼痛信息混合到神经纤维中,从而混淆神经系统感知疼痛的能力[50]。再有一种干预为神经调节,包括以治疗为目的的神经系统直接刺激或给药。它包括可植入的和不可植入的装置,其输送电、化学或其他试剂以改变大脑和神经细胞活性。神经调节疗法允许将改性剂(例如,电信号、光信号或化学信号)集中输送到神经系统的目标区域,以改善神经功能[51]。

有证据表明,有氧运动可以改变人们对疼痛的感觉。我们建议我们的患者每周至少做 3~5 次有氧运动,每次为 30~45 分钟。使用营养干预策略,如增加 ω-3 与 ω-6 脂肪酸的比例,可以用来减少炎症和疼痛的身体[52]。因为鱼油、亚麻籽油、核桃和大豆等食物富含 ω-3 脂肪酸。我们建议患者每天服用 1000mg 鱼油或亚麻籽油。若存在过敏症状,如结膜瞳孔散大、眼球拉裂和夜间暴露,应仔细评估,并在必要时通过医学或外科手术解决。有趣的是,麸质敏感性可能是多数的特发性轴突神经病的病因[53]。麸质似乎能引发和维持神经元炎症,根据我们的经验,向无麸质饮食的转变可减轻神经性角膜疼痛。我们建议我们的患者接受麸质敏感性测试,如果测试结果呈阳性,则不要接触麸质产品。

(龚滢欣 译)

参考文献

1. Belmonte C. Eye dryness sensations after refractive surgery: impaired tear secretion or "phantom" cornea? J Refract Surg. 2007;23(6):598–602.
2. Rosenthal P, Borsook D. The corneal pain system. Part I: the missing piece of the dry eye puzzle. Ocul Surf. 2012;10(1):2–14.
3. Aggarwal S, Kheirkhah A, Cavalcanti BM, et al. Autologous serum tears for treatment of photoallodynia in patients with corneal neuropathy: efficacy and evaluation with in vivo confocal microscopy. Ocul Surf. 2015;13(3):520–62. pii: S1542-0124(15)00009-9
4. Jensen TS, Baron R, Haanpää M, et al. A new definition of neuropathic pain. Pain. 2011;152(10):2204–5.
5. Lee Y, Lee CH, Oh U. Painful channels in sensory neurons. Mol Cells. 2005;20(3):315–24.
6. Brooks J, Tracey I. From nociception to pain perception: imaging the spinal and supraspinal pathways. J Anat. 2005;207(1):19–33.
7. Reichling DB, Levine JD. Critical role of nociceptor plasticity in chronic pain. Trends Neurosci. 2009;32(12):611–8.
8. Beuerman RW, Schimmelpfennig B. Sensory denervation of the rabbit cornea affects epithelial properties. Exp Neurol. 1980;69(1):196–201.
9. Toivanen M, Tervo T, Partanen M, et al. Histochemical demonstration of adrenergic nerves in the stroma of human cornea. Invest Ophthalmol Vis Sci. 1987;28(2):398–400.
10. Nishida T. Neurotrophic mediators and corneal wound healing. Ocul Surf. 2005;3(4):194–202.
11. Müller LJ, Marfurt CF, Kruse F, Tervo TM. Corneal nerves: structure, contents and function. Exp Eye Res. 2003;76(5):521–42.
12. Feng Y, Simpson TL. Nociceptive sensation and sensitivity evoked from human cornea and conjunctiva stimulated by CO_2. Invest Ophthalmol Vis Sci. 2003;44(2):529–32.
13. Feng Y, Simpson TL. Characteristics of human corneal psychophysical channels. Invest Ophthalmol Vis Sci. 2004;45(9):3005–10.
14. Murphy PJ, Patel S, Kong N, et al. Noninvasive assessment of corneal sensitivity in young and elderly diabetic and nondiabetic subjects. Invest Ophthalmol Vis Sci. 2004;45(6):1737–42.
15. Cruzat A, Pavan-Langston D, Hamrah P. In vivo confocal microscopy of corneal nerves: analysis and clinical correlation. Semin Ophthalmol. 2010;25(5-6):171–7.
16. Cruzat A, Witkin D, Baniasadi N, et al. Inflammation and the nervous system: the connection in the cornea in patients with infectious keratitis. Invest Ophthalmol Vis Sci. 2011;52(8):5136–43.
17. Mantopoulos D, Cruzat A, Hamrah P. In vivo imaging of corneal inflammation: new tools for clinical practice and research. Semin Ophthalmol. 2010;25(5-6):178–85.
18. Alhatem A, Cavalcanti B, Hamrah P. In vivo confocal microscopy in dry eye disease and related conditions. Semin Ophthalmol. 2012;27(5-6):138–48.
19. Hamrah P, Cruzat A, Dastjerdi MH, et al. Unilateral herpes zoster ophthalmicus results in bilateral corneal nerve alteration: an in vivo confocal microscopy study. Ophthalmology. 2013;120(1):40–7.
20. Hamrah P, Cruzat A, Dastjerdi MH, et al. Corneal sensation and subbasal nerve alterations in patients with herpes simplex keratitis: an in vivo confocal microscopy study. Ophthalmology. 2010;117(10):1930–6.
21. Hamrah P, Sahin A, Dastjerdi MH, et al. Cellular changes of the corneal epithelium and stroma in herpes simplex keratitis: an in vivo confocal microscopy study. Ophthalmology. 2012;119(9):1791–7.
22. Patel DV, McGhee CN. In vivo confocal microscopy of human corneal nerves in health, in ocular and systemic disease, and following corneal surgery: a review. Br J Ophthalmol. 2009;93(7):853–60.
23. Tervo TM, Moilanen JA, Rosenberg ME, et al. In vivo confocal microscopy for studying corneal diseases and conditions associated with corneal nerve damage. Adv Exp Med Biol. 2002;506(Pt A):657–65.
24. Rosenberg ME, Tervo TM, Müller LJ, et al. In vivo confocal microscopy after herpes keratitis. Cornea. 2002;21(3):265–9.
25. Labbé A, Alalwani H, Van Went C, et al. The relationship between subbasal nerve morphology and corneal sensation in ocular surface disease. Invest Ophthalmol Vis Sci. 2012;53(8):4926–31.
26. Toda I, Asano-Kato N, Komai-Hori Y, Tsubota K. Dry eye after laser in situ keratomileusis. Am J Ophthalmol. 2001;132(1):1–7.
27. Stern ME, Beuerman RW, Fox RI, et al. The pathology of dry eye: the interaction between the

ocular surface and lacrimal glands. Cornea. 1998;17(6):584–9.
28. Solomon A, Dursun D, Liu Z, et al. Pro- and anti-inflammatory forms of interleukin-1 in the tear fluid and conjunctiva of patients with dry-eye disease. Invest Ophthalmol Vis Sci. 2001;42(10):2283–92.
29. Gøransson LG, Herigstad A, Tjensvoll AB, et al. Peripheral neuropathy in primary sjogren syndrome: a population-based study. Arch Neurol. 2006;63(11):1612–5.
30. Barendregt PJ, van den Bent MJ, van Raaij-van den Aarssen VJ, et al. Involvement of the peripheral nervous system in primary Sjögren's syndrome. Ann Rheum Dis. 2001;60(9):876–81.
31. Liesegang TJ. Herpes zoster ophthalmicus natural history, risk factors, clinical presentation, and morbidity. Ophthalmology. 2008;115(2 Suppl):S3–12.
32. Friedman NJ. Impact of dry eye disease and treatment on quality of life. Curr Opin Ophthalmol. 2010;21(4):310–6.
33. Miljanović B, Dana R, Sullivan DA, Schaumberg DA. Impact of dry eye syndrome on vision-related quality of life. Am J Ophthalmol. 2007;143(3):409–15.
34. Qiao J, Yan X. Emerging treatment options for meibomian gland dysfunction. Clin Ophthalmol. 2013;7:1797–803.
35. Amparo F, Dastjerdi MH, Okanobo A, et al. Topical interleukin 1 receptor antagonist for treatment of dry eye disease: a randomized clinical trial. JAMA Ophthalmol. 2013;131(6):715–23.
36. Moscovici BK, Holzchuh R, Sakassegawa-Naves FE, et al. Treatment of Sjögren's syndrome dry eye using 0.03% tacrolimus eye drop: Prospective double-blind randomized study. Cont Lens Anterior Eye. 2015;38(5):373–8. pii: S1367-0484(15)00058-2
37. John T, Shah AA. Use of azithromycin ophthalmic solution in the treatment of chronic mixed anterior blepharitis. Ann Ophthalmol (Skokie). 2008;40:68–74.
38. Foulks GN, Borchman D, Yappert M, Kakar S. Topical azithromycin and oral doxycycline therapy of meibomian gland dysfunction: a comparative clinical and spectroscopic pilot study. Cornea. 2013;32(1):44–53.
39. Golub LM, Lee HM, Ryan ME, et al. Tetracyclines inhibit connective tissue breakdown by multiple non-antimicrobial mechanisms. Adv Dent Res. 1998;12:12–26.
40. Yoon KC, Heo H, Im SK, et al. Comparison of autologous serum and umbilical cord serum eye drops for dry eye syndrome. Am J Ophthalmol. 2007;144(1):86–92.
41. Stason WB, Razavi M, Jacobs DS, et al. Clinical benefits of the boston ocular surface prosthesis. Am J Ophthalmol. 2010;149(1):54–61.
42. Jacobs DS, Rosenthal P. Boston scleral lens prosthetic device for treatment of severe dry eye in chronic graft-versus-host disease. Cornea. 2007;26(10):1195–9.
43. Hirata H, Okamoto K, Bereiter DA. GABA (A) receptor activation modulates corneal unit activity in rostral and caudal portions of trigeminal subnucleus caudalis. J Neurophysiol. 2003;90(5):2837–49.
44. Attal N, Cruccu G, Baron R, et al. European Federation of Neurological Societies. EFNS guidelines on the pharmacological treatment of neuropathic pain: 2010 revision. Eur J Neurol. 2010;17(9):1113-e88.
45. Jensen TS, Madsen CS, Finnerup NB. Pharmacology and treatment of neuropathic pains. Curr Opin Neurol. 2009;22(5):467–74.
46. Dworkin RH, O'Connor AB, Kent J, et al. International Association for the Study of Pain Neuropathic Pain Special Interest Group. Interventional management of neuropathic pain: NeuPSIG recommendations. Pain. 2013;154(11):2249–61.
47. Carroll IR, Kaplan KM, Mackey SC. Mexiletine therapy for chronic pain: survival analysis identifies factors predicting clinical success. J Pain Symptom Manage. 2008;35(3):321–6.
48. Kaptchuk TJ. Acupuncture: theory, efficacy, and practice. Ann Intern Med. 2002;136(5):374–83.
49. Lefaucheur JP, André-Obadia N, Antal A, et al. Evidence-based guidelines on the therapeutic use of repetitive transcranial magnetic stimulation (rTMS). Clin Neurophysiol. 2014;125(11):2150–206. pii: S1388-2457(14)00296-X
50. Sabato AF, Marineo G, Gatti A. Scrambler therapy. Minerva Anestesiol. 2005;71(7-8):479–82.
51. Deer TR, Mekhail N, Provenzano D, et al. Neuromodulation Appropriateness Consensus Committee. The appropriate use of neurostimulation of the spinal cord and peripheral nervous system for the treatment of chronic pain and ischemic diseases: the Neuromodulation Appropriateness Consensus Committee. Neuromodulation. 2014;17(6):515–50. discussion 550
52. Raphael W, Sordillo LM. Dietary polyunsaturated fatty acids and inflammation: the role of phospholipid biosynthesis. Int J Mol Sci. 2013;14(10):21167–88.
53. Hadjivassiliou M, Grünewald RA, Kandler RH, et al. Neuropathy associated with gluten sensitivity. J Neurol Neurosurg Psychiatry. 2006;77(11):1262–6.

第 9 章

青光眼患者眼表疾病的治疗

Elham Ghahari，Ali R. Djalilian，Ahmad A. Aref

病例 1：青光眼药物引起的眼表毒性、过敏

患者是一位55岁的女性，她被转介到我们医疗中心来诊断和处理双眼上方角膜的不透明上皮组织。患者称自己有长期的眼表疾病史并在过去的两年中伴有眼部慢性红色刺激症状。患者已经使用过的眼部药物，包括妥布霉素–地塞米松、多西环素、奥洛他定、依匹斯汀、环孢素、泼尼松龙和多种抗生素滴眼液。最近，患者开始使用0.5%洛替泼诺滴眼液，每天3次，但并无太大帮助。患者有10多年的青光眼病史，曾经用过噻吗洛尔–多佐胺治疗。目前的治疗措施是，对双眼进行0.5%噻吗洛尔（1天1次）和0.5%洛替泼诺（1天2次）滴眼。目前，视力右眼为20/50，左眼为20/40。眼内压（IOP）右眼为21mmHg，左眼为23mmHg。

检查时，患者眼睑周围出现明显红斑和皮肤变化。有明显的睑板腺堵塞和眼睑边缘毛细血管扩张。患者的泪点由于过去的烧灼性泪点阻塞而变窄，两个角膜都显示出下方点状染色和从角膜缘向上延伸到视轴的不透明上皮。上皮在后期用荧光素以螺纹模式染色（图9.1和图9.2）。

这些发现给诊断提示了什么？

我们遇到了一个慢性局部用药的眼表疾病患者。患者患有慢性结膜炎，并提示伴有过敏的眶周皮肤变化。晚期染色从上角膜缘延伸到视轴的不透明上皮类似于结膜型上皮，与角膜缘干细胞缺乏（LSCD）的诊断一致。首次就诊时，LSCD 的病因尚不清楚。根据位置，需要鉴别角膜缘结膜炎和隐形眼镜诱导的 LSCD。一个好消息是患者结膜上没有多余染色，但在询问病情后，发现其过去几年有软性隐形眼镜佩戴史；然而，患者已经有 10 多年没有戴眼镜了。患者的干眼和

E. Ghahari, MD • A.R. Djalilian, MD • A.A. Aref, MD (✉)
Department of Ophthalmology and Visual Sciences, Illinois Eye and Ear Infirmary,
University of Illinois at Chicago, Chicago, IL, USA
e-mail: aaref@uic.edu

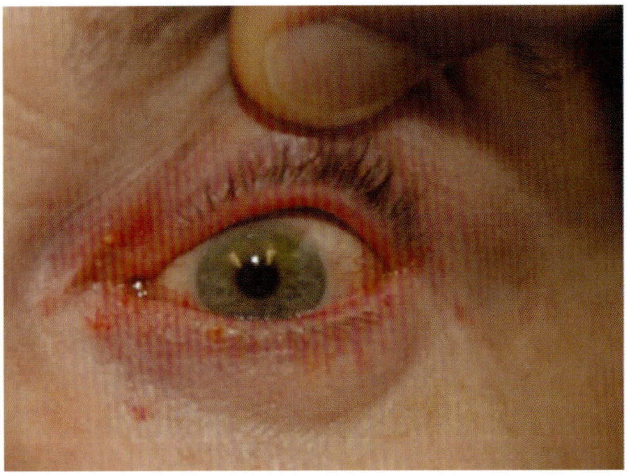

图 9.1 外部照片显示，慢性局部用药（在本病例中缘起 BAK 过敏）引起的眼附属器红斑和水肿。

睑板腺疾病也导致了其眼表疾病和炎症的发生。而另一个导致患者患有眼表疾病的重要因素则为青光眼药物的使用史。

青光眼眼表疾病的基本病理生理过程是什么？

眼表疾病（OSD）和干眼综合征（DES）存在于15%的老年人群中，并且在高达60%的接受局部治疗的青光眼患者中都有报道[1,2]。青光眼患者的OSD常常被忽视，这是因为治疗的重点通常在青光眼病情进展的可能性上。

发红、刺痛、烧灼、刺激和干燥等症状是降低眼内压治疗相关的眼表疾病的常见表现。患者眼表检查通常有角膜和结膜浅表点状角膜炎、泪膜不稳定和过敏反应[3]。长期使用局部青光眼药物可能引起结膜炎症和结膜下纤维化（将在下一个病例中详细说明）。

所有类别的青光眼药物都曾在报道中成为过敏反应的诱因，并且不同药物类别可以表现出不同的过敏和（或）毒性反应。例如，β受体阻滞剂在11%~13%的患者中会引起接触性皮炎，前列腺素类似物在1.5%的患者中可检测到轻度过敏性结膜炎[4]。据报道，溴莫尼定诱导的眼部过敏率为9%~11.5%[5]。

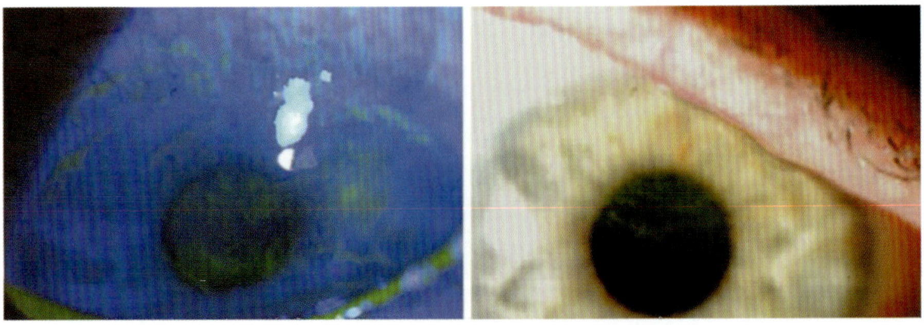

图 9.2 裂隙灯照片显示，异常上皮组织从角膜缘向上延伸，并可以在晚期用荧光素染色。当BAK被清除，并且患者接受不含防腐剂的类固醇和局部维生素A软膏治疗时，该区域上皮完全退化。

人们非常关注青光眼治疗中存在的上皮毒性，大多数上皮毒性与局部 β 受体阻滞剂和前列腺素类似物的使用有关[4]。

另外，局部青光眼药物可引起泪膜完整性的破坏。据报道，60%以上的青光眼患者泪膜破裂时间和 Schirmer 实验值异常，此外，还有明显的泪膜高渗和睑板腺损伤[6,7]。激光扫描共聚焦显微镜和印模细胞学记录到青光眼治疗会引起角膜缘形态学改变，这或许可以解释与青光眼相关的眼表疾病是如何产生的[8]。

青光眼药物诱导的过敏反应可表现为结膜充血、眼睑红斑和(或)湿疹。Ⅳ型超敏反应通常表现为慢性眼睑炎症和接触性皮炎。由于这种反应可能在暴露数月后发生，因此难以将其与慢性睑缘炎或继发于防腐剂暴露的低级眼毒性区分开。滤泡性结膜反应是Ⅰ型和Ⅳ型反应的组合，在文献中已经被报道为青光眼药物过敏反应的常见表现[9]。

眼表过敏和毒性反应在日常实践中很难区分，因为它们通常是共存的。过敏反应可以表现为典型的眶周皮炎和乳头状结膜炎，也可以表现为更细微的过敏性睑缘炎[3]。

眼表疾病是由活性化合物和防腐剂两者引起的，并且在不同治疗方法之间存在差异[3,9]。大多数情况下需要反复试验摸索才能进行诊断。在区分了是过敏反应而非毒性反应之后，下一步的关键就是判断该过敏是否继发于与防腐剂中的活性成分。目前公布的数据并不能做出明确判断，但一些研究发现，在使用有防腐剂和无防腐剂的局部青光眼药物的患者中，浅层点状角膜炎(SPK)的程度存在显著差异[5]。

苯扎氯铵(BAK)是最早引入的眼科防腐剂之一，也是目前最常用的防腐剂。它是一种细胞壁和细胞质膜清洁剂，可防止多剂量容器中的微生物污染。它的阳离子季铵结构会促进药物进入前房。BAK 对眼部组织有毒性作用[10]。聚季铵盐-1 是另一种季铵防腐剂，尽管有关研究显示该防腐剂也会引起树突状角膜病，但是根据对角膜和结膜上皮细胞毒性的研究，还是认为其对眼表毒性较小。新一代防腐剂 SofZia(由美国得克萨斯州沃思堡的爱尔康公司生产)通过氧化性质起到杀灭微生物的作用，并在与眼表接触后，转化为无毒副产物。

在本病例中，许多因素都可对临床病情产生影响。患者的角膜缘至少遭受了两次“冲击”，一次是因为隐形眼镜配戴史，另一次是因为青光眼药物使用史。其他因素，如干眼和炎症，很显然也加剧了病情。青光眼患者上角膜缘干细胞缺乏的另一常见原因是青光眼手术史，如使用或未使用丝裂霉素 C 的小梁切除术(图 9.3)。这些因素往往具有叠加效应，并最终导致眼表局部(或全部)功能障碍。

该患者下一步如何进行治疗？

患有非视觉显著性眼表疾病(主要受症状困扰)的青光眼患者中，第一步是寻找过敏迹象(如皮肤变化、毛囊)并停止使用可疑试剂(如溴莫尼定)。下一步是将所有滴剂更换为无防腐剂型。在患有视觉显著性眼表疾病的青光眼患者中，采取的措施应该更具针对性，第一步通常是维持局部药物的使用，并且暂时使用口服剂(醋钾唑胺或乙酰唑胺)来控制 IOP。除此之外，还应考虑短期使用皮质类固醇滴剂，但必须警惕皮质类固醇可能引起眼内压升高(表 9.1)。

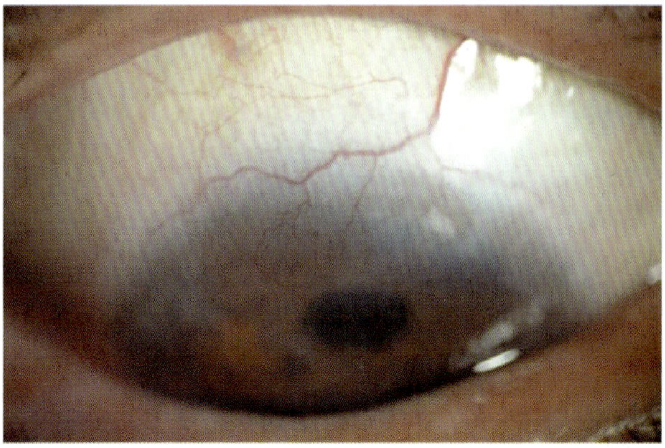

图 9.3 有白内障囊外摘除病史和长期青光眼滴眼液使用史的患者表现为上角膜缘干细胞缺乏(即医源性 LSCD)。患者对停止局部用药和使用乙酰唑胺以及血清泪液有部分反应。最终需要通过另一只眼进行自体结膜缘移植 (由于晚期青光眼会造成无光感)。

在这种情况下,应该停止使用包括洛替泼诺和噻吗洛尔在内的所有外用药物。患者可以口服乙酰唑胺降低眼内压。为了缓解眼表炎症,双眼应每6小时进行一次不含防腐剂的局部类固醇(复合甲泼尼龙1%)滴眼,同时可以继续使用不含防腐剂的人工润滑滴剂。口服多西环素和按摩眼睑也有助于改善患者的MGD。几周后,患者可开始通过局部0.01%维生素A治疗来改善LSCD。

经过3周的治疗,患者症状明显减轻,病情明显好转。患者向医生说,她的眼睛这么多年来从没有像现在这么舒服过。我们得出的结论是,该患者很可能对BAK过敏。

一旦发现患者眼表疾病有所改善,应对其进行不同种类活性化合物的局部用药试验,同时应注意交叉反应的可能性。当发现患者眼部的反复过敏与不同药物类别的多种药物都相关时,一定要考虑是否为 BAK 过敏,同时可以尝试不含 BAK 或不含防腐剂的药物试验。

对防腐剂(尤其是 BAK)造成眼表损害的高度关注促使人们转向使用单剂量小瓶装的完全不含防腐剂的药物。

不含防腐剂的噻吗洛尔已在美国和欧洲使用多年。不含防腐剂的前列腺素类似物塔夫路普斯特(Zioptan,由美国新泽西州怀特豪斯站默克公司生产)和无防腐剂的多佐胺/噻吗洛尔组合(Cosoppf,由美国新泽西州怀特豪斯站默克公司生产),也在美国发行。

表 9.1 青光眼患者 OSD 的治疗步骤

- 从 OSD 的标准治疗开始(即使用无防腐剂的人工泪液积极处理 MGD)。如果患者有对局部药物过敏的明确迹象(眼周皮肤变化、毛囊反应)应停止或更换相应药物(特别是溴莫尼定)
- 如果患者仍有症状,将所有青光眼滴剂切换为不含防腐剂的制剂
- 对于更严重的疾病(如视觉上显著的角膜缘干细胞缺乏或活动性瘢痕疾病),考虑停止所有局部用药,暂时仅使用口服药物
- 局部类固醇(优选不含防腐剂)的短期试验,如果呈阳性反应,可添加局部环孢素或利菲替格雷用于长期维持
- 可使用不含防腐剂或非 BAK 保存的药物重新进行青光眼局部治疗(每次一种)
- 考虑 SLT/ALT 或微创手术(如 iStent,如果接受白内障手术)以消除或减少对局部药物的需求

几项研究报道了使用不含防腐剂的试剂可以改善眼表症状的结果[5],但是使用替代防腐剂制剂,特别是前列腺素 travoprost-Z(索非亚,奥尔康)进行测试,结果却并不相同[11]。这些药物虽然在减少眼表疾病和过敏方面有效,但其较高的成本在很大程度上限制了它们的广泛应用。

最近的三项试验研究了美国批准的两种无防腐剂疗法，即无防腐剂的塔夫路普斯特和多佐胺/噻吗洛尔。使用这两种药物的患者的主观不适症状和泪膜异常数量明显减少[12]。通过对患者使用这些药物而得到的临床经验证实,在患有干眼症的青光眼患者中,改用不含防腐剂的药物有助于缓解症状(而不是消除症状)。

最后,患有多种过敏或严重眼表疾病的患者可能无法耐受任何局部用药。对于这些患者,可以在进行外科干预之前考虑激光治疗,如氩激光小梁成形术、选择性激光小梁成形术或激光睫状体光凝术。相关研究表明,青光眼疾病的持续时间越长,患者 OSD 症状越严重。在一项研究中，与 6 年或更长时间的青光眼患者相比,6 年以下的青光眼患者的平均眼表疾病指数得分显著降低[13]。

如何对该患者的青光眼和眼表疾病进行长期治疗?

中度至重度的 OSD 经常需要更换青光眼药物。可以改用不同的局部用药或使用碳酸氢钠抑制剂进行全身治疗,也可以进行激光小梁成形术或其他手术以及附加治疗以减轻眼表症状。针对眼表疾病改良的青光眼治疗方法已经在约 40%的患者身上得到实践[14]。

在对兔眼的研究中,局部环孢素已经被证明,可以逆转长期青光眼药物治疗所产生的眼表不良变化[15]。继发现局部使用青光眼药物可以改变鼻下神经纤维的形态后,研究又证明局部使用青光眼药物的患者眼表会发生显著的变化。一项研究强调,局部环孢素治疗对于干眼似乎具有有益的效果,因为长期局部降压药物可改善眼表变化和中央角膜下神经纤维密度。因此,可考虑局部应用 0.05%环孢素(或立他司特)改善长期局部青光眼治疗所致的干眼[16]。

在本病例中,患者开始服用Zioptan,并停止使用乙酰唑胺,她的眼内压一直控制得很好。患者还开始用0.05%环孢素滴眼剂以帮助摆脱类固醇的依赖,然而,这需要慢慢减量并要历经很长的过程,并且很长一段时间内仍需要继续以非常低的剂量(每隔几天一滴)来帮助控制她的炎症症状。在3~4个月后,患者停用局部维生素A,但需要在疗程的后期对LSCD的轻度复发进行重复治疗。在最后的随访中,发现通过使用不含防腐剂的前列腺素滴眼,患者的眼内压得到了良好的控制,视力为20/20。

病例 2:合并慢性结膜炎和瘢痕形成的青光眼患者

患者,男性,57岁,主诉红眼、异物感、畏光、流泪。他因诊断为潜在的原发性开角型青光眼而接受了超过15年的随访,并针对该病使用了多种局部降眼内压剂。患者的症状大约开始于3年前,当时诊断为干眼和睑板腺疾病。此外,患者还反复出现下眼睑和上眼睑倒睫,需要多次脱毛。患者否认有任何化学物质损伤史或接触史。他在一家电气公司工作,没有报告任何有害职业接触。目前,患者使用的降眼内压药物方案包括固定复方多佐胺/噻吗洛尔,每天两次。患者过去接受的药物治疗包括妥布霉素、地塞米松、奥洛他定、环孢素和多西环素。

患者视力为OD 20/70和OS 20/50。眼内压为13mmHg。裂隙灯检查眼睑显示，双侧轻微的下眼睑内翻。眼睑缘本身有明显的毛细血管扩张和严重的睑板腺功能障碍，眼睑缘角化延伸至眼睑表面。结膜下注射超过2次，并可见上皮下纤维化，下穹隆缩短（图9.4）。角膜两侧有中度弥漫性点状上皮糜烂。

对患者的诊断是什么？同时还有什么其他的建议？

该患者表现为慢性结膜炎和轻度瘢痕改变。应考虑的一个重要诊断是黏膜类天疱疮，也称为眼瘢痕性类天疱疮（OCP）。鉴于患者长期使用青光眼药物，实际上可能的诊断是“药物诱导”的瘢痕结膜炎。我们更喜欢黏膜类天疱疮这个术语，而不是其他术语，如“假性类天疱疮”。因为“假性”有时会误导人，给人的印象是这种疾病不是真实的，因此并不严重。眼睑型酒渣鼻和特应性角结膜炎是另外两个诱因，因此询问患者是否有过敏史和遗传性过敏症[17]。患者否认皮肤和其他黏膜病变。

局部和全身用药与瘢痕结膜炎的发生有关。Thorne 和同事进行的一项研究表明，与药物诱发型类天疱疮关系最密切的局部治疗是局部降眼内压药物的使用，占所有病例的 28.3%。他们在报道中指出，由 β 受体阻滞剂诱发的类天疱疮占“假性类天疱疮”患者的 87.8%，肾上腺素和 α 受体激动剂占 61.0%，缩瞳剂占 53.6%[17]。事实上，任何慢性局部治疗都可能导致瘢痕性改变。BAK 与此关系尤为密切。

OCP 具有自身免疫性病因，其特征性自身抗体作用于黏膜和（或）皮肤的上皮-上皮下结合部的基底膜区（BMZ）。恰恰相反，药物诱导的“OCP”患者活检阴性（未检测到特异性 BMZ 免疫沉积）并且存在另一个导致瘢痕形成的原因[17]。

在考虑特异性全身免疫抑制治疗之前，有必要进行结膜活检，以便得出明确的诊断。值得注意的是，除了多为单侧眼接受药物治疗以及停止药物治疗后疾病停止发展外，由局部青光眼药物引起的药物性瘢痕结膜炎与其他原因引起的临床表现几乎相同。

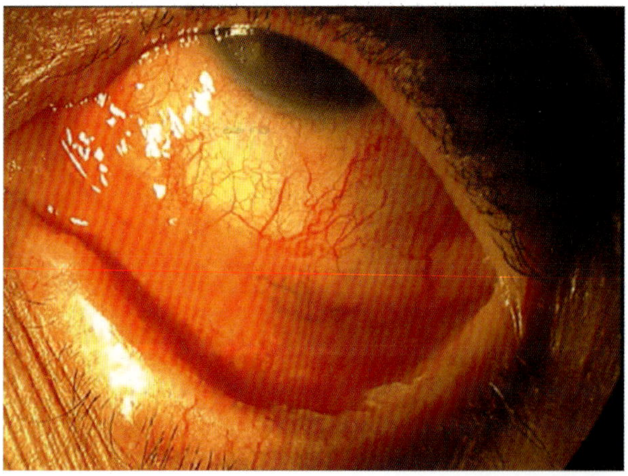

图 9.4 裂隙灯照片显示，结膜充血伴穹隆缩短和眼睑边缘角化（照片由伊朗 Labbafinejad 医学中心医学博士穆罕默德·帕克拉万提供）。

对患者进行全身检查发现无皮肤黏膜异常。患者也没有过敏史、遗传性过敏症或近期感染史。在这种情况下,考虑到青光眼的病史,青光眼药物的使用很可能是引起眼表瘢痕化和角化的原因,类似于眼类天疱疮。尽管如此,我们仍建议进行结膜活检以排除潜在的瘢痕形成性疾病。

如何对该患者进行治疗?

首先,对该患者应立即停用所有局部青光眼药物并使用抗感染治疗来减少炎症。患者开始口服泼尼松 60mg/d,并且每 4 小时局部使用不含防腐剂的甲泼尼龙。同时也开始口服多西环素,每天两次,每次 100mg。停药后,每 12 小时用乙酰唑胺 125mg 来控制眼内压。

一般来说,识别和清除所有使炎症反应加重的因素(倒睫、睑板腺功能障碍、干眼、细菌病原体定植、吸烟)是处理的关键[18]。任何原因产生的炎症都可能导致瘢痕结膜炎病情进展。

倒睫可导致角膜擦伤、点状上皮病变,并可增加患细菌性角膜炎的可能性。在这种情况下,建议进行拔除睫毛治疗。然而,睫毛再生这种治疗方法只能解决一时的问题,当炎症得到控制时,可以考虑手术治疗。同时,可以经常使用绷带隐形眼镜来保护角膜和眼表免受睫毛的伤害。

必须强调的是,全身免疫抑制治疗仅适用于活动性、进展性疾病。如果要进行化疗,则需要经过眼科医师和血液学家或肿瘤学家的仔细考虑并认真交流后,才可做出决定。

在这些处方治疗措施实施3周后,患者自觉眼部舒适度得到明显改善。检查时,结膜充血明显好转。眼内压测量值为15mmHg,考虑到该患者处于青光眼视神经病变阶段,以上检查结果是可以接受的。泼尼松龙和局部不含防腐剂的甲泼尼龙在6个月内逐渐减量,同时对患者继续使用多西环素并应用乙酰唑胺控制眼内压。在此之后,每天两次用局部不含防腐剂的可素普特(Cosopt)代替乙酰唑胺。迄今为止,患者已经耐受局部不含防腐剂的Cosopt而没有出现炎症复发。

在一些患者中,可能需要一段时间才能使炎症消退,当逐渐减少口服类固醇的用量后,可能需要使用第二种药物(如霉酚酸酯)几个月。当停止使用不合适的药物后,许多由药物引起的瘢痕结膜炎会不再进展。然而,在某些情况下,患者可能有真正的瘢痕形成过程(如类天疱疮),该过程可能在局部用药之前发生并因局部用药而恶化。在这种情况下,即使停药,炎症也不会消退,因此需要延长免疫抑制治疗的时间来预防疾病进展。检查中最重要的因素是结膜发炎的程度,应该将炎症治疗到完全控制为止。

病例 3:角膜缘移植患者的青光眼手术

一位21岁的西班牙裔男性,经他人推荐到医院进行青光眼评估。4岁时,患者由于电池爆炸,导致双眼有严重化学损伤的病史。右眼发展为全视网膜病变,左眼部分受影响。10岁时,患者在另一家医院接受了右眼穿透性角膜移植术,但由于反复发作的眼表疾病而以失败告终。17岁时,患者成功地接受了联合角膜缘移植术和右眼穿透性角膜移植术,并使用了泼尼松(4个月)、他克莫司和霉酚酸酯组成的全身免疫抑制剂。随后,患者还在同一只眼睛中接受了白内障摘除和晶状体植入(图9.5)。患者在原手术后1年出现眼内压升高,部分原因是因为使用了局部类固醇。

尽管进行了最大限度的药物治疗和两次二极管睫状体光凝术来治疗右眼,但异体角膜缘移植术后4年,他的眼内压仍保持在27mmHg。此时右眼裸眼视力为20/250,由于弱视,其恢复的潜力有限。左眼检查显示视力达到20/20,该眼有局部的LSCD(总共180°受影响),但未涉及视轴。右眼角膜缘和角膜移植物完整,荧光素染色的范围非常小。眼底检查显示,视神经杯盘比率为0.9,其他方面并无明显异常。

该患者眼内压升高的病理生理学基础是什么?

青光眼常伴有严重的OSD,并常因眼表移植手术而加重[19]。无论是哪一种眼表移植,如果移植成功后,发生了进行性青光眼性视神经病变,都可导致不可逆的视野丧失和视力损害。而严重的OSD患者青光眼的患病率相对较高。Tsai等报道,在108只眼中,青光眼的总患病率为65.7%,随OSD亚组的不同,患病率为42.9%~88.4%[19]。青光眼形成的潜在机制包括与无虹膜导致的先天性房角滤过功能异常,以及严重化学和热损伤患者炎症、瘢痕的形成。

尽管先前存在的疾病是该人群患青光眼的重要因素,Tsai等还注意到,经过眼表移植和(或)药物治疗的初步治疗之后,该疾病的发病率为26%[19]。术后眼表结构改变导致的巩膜外静脉流出减少,以及类固醇相关性眼内压升高,被认为是继发性青光眼发生的机制。

该患者的治疗计划是什么?有眼表移植史的患者进行青光眼治疗时,应注意哪些问题?

在严重的OSD和预先进行过眼表移植的背景下,需要特别考虑的是治疗的多重复杂性。局部降低IOP治疗,在控制青光眼方面是有效的,但是可能对移植的上皮表面有毒性[20]。现已证实,在眼表移植后,进行经巩膜睫状体的二极管激光光凝是有效的,但有可能会增加术后炎症的发生,需要使用强效免疫抑制剂。由于结膜疾病,通常无法进行标准小梁切除术,因为该手术可能会进一步损伤瘘管形成区域的角膜缘,而抗纤维化剂可导致不可逆的干细胞损伤[21]。

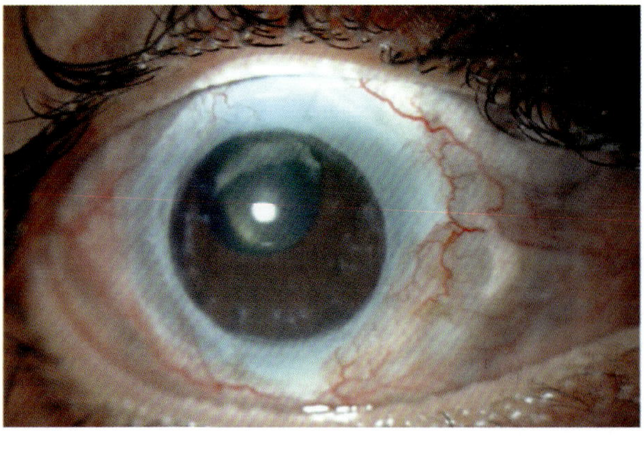

图 9.5 裂隙灯检查显示,360°完整的角膜缘移植物。

青光眼引流植入物(GDI)手术对于已经接受过手术的眼来说,通常作为控制 IOP 的首选。然而,基于穹隆的标准 GDI 手术(包括角膜缘结膜切口)可能导致现有眼表移植物的剥离。此外,放置在前房中的 GDI 管增加了未来角膜移植物功能丧失的风险(假设内皮细胞会与其直接接触而造成损伤)[22,23]。

我们给患者进行了以角膜缘为基底的球结膜环状切开技术的GDI手术(切口远离角膜缘),并放置了睫状沟管。这种技术有助于保持先前存在的眼表移植物的健康,同时将管与内皮接触的风险最小化,以便通过减少内皮细胞损伤来使角膜移植成功的可能性达到最大。

虽然上面提到的两种改进(沟内置管并使用基于角膜缘的切口)可以在 GDI 手术期间和手术后帮助保存角膜缘和角膜移植物,但是我们通常建议在眼表移植前进行 GDI。我们目前的建议是,在接受异体角膜缘移植之前,任何需要两种或两种以上降眼内压滴眼液的患者都应考虑进行青光眼手术。这不仅可以最大限度地减少对青光眼药物的需求(青光眼药物可能对角膜缘移植物产生有害影响),而且可以降低类固醇诱导的 IOP 峰值,并避免青光眼手术引起的炎症反应。

我们为患者开了由1%醋酸泼尼松龙和0.5%加替沙星组成的外用溶液进行局部治疗。在基于角膜缘的GDI手术完成并成功在睫状沟中置管后6个月,右眼IOP保持在8mmHg的良好水平,而且不需要使用局部或全身眼部降压药物进行辅助治疗。引流管在睫状沟内位置保持良好。角膜缘干细胞移植也处于健康状态,直到最后一次检查也没有发现荧光素着色(图9.6),患者术后裸眼视力为20/500。

先前的研究表明,在前房内放置导管的 GDI 手术可能会降低角膜移植手术的成功率[22]。Alvarenga 和他的同事对 40 例接受 GDI 手术的角膜移植物进行了回顾性病例对照研究,确定 GDI 植入是移植失败的独立危险因素。在这个系列中,大多数选择将 GDI 管放置在前房,只有"低百分比"的手术,才将其放置在平坦部。

结论

- 在使用局部青光眼药物的患者中 OSD 极为常见。当常规治疗未得到明显改善时,需要考虑眼部过敏和(或)局部药物的毒性。

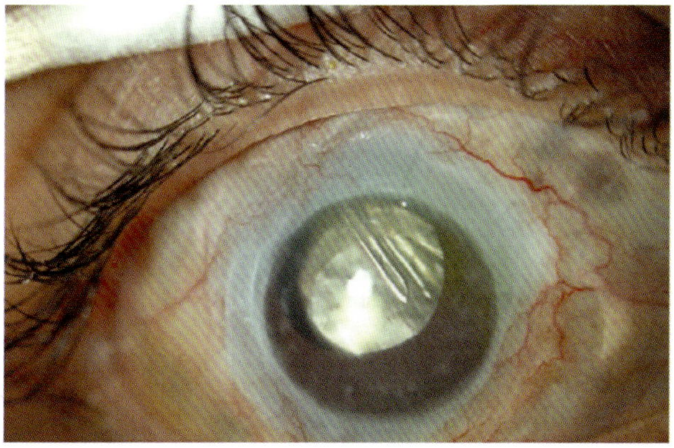

图 9.6 与图 9.5 相对应的术后裂隙灯照片。照片显示睫状沟内定位良好的青光眼引流植入管,保留了已有的角膜缘移植物,角膜上皮稳定。

• 当青光眼患者开始接受标准治疗后(润滑、眼睑清洁),出现 OSD 症状和体征(非视觉显著性),应考虑改用不含防腐剂的药物。

• 如果患者 OSD 是视觉显著性的(如角膜缘干细胞缺乏、瘢痕性结膜炎),条件允许,应暂停局部用药,并且患者应口服碳酸酐酶抑制剂,同时可以考虑短期使用局部皮质类固醇(优选不含防腐剂型),并密切监测患者眼内压。

• 一旦患者 OSD 得到控制,可以考虑对其进行不同种类的活性化合物和(或)不含防腐剂药物的试验。当患者对多种药物类别均不耐受时,应怀疑患者是否对 BAK 过敏。在这种情况下,应该尽量使用不含 BAK 或防腐剂的药物。

• 严重的 OSD(瘢痕性结膜炎)患者,在炎症得到很好控制之前,可能无法耐受任何局部用药而不管其是否含有防腐剂。

• 在可能的情况下,应考虑使用 ALT/SLT 以减少对药物治疗的依赖,从而减少患者可能因 OSD 加剧导致的药物暴露。

• 在药物诱导的瘢痕结膜炎患者中,特别是当存在活动性炎症时,基于结膜的外科治疗失败率较高。

• 严重的 OSD(如角膜缘干细胞缺乏)患者中,青光眼非常常见。在使用两种或多种局部青光眼药物的患者中,在眼表移植之前,推荐放置分流管进行分流(优先放置在睫状沟内)。

(刘佳祥 译)

参考文献

1. Leung EW, Medeiros FA, Weinreb RN. Prevalence of ocular surface disease in glaucoma patients. J Glaucoma. 2008;17(5):350–5.
2. Skalicky SE, Goldberg I, McCluskey P. Ocular surface disease and quality of life in patients with glaucoma. Am J Ophthalmol. 2012;153(1):1–9.
3. Baudouin C, Labbe A, Liang H, Pauly A, Brignole-Baudouin F. Preservatives in eye drops: the good, the bad and the ugly. Prog Retin Eye Res. 2010;29(4):312–34.
4. Servat JJ, Bernardino CR. Effects of common topical antiglaucoma medications on the ocular surface, eyelids and periorbital tissue. Drugs Aging. 2011;28(4):267–82.
5. Pisella PJ, Pouliquen P, Baudouin C. Prevalence of ocular symptoms and signs with preserved and preservative free glaucoma medication. Br J Ophthalmol. 2002;86(4):418–23.
6. Arita R, Itoh K, Maeda S, Maeda K, Furuta A, Tomidokoro A, Aihara M, Amano S. Effects of long-term topical antiglaucoma medications on meibomian glands. Graefes Arch Clin Exp Ophthalmol. 2012;250(8):1181–5.
7. Lee SY, Wong TT, Chua J, Boo C, Soh YF, Tong L. Effect of chronic anti-glaucoma medications and trabeculectomy on tear osmolarity. Eye. 2013;27(10):1142–50.
8. Mastropasqua R, Agnifili L, Fasanella V, Curcio C, Brescia L, Lanzini M, Fresina M, Mastropasqua L, Marchini G. Corneoscleral limbus in glaucoma patients: in vivo confocal microscopy and immunocytological study. Invest Ophthalmol Vis Sci. 2015;56(3):2050–8.
9. Baudouin C. Allergic reaction to topical eye drops. Curr Opin Allergy Clin Immunol. 2005;5(5):459–63.
10. Pellinen P, Huhtala A, Tolonen A, Lokkila J, Mäenpää J, Uusitalo H. The cytotoxic effects of preserved and preservative-free prostaglandin analogs on human corneal and conjunctival epithelium in vitro and the distribution of benzalkonium chloride homologs in ocular surface tissues in vivo. Curr Eye Res. 2012;37(2):145–54.
11. Gandolfi S, Paredes T, Goldberg I, Coote M, Wells A, Volksone L, Pillai MR, Stalmans I, Denis P. Travoprost Bak-Free Clinical Study Group. Comparison of a travoprost BAK-free formulation preserved with polyquaternium-1 with BAK-preserved travoprost in ocular hyper-

tension or open-angle glaucoma. Eur J Ophthalmol. 2012;22(1):34–44.
12. Janulevičienė I, Derkač I, Grybauskiene L, Paulauskaitė R, Gromnickaite R, Kuzmienė L. Effects of preservative-free tafluprost on tear film osmolarity, tolerability, and intraocular pressure in previously treated patients with open-angle glaucoma. Clin Ophthalmol. 2012;6:103–9.
13. Garcia-Feijoo J, Sampaolesi JR. A multicenter evaluation of ocular surface disease prevalence in patients with glaucoma. Clin Ophthalmol. 2012;6:441–6.
14. Baudouin C. Glaucoma and ocular surface disease: who, why and how to treat? View Glaucoma. 2013;8(1):4–10.
15. Cho HK, Park MH, Moon JI. The effect of additional topical cyclosporin or vitamin A on the ocular surface during antiglaucoma medication administration. Ophthalmic Res. 2012;48(3):139–45.
16. Saini M, Dhiman R, Dada T, Tandon R, Vanathi M. Topical cyclosporine to control ocular surface disease in patients with chronic glaucoma after long-term usage of topical ocular hypotensive medications. Eye. 2015;29(6):808–14.
17. Thorne JE, Anhalt GJ, Jabs DA. Mucous membrane pemphigoid and pseudopemphigoid. Ophthalmology. 2004;111(1):45–52.
18. Ahmed M, Zein G, Khawaja F, Foster CS. Ocular cicatricial pemphigoid: pathogenesis, diagnosis and treatment. Prog Retin Eye Res. 2004;23(6):579–92.
19. Tsai JH, Derby E, Holland EJ, Khatana AK. Incidence and prevalence of glaucoma in severe ocular surface disease. Cornea. 2006;25(5):530–2.
20. Holland EJ, Schwartz GS. The Paton lecture: ocular surface transplantation: 10 years' experience. Cornea. 2004;23(5):425–31.
21. Schwartz GS, Holland EJ. Iatrogenic limbal stem cell deficiency: when glaucoma management contributes to corneal disease. J Glaucoma. 2001;10(6):443–5.
22. Alvarenga LS, Mannis MJ, Brandt JD, Lee WB, Schwab IR, Lim MC. The long-term results of keratoplasty in eyes with a glaucoma drainage device. Am J Ophthalmol. 2004;138(2):200–5.
23. Lim KS. Corneal endothelial cell damage from glaucoma drainage device materials. Cornea. 2003;22(4):352–4.

第 10 章

精神问题和炎症反应并存的干眼

Nisreen Ezuddin, Sarah Avila, Anat Galor

病例 1:眼表疾病及伴行的精神问题

VG是一位45岁的白人女性,在过去的几个月里被诊断为双眼进行性干燥和刺激症状。症状较稳定,但强度随时间变化。对患者进行系统回顾,她承认存在纤维肌痛、抑郁和焦虑,但目前没有接受任何治疗。患者的既往史并无特殊之处,也没有服用过任何药物。患者还否认吸烟、酗酒或吸毒。进一步询问得知,在过去的3周中,患者曾出现过疲劳感加重、体重增加、注意力不集中,以及严重的睡眠障碍症状。患者时常感到悲伤,但否认有自杀或杀人的想法。

检查时,患者的最佳矫正视力为20/20,眼内压正常。渗透浓度测试(TearLab,圣地亚哥)显示,右眼为293mOsm/L,左眼为295mOsm/L。InflammaDry(RPS技术,坦帕)阴性,双眼对照中心有蓝色条带。眼外周皮肤并无异常。裂隙灯检查,眼睑边缘清洁,巩膜、结膜色白而平整,角膜透明。在荧光素检查中,右眼和左眼泪膜破裂时间分别为14秒和15秒。泪河正常。麻醉状态下的Schirmer试验显示,5分钟后,右眼润湿10mm,左眼润湿12mm。其余的眼部检查并无异常。

让患者填写了抑郁调查问卷(患者健康问卷PHQ-9),结果得分为20(范围0~27),该分数对应严重抑郁。

这些结果意味着什么?

这位患者有干眼症状,但裂隙灯检查正常。她同时有抑郁的症状。类似患者的情况并不少见。精神疾病影响到美国的数百万人,而其中焦虑障碍是最常见的,影响到 4000 万 18 岁以上

N. Ezuddin, BS • S. Avila, BS • A. Galor, MD, MSPH (✉)
Miami Veterans Administration Medical Center, 1201 NW 16th St, Miami, FL 33125, USA

Bascom Palmer Eye Institute, University of Miami,
900 NW 17th Street, Miami, FL 33136, USA
e-mail: agalor@med.miami.edu

的美国成年人，占总人口的 18%。焦虑和抑郁常常共存，将近一半的抑郁患者也被诊断为焦虑障碍。

重症抑郁的症状包括：①悲伤、沮丧或易怒的情绪；②失去兴趣或快乐；③显著的睡眠丧失或增加；④睡眠中断；⑤几乎每天都感到能量损失、疲劳；⑥食欲显著变化；⑦有死亡的想法或濒死感；⑧注意力、决策困难；⑨否定自我价值或过度内疚。抑郁发作的指征是原先的生活状态发生明显改变并持续至少 2 周，而且干扰了患者的正常生活[1]。

抑郁症患者常因伴随的身体症状前来就诊。在一项对 1146 名患有重症抑郁症的初级保健患者的研究中，69%的患者自称存在一种无法解释的躯体症状，这是他们的主要症状（定义在 DSM-IV 和 ICD-10 分类之外的症状）[2]。干眼是抑郁症患者报道的几种身体不适之一。然而，两者先后顺序尚未确定，因为众所周知，慢性疼痛会导致抑郁。因此，抑郁症可以发生在患有慢性眼部症状的患者中，或者相反，干眼也可以是抑郁症的诸多表现之一。

无论如何，如果患者出现不明原因的干眼症状，对其进行临床抑郁症筛查是合理的。抑郁症的筛查方法很多，选择合适的筛查方法需要考虑多种因素。首先，筛查模式应在被筛查人群中具有诊断准确性；其次，筛查措施应是可行的，包括问题数量、应答方式、难易程度和治疗所需的时间[39]。精神科医生使用的一个重要筛查工具是贝克抑郁量表（BD Ⅰ~Ⅱ），这是一份含 21 项问题的问卷，用于监测治疗反应。Beck 初级保健抑郁量表（BDI-PC）是 BD Ⅰ~Ⅱ 的一个改进版本，该问卷共 7 项问题，临界点为 4 分，与金标准诊断交谈检查法相比，其在初级卫生保健环境中识别重症抑郁的灵敏度为 97%，特异性为 99%。表 10.1 显示了医生在筛查抑郁症时所使用的 6 种不同筛查工具的比较结果。

患者还被诊断有纤维肌痛。纤维肌痛是一种以中枢性疼痛为特征的疾病，表现为不同部位在不同时间的多发性疼痛。该病不能完全由损伤或炎症来解释。有趣的是，一些纤维肌痛患者在活检中也发现患有小纤维神经病[5]。虽然广泛的肌肉骨骼疼痛是纤维肌痛、失眠、认知障碍（如健忘、注意力降低）、头痛、肠易激综合征、抑郁和干眼症的标志[6]，但在纤维肌痛患者中更易出现干眼的症状[7,8]。

表 10.1　抑郁筛查工具比较

工具	敏感度（%）	特异度（%）	项目数	应答方式	难易程度	所需时间（分）
BDI	90	79	21	每个问题中对症状严重程度有四项描述	简单	2~5
EDPS	82	86	10	4 个等级	简单	<2
GDS	81	78	15	是或否	简单	2~5
PHQ-2	83	90	2	4 个等级	一般	<1
PHQ-9	88	88	9	4 个等级	一般	<2
WHO-5	93	64	5	4 个等级	简单	<2

BDI，贝克抑郁量表；EPDS，爱丁堡产后抑郁，表；GDS，老年抑郁量表；PHQ-2，患者健康问卷-2；PHQ-9，患者健康问卷-9；WHO-5，世界卫生组织幸福指数。

抑郁症和干眼并存的可能性有多大?

在基于北京、韩国和荷兰的一系列人群的研究中发现,抑郁症与干眼症通常是并存的。在两项以人群为基础的横断面研究中,共有2113名来自北京和韩国的患者参与,研究结果显示,抑郁与干眼症状(砂砾感、异物感、灼烧感、干燥)相关,但与干眼泪液破裂时间(TBUT)或Schirmer测试得分不一致[9,10]。在一项利用美国退伍军人事务(VA)国家数据库的研究中,发现创伤后应激障碍(OR 1.92,95%CI 1.91~1.94)和抑郁症(OR 1.92,95%CI 1.91~1.94)都增加了患干眼的风险。因为已经考虑到了年龄、性别以及抗抑郁药物和抗焦虑药物对结果的影响,这些发现较为可靠[12]。在涉及425名患者关于疼痛的横断面研究中,患有慢性疼痛综合征(肠易激综合征IBS)、慢性骨盆疼痛或纤维肌痛的研究对象干眼发生率高于不患有上述疾病的患者,但两者眼部症状并无明显差异[11]。

针对同时患有精神性疾病和疼痛障碍的患者有哪些治疗方案?

治疗干眼患者的精神疾病,如抑郁和焦虑的最佳方法是将药物和非药物治疗(患者教育、运动疗法、认知行为疗法)结合起来,同时保持患者在治疗过程中的积极配合。这些是基于治疗纤维肌痛患者得出的经验。

药物治疗

药物治疗通常通过降低兴奋性神经递质(如谷氨酸盐、普瑞巴林、加巴喷丁)的活性或通过增加抑制性神经递质 (如去甲肾上腺素、5-羟色胺和γ-氨基丁酸、5-羟色胺-去甲肾上腺素再摄取抑制剂、度洛西汀、米那普仑)的活性来起作用。在确诊抑郁或焦虑后,接下来应该根据患者痛苦或损伤严重程度以及患者的偏好来确定是否需要治疗。如果决定开始药物治疗,第一线治疗药物通常选择SSRI或SNRI,因为其副作用可以被接受[13]。表10.2给出了SSRI和SNRI在治疗抑郁和焦虑方面的比较。用药开始后,通常在1~2周内便可以看到患者情绪的变化[14-16]。

同时还发现,表10.2中列出的药物在治疗纤维肌痛相关疼痛方面是有效的,并且可以考虑用于有眼表疼痛的患者。目前,研究较好的药物,包括某些SNRI(如度洛西汀和米那普仑)、三环抗抑郁药(如阿米替林)和抗惊厥药(如加巴喷丁和普瑞巴林)[17-19]。有趣的是,其他常用于治疗疼痛的药物,如非甾体抗炎药、阿片类药物和皮质类固醇,尚未证明对治疗纤维肌痛有效。事实上, 阿片类药物已经被证明会加剧与纤维肌痛相关的痛觉过敏和处于其他集中疼痛区域的疼痛[20]。人们认为,在纤维肌痛患者中,阿片系统是过度兴奋的,这可能解释了为什么阿片类药物对治疗疼痛症状无效。因此,另一种有希望治疗纤维肌痛的方法是低剂量纳曲酮[21]。纳曲酮被认为可以抑制小胶质细胞活性,从而减少促炎因子(如细胞因子、兴奋性氨基酸和一氧化氮,可引起痛觉过敏、疲劳和纤维肌痛的其他症状)的产生[22,23]。此外,激痛点注射可能有利于治疗纤维肌痛[24,25]。

表 10.2　眼表疾病患者可以考虑使用的与纤维肌痛相关的疼痛、焦虑的药物治疗

药物	每日初始剂量(口服,mg)	每日剂量范围(口服)	副作用分布、特性
舍曲林	25~50	50~150	失眠、烦躁、胃肠不适、腹泻
氟西汀	20	20~60	失眠、烦躁、体重变化、持续数周
帕罗西汀	20	20~50	轻度镇静,弱抗胆碱能作用
西酞普兰	10	10~40	QT 间期延长,有低风险出现失眠烦躁
度洛西汀	30	60~120	治疗合并疼痛的疾病有效
文拉法辛	75	75~225	随着剂量的增加,血压(舒张压)和心率增加;有较大风险患失眠、烦躁;治疗合并疼痛的疾病有效
丁螺环酮	10(分次服用)	10~60(分次服用)	非苯二氮草类抗焦虑药,对合并重度抑郁症无效
米氮平	15	15~60	食欲增加;用于治疗失眠焦虑,镇静;非典型抗抑郁药
喹硫平	25~50	50~300	锥体外系症状、体重增加、代谢副作用
丙咪嗪	75(分次服用)	75~200(分次服用)	抗胆碱能副作用,潜在心脏毒性,TCA
羟嗪	50(睡前)	25~50 每日三次	抗胆碱能副作用
去甲替林	10(睡前)	10~75	抗胆碱能副作用,口干、眼干、嗜睡、很少出现心动过速
阿密曲替林	5(睡前)	10~75	抗胆碱能副作用,口干、眼干、嗜睡、很少出现心动过速

非药物治疗

目前研究最好的非药物疗法,包括教育、认知行为疗法和锻炼。许多研究表明,对于单极性抑郁症的初步治疗,心理治疗和药物治疗同时进行的疗效优于单纯药物治疗。在纤维肌痛中,其他治疗包括脊椎推拿、太极、瑜伽、针灸和肌筋膜释放治疗[26,27]。经皮和中枢神经刺激疗法也被用于治疗纤维肌痛并取得了一定成功[28,29]。

对这个患者的适当治疗是什么?

对于这个患者,需要采用多学科专家合作方法。眼科医生应与患者的初级保健医生合作,并鼓励将其转介给心理健康专家。尽管有良好的横断面数据,将精神疾病和干眼联系在一起,但在这种情况下,没有任何纵向数据可以指导治疗。例如,目前还不清楚治疗慢性非眼部疼痛和抑郁、焦虑会对干眼症产生什么影响。因此,眼科医生应根据需要提供局部治疗,以改善眼部表面健康状况,并与其他专科合作,解决与干眼相关的非眼部疾病。

病例 2:系统性免疫疾病下的泪液缺乏型干眼

一位49岁女性,有使用羟氯喹治疗关节炎的病史,因视力下降、双眼灼痛和发红前来就诊。患者每天使用不含防腐剂的人工泪液6~8次,症状并无缓解。患者自述清晨醒来后,以及使用电脑工作时,眼部症状更严重。既往史有明显的背部和关节疼痛。同时根据需要,用羟氯喹和布洛

芬可以很好地控制背痛和关节痛。除上述疾病外，患者身体健康，没有服用过其他药物。

检查时，患者的最佳矫正视力为20/25，眼内压正常。渗透浓度测试显示，右眼为308 mOsm/L，左眼为315 mOsm/L。眼周皮肤的评价显示，没有皮疹或皮肤异常。裂隙灯检查下眼睑边缘，可见中度毛细血管扩张，球结膜轻度充血。荧光素检查右眼和左眼泪膜破裂时间分别为7秒和9秒。患者双眼泪湖容积减少，下角膜点状上皮可见3处以上糜烂。麻醉下进行Schirmer眼部试验，5分钟后，右眼润湿4mm，左眼润湿3mm。InflammaDry(RPS技术，坦帕)阳性，双眼均可见中等强度条带。其余的眼部检查并无异常。

这些发现说明什么？

以上检查结果提示患者有泪液缺失型干眼(DE)。2007 年，国际干眼症工作中心(DEWS)报告中对干眼的定义是："一种泪液和眼表的多因子疾病，该疾病会导致眼部不适、视觉障碍和泪膜不稳定等症状，并可能损害眼表，伴随泪膜渗透压升高和眼表炎症的发生。"[30]

考虑到干眼症的多因素性质，没有哪项单一的检查能诊断所有干眼患者。许多不同的诊断测试被用来评估眼表的不同组成部分。

泪液量

可以使用裂隙灯检查泪膜体积以观察泪液凹面。下泪液凹面高度低于 1mm(在没有明显结膜松弛影响泪液弧面的情况下)提示水份不足[30]。高分辨率前段光学相干断层扫描(OCT)最近被用于评估下泪液凹面。首先泪液凹面通过仪器成像，然后使用该图像来计算下泪液凹面所占体积[31]。

Schirmer 条带可使用麻醉剂(测量基础泪液分泌)或不使用麻醉剂(测量反射性泪液分泌)[30,32]以测量泪液产生情况。Schirmer 的测试是通过在下眼睑边缘放置一小段滤纸片，放置 5 分钟并测量泪液在滤纸片上浸湿的长度来进行的。>10mm 的润湿值可认为泪液充足，并且已经有相关人员推荐用<5 或 8mm 的润湿长度作为诊断干眼的临界值[30]。当然，该数值是可变的，有临床医生使用 3mm 和 7mm 分别作为使用麻醉剂和未使用麻醉剂的 Schirmer 试验的临界值[29]。

泪膜稳定性

荧光素法测泪膜破裂时间是通过将荧光素染料滴入泪膜后测量泪膜稳定性来完成。通过裂隙灯的观察，可以发现荧光素在角膜上的早期破裂，被看作是通过泪膜形成的一个黑点[30,31]。泪液破裂时间<10 秒表示泪膜快速破裂，是泪膜不稳定性的指标。泪膜中的任何扰动，包括水性泪液缺乏或脂质缺乏(睑板腺功能障碍)，都可能导致异常的泪膜破裂时间。

上皮细胞破裂

缺水也可导致角膜和结膜上皮细胞破裂。上皮细胞健康的评价是通过滴注局部染料，如荧光素和利萨明绿进行的[30,32]。

渗透压

泪膜渗透压升高是 DE 中另一个可能存在的表现。泪液高渗是由眼表的水蒸发引起的,这可能是由于泪液体积小、快速蒸发或两者的组合而发生的。Versura 等的研究表示,一般情况下,将泪液渗透压在 305mOsm/L 及以上的定为轻度升高;将泪液渗透压在 318mOsm/L 及以上的定为严重升高,该结果具有较高的阳性预测值和似然比[33]。两眼之间或单眼重复测量后渗透压>10mOsm/L,也表明泪膜功能失调,因为若泪膜健康,随着时间的推移渗透压测量结果将维持稳定。

炎症

炎症介质,如干扰素 γ、白细胞介素-1,白细胞介素-17 等已被证明与眼表面疾病的严重程度相关[34]。然而,直到最近也没有通用的方法来测量眼表炎性介质。InflammaDry 是一种新的诊断性检测方法,可检测皮肤表面基质金属蛋白酶-9(MMP-9)。MMP-9 的炎性干燥试验应在施用眼麻醉剂、局部染料或 Schirmer 试验之前进行。用样本收集器在眼睑结膜收集泪液,直到其闪烁,表明样本收集器已经饱和。然后,在加入缓冲溶液的情况下,将样品绒毛放入测试盒中。在 10 分钟内,如果免疫测定测试条上存在 MMP-9 抗原-抗体相互作用,结果将出现两行条带(一行为蓝色,另一行为红色),即阳性结果。利用该测试可以定性得出结果(是/否)。根据制造商所说,红线的强度与存在的 MMP-9 的量直接相关,检测下限为 40ng/mL[35]。条带的强度可能确实提供了一些定量的信息,但尚未得到验证。

我们认为,该患者在风湿性疾病(类风湿性关节炎)的背景下有中至重度的干眼。这就增加了我们对患者患有干燥综合征的怀疑。

下一步应该对患者进行哪些进一步评估?

应通过搜集患者全面的临床病史,检查眼表和口腔黏膜,并用血清学检测对自身免疫性疾病敏感但对干燥综合征不特异的类风湿因子(RF)和抗核抗体(ANA)来评估干燥综合征的患病情况。在 ANA 中,应选取一个亚型,即可提取核抗原(ENA),寻找与其结合的 ANA,称为抗 ENA,包括抗-RO 和抗-La。抗-RO(SS-A)和抗-La(SS-B)对干燥综合征具有较高的特异性(阳性率分别为 70%~95%和 60%~90%)[36]。新的研究已经在 SS 患者中发现了唾液腺蛋白-1(SP-1)、碳酸酐酶 6(CA6)和腮腺分泌蛋白(PSP)的附加抗体。因此,SP-1、CA6 和 PSP 可能有助于诊断其他亚型的 SS 患者,并且动物实验研究结果显示,其可能有助于早期诊断[37]。然而,血清学检查阴性并不能排除 SS,一些有 SS 临床表现的患者,可能在这些抗体中并未达到阳性滴度。在这些情况下,可能需要进一步的测试,包括由耳鼻喉科或口腔外科医生进行的唾液腺活检。

考虑到腺体外表现的风险,包括冷球蛋白血症、血管炎、贫血、白细胞减少和血小板减少症,SS 的早期诊断显得十分重要[38]。干燥综合征症状较严重或发展了腺外疾病的患者,可能需要更积极地使用系统药物,如羟氯喹来治疗,而不是仅在症状较轻的患者中使用局部治疗措施[39]。虽然口服羟基氯喹并不能改善干眼，但人们相信早期治疗可改善唾液腺功能[40]，并可通过调节淋巴增殖来防止肿瘤转化。利妥昔单抗在治疗有严重腺外表现的患者中也显示出较好的治疗作用，但未能改善眼部症状，因此不建议将其单纯用于眼部疾病。

MMP 测试阳性对眼表疾病患者的治疗有何影响？

MMP 试验阳性能为眼表炎症提供客观依据。因此，应该对那些患者进行一系列抗感染治疗。我们通常从作用温和的类固醇开始，如 0.05%的氯替泼诺或 0.01%的氟米龙（只要可用，我们优选不含防腐剂的类固醇，如甲泼尼龙），每日 2~3 次，然后逐渐减少到每日 1 次，持续 1 个月。如果患者使用类固醇后感觉症状有所改善，则可在类固醇逐渐减少到每周 1~2 次的同时，加入抗感染剂，如 0.05%环孢菌素或立他司特。

经进一步询问，若患者确实有口干症状和频繁龋齿的病史。血清学检查结果也显示抗RO阳性和抗LA阳性，则可对干燥综合征进行正式诊断。之后，患者继续每天使用不含防腐剂的人工泪液6~8次，并改变了生活方式，如关掉风扇睡觉和增加饮食中的必需脂肪酸等。鉴于患者疾病的炎性史和MMP试验阳性，患者开始使用0.05%环孢素乳剂，每天两次和0.01%氟米龙，持续1个月后，改为每天一次。两个月后，患者前来复查，症状有所改善，但没有消除。接着，患者的类固醇逐渐减少到每周1~2次。

在下一步治疗的选择中，有泪点栓塞或血清泪液两种方案，患者倾向于首先使用自体血清泪液。于是患者开始使用20%自体血清泪液，每天4次。3个月后，报告干眼症状得到明显改善。此外，患者的双眼角膜染色均有改善。接下来将会继续监测该患者的眼表疾病情况（同时每年监测羟基氯喹毒性）。

（刘佳祥 译）

参考文献

1. American Psychiatric Association. Diagnostic and statistical manual of mental disorders. 5th ed. Arlington, VA: American Psychiatric Publishing; 2013.
2. Simon GE, VonKorff M, Piccinelli M, Fullerton C, Ormel J. An international study of the relation between somatic symptoms and depression. N Engl J Med. 1999;341:1329–35. doi:10.1056/NEJM199910283411801.
3. Williams JW Jr, Pignone M, Ramirez G, Perez Stellato C. Identifying depression in primary care: a literature synthesis of case-finding instruments. Gen Hosp Psychiatry. 2002;24:225–37.
4. Subica AM, et al. Factor structure and diagnostic validity of the Beck Depression Inventory-II with adult clinical inpatients: comparison to a gold-standard diagnostic interview. Psychol Assess. 2014;26:1106–15. doi:10.1037/a0036998.
5. Caro XJ, Winter EF, Dumas AJ. A subset of fibromyalgia patients have findings suggestive of chronic inflammatory demyelinating polyneuropathy and appear to respond to IVIg. Rheumatology. 2008;47:208–11. doi:10.1093/rheumatology/kem345.
6. Arnold LM, Gebke KB, Choy EH. Fibromyalgia: management strategies for primary care providers. Int J Clin Pract. 2016;70:99–112. doi:10.1111/ijcp.12757.
7. Clauw DJ. Pain management: Fibromyalgia drugs are 'as good as it gets' in chronic pain. Nat Rev Rheumatol. 2010;6:439–40. doi:10.1038/nrrheum.2010.120.
8. Anxiety and Depression. http://www.adaa.org/about-adaa/press-room/facts-statistics.
9. Labbe A, et al. Dry eye disease, dry eye symptoms and depression: the Beijing Eye Study. Br

J Ophthalmol. 2013;97:1399–403. doi:10.1136/bjophthalmol-2013-303838.
10. Kim KW, et al. Association between depression and dry eye disease in an elderly population. Invest Ophthalmol Vis Sci. 2011;52:7954–8. doi:10.1167/iovs.11-8050.
11. Vehof J, Sillevis Smitt-Kamminga N, Kozareva D, Nibourg SA, Hammond CJ. Clinical characteristics of dry eye patients with chronic pain syndromes. Am J Ophthalmol. 2016;162:59–65 e52. doi:10.1016/j.ajo.2015.11.017.
12. Galor A, et al. Depression, post-traumatic stress disorder, and dry eye syndrome: a study utilizing the national United States Veterans Affairs administrative database. Am J Ophthalmol. 2012;154:340–346 e342. doi:10.1016/j.ajo.2012.02.009.
13. Anderson IM, et al. Evidence-based guidelines for treating depressive disorders with antidepressants: a revision of the 2000 British Association for Psychopharmacology guidelines. J Psychopharmacol. 2008;22:343–96. doi:10.1177/0269881107088441.
14. Uher R, et al. Early and delayed onset of response to antidepressants in individual trajectories of change during treatment of major depression: a secondary analysis of data from the Genome-Based Therapeutic Drugs for Depression (GENDEP) study. J Clin Psychiatry. 2011;72:1478–84. doi:10.4088/JCP.10m06419.
15. Papakostas GI, Perlis RH, Scalia MJ, Petersen TJ, Fava M. A meta-analysis of early sustained response rates between antidepressants and placebo for the treatment of major depressive disorder. J Clin Psychopharmacol. 2006;26:56–60.
16. Posternak MA, Zimmerman M. Is there a delay in the antidepressant effect? A meta-analysis. J Clin Psychiatry. 2005;66:148–58.
17. Hauser W, Bernardy K, Uceyler N, Sommer C. Treatment of fibromyalgia syndrome with antidepressants: a meta-analysis. JAMA. 2009;301:198–209. doi:10.1001/jama.2008.944.
18. Hauser W, Petzke F, Sommer C. Comparative efficacy and harms of duloxetine, milnacipran, and pregabalin in fibromyalgia syndrome. J Pain. 2010;11:505–21. doi:10.1016/j.jpain.2010.01.002.
19. Hauser W, Petzke F, Uceyler N, Sommer C. Comparative efficacy and acceptability of amitriptyline, duloxetine and milnacipran in fibromyalgia syndrome: a systematic review with meta-analysis. Rheumatology (Oxford). 2011;50:532–43. doi:10.1093/rheumatology/keq354.
20. Brummett CM, et al. Survey criteria for fibromyalgia independently predict increased postoperative opioid consumption after lower-extremity joint arthroplasty: a prospective, observational cohort study. Anesthesiology. 2013;119:1434–43. doi:10.1097/ALN.0b013e3182a8eb1f.
21. Hutchinson MR, et al. Non-stereoselective reversal of neuropathic pain by naloxone and naltrexone: involvement of toll-like receptor 4 (TLR4). Eur J Neurosci. 2008;28:20–9. doi:10.1111/j.1460-9568.2008.06321.x.
22. Myers JS. Proinflammatory cytokines and sickness behavior: implications for depression and cancer-related symptoms. Oncol Nurs Forum. 2008;35:802–7. doi:10.1188/08.ONF.802-807.
23. Watkins LR, et al. Norman Cousins Lecture. Glia as the "bad guys": implications for improving clinical pain control and the clinical utility of opioids. Brain Behav Immun. 2007;21:131–46. doi:10.1016/j.bbi.2006.10.011.
24. Goldenberg DL, Burckhardt C, Crofford L. Management of fibromyalgia syndrome. JAMA. 2004;292:2388–95. doi:10.1001/jama.292.19.2388.
25. Carville SF, et al. EULAR evidence-based recommendations for the management of fibromyalgia syndrome. Ann Rheum Dis. 2008;67:536–41. doi:10.1136/ard.2007.071522.
26. Mist SD, Firestone KA, Jones KD. Complementary and alternative exercise for fibromyalgia: a meta-analysis. J Pain Res. 2013;6:247–60. doi:10.2147/JPR.S32297.
27. Li YH, Wang FY, Feng CQ, Yang XF, Sun YH. Massage therapy for fibromyalgia: a systematic review and meta-analysis of randomized controlled trials. PLoS One. 2014;9:e89304. doi:10.1371/journal.pone.0089304.
28. Williams JA, Imamura M, Fregni F. Updates on the use of non-invasive brain stimulation in physical and rehabilitation medicine. J Rehabil Med. 2009;41:305–11. doi:10.2340/16501977-0356.
29. Hargrove JB, et al. A randomized placebo-controlled study of noninvasive cortical electrostimulation in the treatment of fibromyalgia patients. Pain Med. 2012;13:115–24. doi:10.1111/j.1526-4637.2011.01292.x.
30. The definition and classification of dry eye disease: report of the Definition and Classification Subcommittee of the International Dry Eye WorkShop. Ocul Surf. 2007;5:75–92.
31. Wang J, Palakuru JR, Aquavella JV. Correlations among upper and lower tear menisci, noninvasive tear break-up time, and the Schirmer test. Am J Ophthalmol. 2008;145:795–800. doi:10.1016/j.ajo.2007.12.035.
32. Methodologies to diagnose and monitor dry eye disease: report of the Diagnostic Methodology Subcommittee of the International Dry Eye WorkShop. Ocul Surf. 2007;5:108–152.
33. Versura P, Profazio V, Campos EC. Performance of tear osmolarity compared to previous diag-

nostic tests for dry eye diseases. Curr Eye Res. 2010;35:553–64. doi:10.3109/02713683.2010.484557.

34. Acera A, Rocha G, Vecino E, Lema I, Duran JA. Inflammatory markers in the tears of patients with ocular surface disease. Ophthalmic Res. 2008;40:315–21. doi:10.1159/000150445. 000150445 [pii]
35. Sambursky R, et al. Sensitivity and specificity of a point-of-care matrix metalloproteinase 9 immunoassay for diagnosing inflammation related to dry eye. JAMA Ophthalmol. 2013;131:24–8. doi:10.1001/jamaophthalmol.2013.561.
36. Kumar V, Abbas AK, Fausto N, Robbins SL, Cotran RS. Robbins and Cotran pathologic basis of disease. 7th ed. Philadelphia: Elsevier Saunders; 2005.
37. Shen L, et al. Novel autoantibodies in Sjogren's syndrome. Clin Immunol. 2012;145:251–5. doi:10.1016/j.clim.2012.09.013.
38. Alexander EL, Arnett FC, Provost TT, Stevens MB. Sjogren's syndrome: association of anti-Ro(SS-A) antibodies with vasculitis, hematologic abnormalities, and serologic hyperreactivity. Ann Intern Med. 1983;98:155–9.
39. Venables PJ. Management of patients presenting with Sjogren's syndrome. Best Pract Res Clin Rheumatol. 2006;20:791–807. doi:10.1016/j.berh.2006.05.003.
40. Dawson LJ, et al. Hydroxychloroquine therapy in patients with primary Sjogren's syndrome may improve salivary gland hypofunction by inhibition of glandular cholinesterase. Rheumatology (Oxford). 2005;44:449–55. doi:10.1093/rheumatology/keh506.
41. Fox RI, et al. Treatment of primary Sjogren's syndrome with hydroxychloroquine. Am J Med. 1988;85:62–7.

第 11 章

阻塞性睡眠呼吸暂停(OAS)相关眼病的识别与处理

Charles S. Bouchard

病例 1:病史

ER是一位48岁的西班牙裔男性，他因主诉右眼炎症刺激较左眼严重一年余而被送往参与评估。患者也被告知他的双眼都有涉及。患者还诉说,双眼有些视力模糊和发红伴轻微瘙痒及流泪,右眼大于左眼。

患者的既往病史对糖尿病和酒渣鼻有重要意义。父亲和兄弟的高血压、青光眼和打鼾属于阳性的家族史。

患者既往眼病史对轻度近视、轻度双侧翼状胬肉和佩戴隐形眼镜有重要意义。从患者和他妻子社会史的询问中得知,患者夜间打鼾。患者没有任何睡眠偏好的一面。

从患者目前疾病的病史来看,有一个干眼、翼状胬肉、睑缘炎的诊断结果。患者已就诊过很多眼科医生,他的眼部接受了很多局部调理治疗,包括无防腐剂的人工泪液、氯替泼诺(有所效果)、环孢素眼用乳剂(restasis®)、阿奇霉素、奥洛他定(Patanol®)。患者还尝试了口服多西环素和温敷治疗。但因为胃肠道的不适反应而没有二次服用多西环素。

对眼睛炎症刺激、烧灼感、视力波动和发痒的患者有什么建议?

对这些患者来说,最重要的是首先了解他们的病史,以及对治疗的第一反应。使用 OSDI 调查问卷是一个好的开始,总分为 32 分的得分能表明轻度到中度眼表疾病的划分[1]。就病史而

Electronic supplementary material The online version of this chapter (doi:10.1007/978-3-319-15823-5_11) contains supplementary material, which is available to authorized users.

C.S. Bouchard, MD, MA
Loyola University Medical Center, 2160 S First Ave, Maywood, IL 60153, USA
e-mail: cboucha@lumc.edu

言，症状是逐渐发作还是突然发作，是持续的还是间歇性的，这些症状和滴眼液的使用是否会引起视力的改变？对湿度、风力、空调等环境的改变以及外用和口服药物有何反应？闭眼可以改善眼部症状吗？晚上症状会加重吗？花在电脑前的时间长吗？电脑摆放是否过低或处于水平位置（睑裂和泪液蒸发），以及将视角抬高时，症状是否有显著改善？这些都是评估眼表疾病患者时的重要的病史。一份全面的打鼾史需要从患者及其伴侣中获得，它可以作为诊断睡眠呼吸暂停和眼睑松弛状态（LEC）的关键因素[2-5]（图 11.1）。

在与患者讨论眼表疾病的性质和相对应的处理措施时，重要的一点是有与患者良好沟通的经验。必须清楚地说明这一点，治疗的目的是改善而不是消除。是不太可能的。换言之，治疗的目的是改善症状而不是消除症状，并且症状的改善尽管可能是明确的，但最终只是轻微的。因为任何治疗都不应该与轻微改善区分开来，其是所有治疗方法的目标。

使用适当的治疗频率和持续时间也是很重要的。询问患者治疗是否有效也是重要的。如果这种治疗是有效的，那么关键是使之有效的最低常见剂量/方案是什么。这种方法的必然结果是停止那些没有帮助的治疗。靶向治疗计划也应该和患者进行复核。对于这些患者感觉有效的疗法，下一步便是减少治疗频率，直到其达到最小有效剂量。最后，重要的是和患者强调处理慢性眼表疾病需要有一个预防性方案。它们被用来预防、减轻症状。笔者用防晒霜进行类比，如果你已经被晒伤，然后跑进屋子里并涂抹防晒霜，你会发现，这样做是无效的，而防晒霜也的确没有问题。

眼表检查和诊断实验也必须是同样有序和细致深入的[6]。这通常包括外部检查、裂隙灯检查、诊断测试以及对滴剂（即麻醉剂）的即时评估。如果患者否认在进行局麻后症状有所改善，那么接下来便要探讨对于该症状的其他解释。

外部检查必须包括皮肤类型（Fitzpatrick 量表），是否有酒渣鼻、眼睑的位置（回缩、下垂、兔眼症、睑内翻、外翻）、松弛表现及其程度（按%可见睑结膜分级并伴上睑皮肤中度抬高[7]）、睫毛的方向（睫毛下垂、倒睫），以及静息眨眼频率。眼睑光笔检查表明，在手动地收缩和抬高眼睑时，结膜也能提供有用的信息[结膜上皮下纤维化、穹隆缩短、睑球粘连、睑裂斑，以及视神经乳

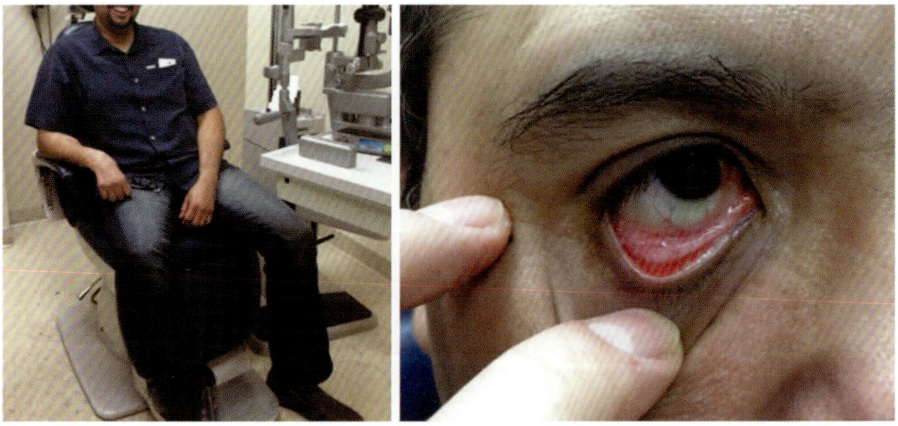

图 11.1 非肥胖患者（病例 1）眼睑松弛状态（LEC）伴睡眠呼吸暂停（最长 70 秒未呼吸）。

头反应(来自球结膜的光反射)]。

裂隙灯检查应重点检查眼睑边缘,包括角化、睑板腺(体积、栓塞、增厚、血管形成、缺失)、蠕形螨的存在,以及任何敏感的金色睫毛。接下来检查的应该是泪膜,包括新月型、泪膜质量(油性),以及破裂时间(BUT)。结膜检查应该识别结膜松弛症、暂时性眼睑平行结膜皱褶(LIPCOF)[8]、淋巴管扩张、血管扩张(局灶性和弥漫性),以及丽丝胺绿染色表现和分布(van Bijsterveld 角结膜染色评分法)[9]。角膜检查应着重在角膜缘新生血管、点状染色表现及分布、丝状物、前基底膜营养不良以及局灶性角膜炎上。前房和晶状体检查也应记录在案。

诊断实验应该包括眼表疾病指数(OSDI)量表结果[1],Schirmer(无麻醉,3 分钟),角膜、球结膜和睑板结膜活体染料染色(荧光素、玫瑰红、丽丝胺绿),泪膜破裂时间(TBUT),以及睑板腺的客观评价(栓塞、体积、血管形成、增厚)。额外的诊断实验选项包括基质金属蛋白酶(MMP)检测(InflammaDry®)、泪液渗透压(TearLab)、睑板腺成像(如 Lipiview®)、结膜印记细胞学,以及泪河高度的 OCT 定量[6]。

体格检查发现,患者营养状况良好,具有正常的体型和体重指数。两眼矫正后的视力为20/20和20/25,瞳孔和视野检查正常。

在外部检查中,患者表现出睫毛下垂,眼周皮肤橘皮样变,以及酒渣鼻,2~3级眼睑松弛与内眦松弛[7]。眼睑位置显示,右上睑下垂,提上睑肌功能良好。有轻微的下睑外翻,但没有内翻或倒睫。睑板部结膜显示轻微1–+弥漫性乳头性结膜炎和球结膜显示微量1+充血。

裂隙灯检查显示无角化的眼睑或眼表,2+睑板腺功能障碍与堵塞,增厚以及轻度腺体缺失。没有观察到蠕形螨。没有眼睑平行结膜皱褶以及结膜丽丝胺染色,但是BUT轻微减小。角膜显示微量–1+下荧光素染色和最小的角膜缘血管。其他的裂隙灯检查如前房和晶状体显示正常。

眼底检查显示c/d比值为4 OU,后极部正常。

诊断试验包括Schirmer 1测试结果为18mm/20mm(无麻醉,3分钟),基质金属蛋白酶(MMP)检测(InflammaDry®)阳性,以及泪膜渗透压读数为305和308。

此时,从病史和检查结果中能得出什么结论?

在建立鉴别诊断时,系统化也是很重要的。我们用维生素 D_4 标记(饮食、发育、药物、变性、血管、感染、外伤、中毒、缺氧、免疫、代谢、内分泌、肿瘤、特殊物质)来检验各种可能。通过从患者主诉和体格检查结果快速得出结论将减少漏诊的可能性。

此时,患者有轻微的眼表疾病和酒渣鼻、眼睑松弛等相关表现。在过去没有进行饮食控制,也没有支持血管、传染、代谢、内分泌、肿瘤和创伤性病因等的发现。患者没有服用表明毒性病因不太可能的药物。Schirmer 试验结果为 18/20,排除泪液缺乏。2 级轻度松弛伴打鼾阳性病史提示眼睑松弛综合征伴睡眠呼吸暂停,即使患者没有超重。还得到了打鼾家族史阳性的支持。建议进行睡眠研究。

进一步的系统检查发现,患者的妻子注意到他晚上会呼吸暂停且不得不摇醒他,让他开始呼吸后，便进行了一次睡眠调查。在睡眠调查中，报告了患者有 70 秒的呼吸暂停发作高峰。

眼睑松弛综合征与睡眠呼吸暂停

眼睑松弛综合征(FES)由 Culbertson 于 1981 年首次报道，随后 Parunovic 也进行了相应报道。并且以超重伴眼睑扩大和慢性结膜炎为特征[3,4]。Netland(1994)报道了 FES 患者眼睑弹性蛋白减少的组织学发现[10]。Schlotzer(2005)进一步研究了基质金属蛋白酶在 FES 中的作用，包括弹性蛋白减少。Series(2004)报道了打鼾患者在经历了悬雍垂腭咽切除术后软腭弹性蛋白分解[12]。虽然目前尚不清楚弹力蛋白的变化是打鼾损伤的原因还是损伤的结果，但这一发现提示这些患者可能存在全身弹性蛋白紊乱。

Woog 在 1990 年首次报道了睡眠呼吸暂停和眼睑松弛的关联[13]。随后多篇文献也有相关报道，其中 Chambe 在 2012 年报道了 OSA 伴 FES 的发病率为 35%[14]。另有其他报道指出 90%~100%的 FES 患者有 OSAS[15-19]。OSA 可能与睡眠有关[20](图 11.2)。

Van den Bosch(1994)用在任何性别的非肥胖个体中相似的发现介绍了“眼睑松弛综合征”(LES)的相关情况[2]。最后，Fowler 和 Dutton(2010)扩展了眼睑松弛以及与之相关的发现，并将松弛分为三类：眼睑松弛状态(LEC)，任何年龄的眼睑松弛不伴眼部症状；眼睑松弛综合征(LES)，但将眼表改变性结膜炎归为 LEC；以及眼睑松软综合征(FES)，FES 出现于超重男性中[5]。眼睑松弛与眼表疾病的关联是有据可循的[21-26](图 11.3 至图 11.5)。

眼表疾病、睡眠呼吸暂停和松弛(眼睑)综合征之间有什么联系?

眼表的改变和眼睑松弛有明确的关系。Acar 等报道了 280 名 OSAHS 患者以及由 AHI 指数确定的 OHS 严重程度[27]。他们都接受了完整的眼部检查，包括 Schirmer、TBUT，以及眼表染色。每一位患者也完成了 OSDI 问卷调查。无 OHSH 组中有 23%患有 FES，轻度 OSHS 组中 FES 的发生率为 41.7%，中度组中有 66.7%的发生率，严重 OSAS 组中的 74.6%还患有 FES。OSDI 问卷、Schirmer 测试、TBUT，以及角膜染色状况都表现出与 OSAS 的严重程度显著相关。

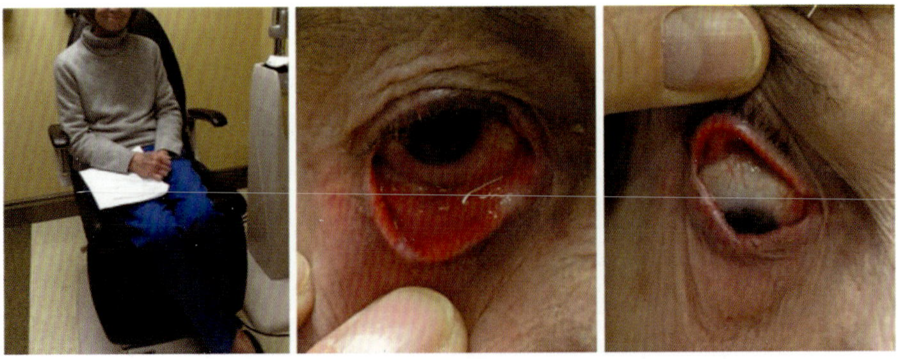

图 11.2 非肥胖的青光眼、眼睑松弛综合征(LES)和 OSAS 患者(病例 2)。

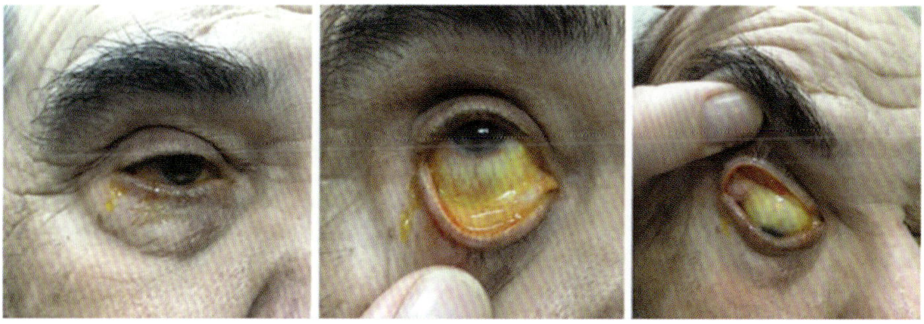

图 11.3　眼睑松弛综合征(LES),未确诊。

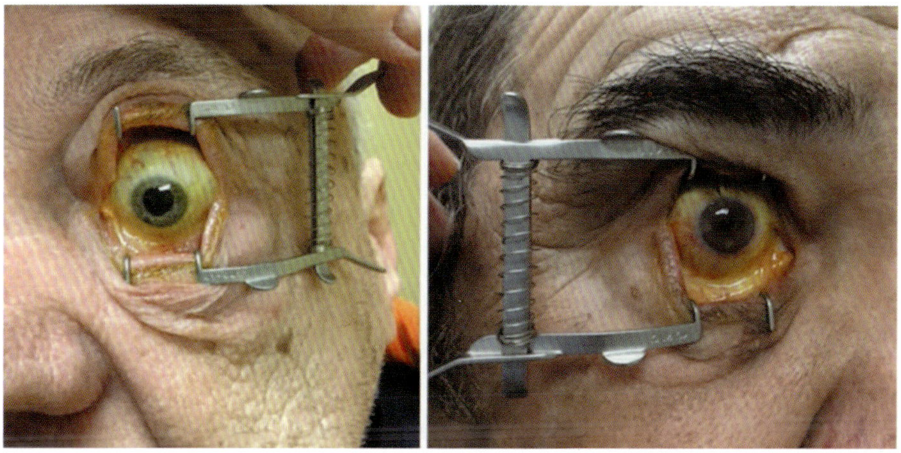

图 11.4　用测轴计测量松弛。

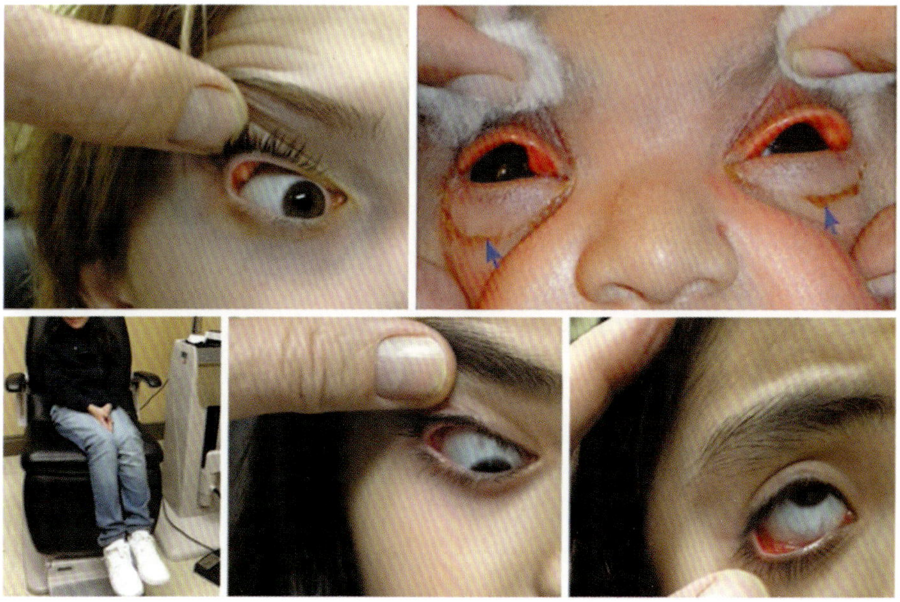

图 11.5　眼睑松弛状态(LEC)(任何年龄)。

患者的下一步治疗是什么？

慢性轻度炎症伴慢性乳头状结膜炎合并眼睑松弛综合征一定程度上是因为泪膜中 MMP 的升高。酒渣鼻性睑结膜炎相关的炎症介质可能也参与了这一过程。FES 和 OSAH 患者的 OSDI、TBUT，以及眼表染色需要进行仔细的评估[22]。治疗的方向应该是减轻炎症和修复眼睑与眼球的附着。这可以通过外眦韧带紧缩完成，或全层楔形切除术来完成。睑板腺功能异常可以局部使用 1%阿奇霉素(AzaSite®)来治疗，热敷和四环素类药物也可能有效[28,29]。

治疗的结果是什么？

已诊断为眼睑松弛综合征(LES)，以及患者已接受上睑楔形切除术和外眦紧缩[30,31]。眼睑最好贴在眼球上。症状体征改善超过 2~3 周。点状角膜炎和渗出已被治愈。侧下睑外翻恢复也很好。睫毛下垂也有轻微改善。组织学标本显示中度结膜慢性炎症浸润尤其在副泪腺组织周围结膜表面有细菌菌落[10,11]。睑板表现为脂肪萎缩，以及真皮呈严重的弹性变性。睑板腺内存在蠕形螨。

概要和结论

1.对所有慢性炎症主诉患者的评估应包括对眼睑松弛的仔细评估，包括上下眼睑的牵拉试验和睑板结膜的炎症。

2.主诉慢性炎症刺激，但Schirmer正常，且对常用的无防腐剂滴眼液反应迟钝的患者，应该建议排除泪液缺乏的诊断(眼睑松弛、过敏性结膜炎、结膜松弛等)。

3.鉴别眼睑松弛症应该对睡眠呼吸暂停，以及与睡眠呼吸暂停有关的许多眼部(全身)神经血管疾病(青光眼、缺血性视神经病变、视盘水肿、视网膜静脉阻塞)进行评估。

病例 2

一位66岁的白人妇女被要求进行青光眼治疗。她的既往病史对糖尿病、高血压、高胆固醇血症和心房纤颤有重要意义。患者否认有青光眼家族史。她的眼用药物包括溴莫尼定/噻吗心安滴(combigan®)、拉坦前列素(适利达®)和无防腐剂的人工泪液。她的全身用药包括胺碘酮、阿托伐他汀和依那普利(一种抗高血压药物)。

外部检查时，有轻度酒渣鼻及双侧轻度睫毛下垂。中度眼睑松弛(2级)，轻度乳头状结膜炎。

裂隙灯检查显示轻度乳头状结膜炎，轻度老年环和轻度核硬化性白内障。无点状染色以及双眼Schirmer 值为18。

眼底检查显示双眼视神经杯/盘比值为0.7。其余部分的眼底检查显示轻度血管衰减及正常的黄斑。他的压平眼内压为14和15。汉弗莱视野计检查显示双侧弓形暗点。OCT检查显示双侧NFL中度缺失。

记住机械性和缺血性青光眼的病因，还有什么其他的测试可能有助于解释发生在中低年龄组的进行性视觉缺失伴压迫感？

颈动脉超声、CT 和 MRI 均正常。日间和夜间眼内压测量均小于 17。24 小时心电图显示间歇性心房颤动。患者开始使用胺碘酮来治疗心房颤动。在过去的几年里，患者的 HVF 持续恶化，尽管压力>15mmHg。

经进一步询问，患者提供了白天疲劳、注意力不集中和一些早晨头痛的病史。患者承认偶尔打鼾，她的配偶确认打鼾经常发生。

这个患者的下一步诊断和(或)治疗是什么？

打鼾和日间疲劳以及眼睑松弛的病史会引起睡眠呼吸暂停症的发生[32-35]。患者被送往做多导睡眠图(PSG)检查，她被诊断为阻塞性睡眠呼吸暂停综合征(OSAS)。上呼吸道阻塞可分为 3 类：①阻塞性睡眠呼吸暂停综合征(OSAS)是最严重的，有白天嗜睡和完全性气流中断症状；②睡眠呼吸暂停；③上气道阻力综合征，打鼾，气流没有明显减少。并非所有 OSA 患者会有白天嗜睡以及被描述为患有 OAS。很多患者并不记得在夜间呼吸暂停发作时醒来过，这使得诊断起来非常困难。阻塞性睡眠呼吸暂停综合征的定义是每小时无呼吸/呼吸不畅事件(AHI)发生大于 5 次，严重程度分为轻度、中度和重度。呼吸紊乱指数(RDI)用来衡量每小时事件发生的次数。阻塞性睡眠呼吸暂停综合征症状包括白天嗜睡、白天头痛、注意力难以集中、记忆障碍(Faridi 等)。在睡眠呼吸暂停发生时，患者不记得醒来。联合国高血压预防、检测、评估和治疗委员会认为，OSAS 是一种可治疗的继发性高血压的病因[36]。阻塞性睡眠呼吸暂停综合征也与肺动脉高压、心肌梗死、心律失常、充血性心力衰竭、脑卒中、心脏相关性死亡率和全因死亡率有关[37,38]。睡眠心脏健康研究(SHHS)认为，OSAS 患者的 RDI 与脑卒中、心力衰竭和血管疾病有明确的关联[39]。

青光眼是一种进行性视神经病变，是一种以视神经改变和特征性视野改变为特征的视神经退行性改变。血管危险因素包括与血流减少和缺血有关的多种疾病。这些疾病包括偏头痛、雷诺现象、房颤、夜间低血压等，都可导致眼灌注压下降。这些仅仅是视神经病变的危险因素而不是必然原因。尽管降低的眼内压(IOP)是唯一确定的可修正的危险因素。众所周知，尽管眼内压得到良好的控制，视野退化也是可能发生的，这也促进了对其他可修正因素的探索。Faridi 等发表了一篇关于睡眠呼吸暂停和青光眼的优秀综述[40]。

在 1982 年，Walsh 和 Montplaisir 首次报道了 OSAS 与青光眼之间的关系[41]。在睡眠过程中，为了保持动态平衡，局部和全身的血管改变由局部自身调节来平衡。然而，在 OSA 患者中，正常的生理平衡已被打乱。OSA 是一种潜在可修正的独立于眼内压的危险因素，它与青光眼的关系越来越密切。OSAS 是一种常见但无法识别的病症[42]。由于慢性间歇性组织缺氧，OSAS 与增加神经血管性疾病(糖尿病)的风险包括肺、心血管疾病(动脉硬化、心脏病、周围神经病变、心脑血管病),以及脑血管疾病(脑卒中、认知能力下降、抑郁、头痛和非动脉炎性缺血性视神经病变 NION)日益相关[43-46]。OSAS 与青光眼风险的关系是有争议的。许多研究表明,OSAS 因与青光眼的视神经病变有关(5.7%~27%的青光眼患者患有 OSAS)而被人所知[47-57]。一些研究未能证明 OSAS 和青光眼之间关系[58-62]。RDI 和 VF 之间的关联已有报道。Shi 等对报道了 OSAS 和青光眼相关性的论文进行了 meta 分析[63]。他们回顾了 16 例总计 2 278 832 患者参与的横断面(6 例病例对照研究和 9 例队列研究)临床研究。计算了 OSAS 和青光眼相关程度的合并的奇数比率。他们发现在 OSAS 患者中青光眼的校正危险比率为 1.67 (95%可信区间为 1.30~2.17)。Muniesa 等发现,FES 是 OSA 患者并发青光眼的危险因素[64]。

血管系统在青光眼伴 OSAS 患者中的作用

灌注压(血压:IOP)

血流和缺血在青光眼病理生理中的作用尚不清楚。Drance 在 1972 年报道了一系列 NTG 患者,其中约 1/3 有血流动力学休克史[65]。在正常或低眼内压情况下,进行性 VF 丢失也提示眼内压之外的其他因素。低夜间灌注压作为青光眼的危险因素得到了一些大型研究的支持[66]。EMGT 报道了升高的收缩压可以减少青光眼的危险因素[66]。灌注压在阻塞性睡眠呼吸暂停综合征中的作用也不清楚。由于夜间交感神经减弱,正常血压将会降低 10%~20%或 15mmHg。这是通过仰卧位来增加眼内压而平衡的。由于局部自身调节机制,关于较低的全身血压在 NTG 病理生理学中的作用有相互矛盾的报道。OSAS 可改变视神经的血流,从而影响灌注压。Mojon 指出 OSAS 的严重程度与青光眼神经损害的程度有光。OSAS 伴交感神经张力增高可以导致血管内皮细胞失调(缺氧介导的改变)以及也会影响视神经乳头血流量。

夜间血压大幅度下降的患者可伴有渐进性的视野损失[67]。

青光眼病理生理学的力学和血管理论得到了 OSAS 的支持。从血管理论来看,上气道萎陷导致的低氧刺激交感神经活化从而产生许多效应, 包括肾素-血管紧张素系统激活和血压升高。

影响眼内灌注和可能地青光眼进展的因素包括:低血压、眼内压波动、颅内压低、OSAS。实际上,CPAP 可以使 IOP 正常化并恢复正常的血压[68]。患者的睡眠呼吸暂停低通气指数(AHI)为60,呼吸紊乱指数(RDI)为 70 秒的呼吸暂停峰值和 64%的氧饱和度。

呼吸不足造成的组织缺氧伴高血压将会导致内皮损伤,降低对一氧化氮的反应性。这将促使自主神经功能障碍/血流改变,引起血管扩张和血管收缩不平衡。

缺氧和随后的再灌注导致氧化应激,炎症反应增加,炎症标志物和活性氧簇增多。

自主神经功能障碍

OSAS 患者中与间歇性缺氧有关的交感神经张力增加被认为可以导致内皮损伤[69]。OSAS 患者血浆和尿中儿茶酚胺水平升高。OSAS 通过氧化应激、炎症、动脉粥样硬化和一氧化氮的减少影响血管内皮细胞[70,71]。引起血管收缩的内皮素-1 在 OSAS 和 NTG 患者中已被证明发生了上调[72]。OSAS 在血管调节中起了作用。

缺血

虽然动脉粥样硬化及颈动脉血管病与青光眼无关,但是在 NTG 患者中,无症状性脑血管梗死发生率仍在升高[73]。间歇性缺氧与血管痉挛性缺血(如偏头痛)有关,正如 Collaborative 正常眼内压性青光眼(CNTG)研究所报道的那样,也与 LTG 有关。CPAP 治疗可减少 OSAS 患者缺氧诱导的血小板活化[74]。

炎症与氧化应激

在 OSAS 患者全身和眼睑部位发现的间歇性缺氧和再灌注损伤导致的炎症变化诱发青光眼性损害。

高碳酸血症

呼吸暂停导致外周血管收缩,进而引起脑和心肌循环的局部血管扩张。呼吸暂停后过度换气导致低碳酸血症和外周血管扩张。青光眼患者眼部血管缺乏扩张可能会导致脑血管“窃取”流向视神经的血流。高碳酸血症还会增加颅内压,引起代谢应激和酸中毒。

IOP 在 OSAS 和青光眼中的作用

机械原因的机制取决于薄层的压力和结构。正常人和青光眼患者的眼内压在夜间达到峰值,升高情况不明或无法测量。眼内压由房水形成量、流出道阻力和巩膜外静脉压力决定。夜间房水减少,代谢率较低,仰卧位上巩膜静脉压增加。睡眠阶段和自主神经对血流动力学的调节也起了作用。虽然收缩压的增加可能会增加眼内压,但其量可以忽略不计。闭合式声门吸气可能会降低巩膜静脉压和眼内压。一项研究发现,NTG 患者和 OSAS 患者长时间呼吸暂停后,眼内压没有变化。因此眼内压对青光眼的影响可能很小。

除青光眼外,OSAS 还与多种眼病相关,包括:前部缺血性视神经病变(AION)、继发于颅内高压增加的双侧视盘水肿、眼睑松弛和眼睑松弛综合征、上睑下垂、乳头状结膜炎、丝状角膜病变、视网膜血管迂曲和中心浆液性脉络膜视网膜病变[33,75-77]。

下一步的治疗方法是什么？

患者开始持续气道正压通气（CPAP）治疗。她的视野每 6 个月监测一次，在 3 年内无进展。Kremmer 等人以前曾报道过这一发现[78]。

概要和结论

1.压降低，包括偏头痛、房颤和夜间血压降低。

2.间歇性低氧为特征的OSAS是一种可改变的青光眼危险因素，其非IOP相关机制，包括视神经乳头部灌注压力降低、自主神经功能障碍、缺血、血管炎症和氧化应激。

3.OSAS的诊断和严重程度往往被忽视，应怀疑正常/低眼内压背景下的低眼内压青光眼和进行性HVF缺失的相关性（Kremmer等）。

4.青光眼患者应调查OSAS的相关症状（打鼾、白天嗜睡、白天头痛、注意力难以集中和记忆力问题）。

5.CPAP可减缓OSAS患者视野损害的进展，并能很好地控制眼内压。

6.眼科医生、耳鼻喉科医生和睡眠医生需要更好地理解眼病和OSAS之间的关系。

病例 3

一位61岁的黑人男性，有10年糖尿病、高血压和高脂血症的病史，主要症状是早上醒来时发现右眼突然出现周边视力丧失。这种视力变化持续1周。他否认以前曾有过该眼短暂失明的情况，否认有任何其他相关的眼部症状，否认有偏头痛、胶原血管疾病、颈动脉疾病或内分泌失调的病史，否认使用勃起功能障碍药物。

检查他的视力为20/60，瞳孔测试正常，视野检查显示右外周视野丧失，两眼压平眼压为18mmHg。

外部检查显示2级眼睑松弛和轻度睫毛下垂。

裂隙灯检查显示轻度睑板乳头状结膜炎、轻度双侧球结膜充血、轻度结膜松弛、正常角膜和轻度白内障。

眼底检查显示左眼视网膜分支静脉阻塞。荧光素血管造影证实了这一点。高速高分辨率光谱OCT显示平均脉络膜厚度减小201μm（对照组为324μm）。

视网膜分支静脉阻塞的危险因素是什么？

视网膜静脉阻塞的危险因素很多，包括高血压和糖尿病。Stem 于 2013 年报道了 2001—2009 年在管理式医疗网络中登记的 494 165 位 55 岁以上的人。黑种人患者、有过脑卒中和高凝状态都增加了 CRVO 的风险。糖尿病或高血压引起终末器官损害的患者也有较高的 CRVO 风险。

Sohan Singh Hayreh(1974)的开创性工作提出了一种潜在的静脉阻塞机制，包括缺氧诱导的视网膜中央动脉血管舒张，从而压迫视网膜中央静脉鞘[80]。高碳酸血症引起的脑血管扩张造成颅内压升高、视乳头水肿和视神经乳头静脉压升高，这也导致静脉循环减慢。静脉压力升高导致血浆离开血管腔室，局部黏度增加。氧气和二氧化碳的波动起代谢压力的作用，并压垮视神经乳头和视网膜的自我调节能力。在睡眠呼吸暂停中，与交感神经刺激相关的睡眠唤醒可导致严重的血流动力学紊乱。此外，血小板聚集性、内皮功能障碍和炎症也起作用。同样的机制也适用于缺血性视神经病变[43,80–82]。

这个患者脉络膜变薄的意义是什么？

由 OCT 测量出的脉络膜变薄已在病理性近视、年龄相关性黄斑变性、青光眼和糖尿病视网膜病变中被证明，但是，在 VHK 综合征和中心浆液性脉络膜视网膜病变中，脉络膜却是增厚的[83–85]。脉络膜变薄也已经在 OSAS 患者[86,87]中被证明。据推测，缺氧和再灌注损伤的发生是 OSAS 变化的原因，它们可导致氧化应激、炎症、血管内皮损伤和对一氧化氮反应性降低。血管扩张不足可导致脉络膜血流量减少。与视网膜和视神经头部脉管系统不同，脉络膜循环受到自主调节。严重的 OSAS 患者脉络膜交感神经自主调节受损可能是脉络膜厚度较对照组更薄的原因。慢性缺氧和异常血流可导致视网膜细胞损伤、水肿、色素上皮损伤、血-视网膜屏障破坏和脉络膜渗出增加。由于对脉络膜循环中次级血管的舒张作用，枸橼酸西地那非已经被证明可以增加脉络膜厚度[88]。但我们的患者否认这一点。

Xin 提出了慢性间歇性低氧对 OSAS 患者交感神经调节障碍的影响[86]。Mason 等发现，有临床意义的黄斑水肿患者有较高的 OSAS 患病率[89]。

已知的与 OSAS 相关的全身性和眼部疾病是什么？

已知的与 OSAS 相关的全身性疾病包括高血压、心肌梗死、脑卒中、心律失常和葡萄糖代谢异常。眼神经血管疾病包括青光眼、非动脉炎性前部缺血性视神经病变(NAION)、视野缺损、视乳头水肿和眼睑松弛综合征。

在台湾的一项大型研究中，有 35 634 位患者(5965 位 OSA 患者和 29 669 位对照组)报道了视网膜静脉阻塞。OSA 患者的 RVO 发病率增加了 1.94 倍，与年龄、性别和并发症无关[90]。发病机制被认为是由于视网膜循环减慢。Glacet-Bernard 等人报道了 63 例 RVO 患者中的 30 例患者有 3 个危险因素中的 2 个：心血管疾病、打鼾和日间嗜睡[91]。77%的患者(30 人中的 23 人)患有 OSAS 和 PSG。平均年龄为 56.3 岁，平均随访 15 个月(6~24 个月)。30 例患者中，CRVO 为 23 例，BRVO 为 5 例，半中央静脉阻塞为 2 例。

概要和结论

1.阻塞性睡眠呼吸暂停应在所有伴随神经血管眼病患者，特别是那些发展为视网膜血管阻塞的血管病变患者中被怀疑。

2.个人详细的打鼾和白天嗜睡病史会提醒临床医生睡眠呼吸暂停的可能性。打鼾的家族史也应该被询问。

3.仔细检查眼睑松弛度将增加OSA诊断的临床支持。

（李清海 译）

参考文献

1. Schiffman RM, Christianson MD, Jacobsen G, Hirsch JD, Reis BL. Reliability and validity of the ocular surface disease index. Arch Ophthalmol. 2000;118:615–21.
2. van den Bosch WA, Lemij HG. The lax eyelid syndrome. Br J Ophthalmol. 1994;78:666–70.
3. Culbertson WW, Ostler HB. The floppy eyelid syndrome. Am J Ophthalmol. 1981;92:568–75.
4. Parunovic A. Floppy eyelid syndrome. Br J Ophthalmol. 1983;67:264–6.
5. Fowler AM, Jonathan JD. Floppy eyelid syndrome as a subset of lax eyelid conditions: relationships and clinical relevance (an ASOPRS thesis). Ophthal Plast Reconstr Surg. 2010;26:195–204.
6. Messmer EM. The pathophysiology, diagnosis and treatment of dry eye disease. Dtsch Arztebl Int. 2015;112:71–82.
7. Liu DT, Di Pascuale MA, Sawai J, Gao YY, Tseng SC. Tear film dynamics in floppy eyelid syndrome. Invest Ophthalmol Vis Sci. 2005;46:1188–94.
8. Hoh H, Schirra F, Kienecker C, Ruprecht KW. Lid-parallel conjunctival folds are a sure diagnostic sign of dry eye. Ophthalmologe. 1995;92:802–8.
9. Lemp MA, Baudouin C, Baum J, Dogru M, Foulks GN, Kinoshita S et al. The definition and classification of dry eye disease: report of the Definition and Classification Subcommittee of the International Dry Eye Workshop. Ocul Surf. 2007;5(2):75–92.
10. Netland PA, Sugrue SP, Albert DM, Shore JW. Histopathologic features of the floppy eyelid syndrome. Involvement of tarsal elastin. Ophthalmology. 1994;101:174–81.
11. Schlotzer-Schrehardt U, Stojkovic M, Hofmann-Rummelt C, Cursiefen C, Kruse FE, et al. The Pathogenesis of floppy eyelid syndrome: involvement of matrix metalloproteinases in elastic fiber degradation. Ophthalmology. 2005;112:694–704.
12. Series F, Chakir J, Boivin D. Influence of weight and sleep apnea on the immunological and structural features of the uvula. Am J Respir Crit Care Med. 2004;170:1114–9.
13. Woog JJ. Obstructive sleep apnea and the floppy eyelid syndrome. Am J Ophthalmol. 1990;110:314–5.
14. Chambe J, Laib S, Hubbard J, Erhardt C, Ruppert E, et al. Floppy eyelid syndrome is associated with obstructive sleep apnoea: a prospective study on 127 patients. J Sleep Res. 2012;21:308–15.
15. Muniesa MJ, Huerva V, Sanchez-de-la-Torre M, Martinez M, Jurjo C, et al. The relationship between floppy eyelid syndrome and obstructive sleep apnoea. Br J Ophthalmol. 2013;97:1387–90.
16. Robert PY, Adenis JP, Tapie P, Melloni B. Eyelid hyperlaxity and obstructive sleep apnea (O.S.A.) syndrome. Eur J Ophthalmol. 1997;7:211–5.
17. Karger RA, White WA, Park W, Rosales AG, McLaren JW, et al. Prevalence of floppy eyelid syndrome in obstructive sleep apnea–hypopnea syndrome. Ophthalmology. 2006;113:1669–974.
18. Bouchard C, Maki S, Undevia N, Gaynes B, Price R, et al. The association of systemic and ocular disease and the under diagnosis of floppy eyelid syndrome in patients with obstructive sleep apnea. Invest Ophthalmol Vis Sci. 2014;55:1465.
19. Beis PG, Brozou CG, Gourgoulianis KI, Pastaka C, Chatzoulis DZ, et al. The floppy eyelid syndrome: evaluating lid laxity and its correlation to sleep apnea syndrome and body mass index. ISRN Ophthalmol. 2012;20:1–4.
20. Yin T, Li NF, Heizhati M, Zhang J, Zhang J, et al. Association of glucose transporter 4 genetic polymorphisms with obstructive sleep apnea syndrome in Han Chinese general population: a cross-sectional study. Lipids Health Dis. 2014;13:12–21.
21. Leibovitch I, Selva D. Floppy eyelid syndrome: clinical features and the association with obstructive sleep apnea. Sleep Med. 2006;7:117–22.
22. Culbertson WW, Tseng SC. Corneal disorders in floppy eyelid syndrome. Cornea. 1994;139:33–42.

23. Pihlblad MS, Schaefer DP. Eyelid laxity, obesity, and obstructive sleep apnea in keratoconus. Cornea. 2013;32:1232–6.
24. Mastrota KM. Impact of floppy eyelid syndrome in ocular surface and dry eye disease. Optom Vis Sci. 2008;85:814–6.
25. Ezra DG, Beaconsfield M, Sira M, Bunce C, Wormald R, et al. The associations of floppy eyelid syndrome: a case control study. Ophthalmology. 2010;117:831–8.
26. Acar M, Firat H, Yuceege M, Ardic S. Long-term effects of PAP on ocular surface in obstructive sleep apnea syndrome. Can J Ophthalmol. 2014;49:217–21.
27. Acar M, Firat H, Acar U, Ardic S. Ocular surface assessment in patients with obstructive sleep apnea–hypopnea syndrome. Sleep Breath. 2013;17:583–8.
28. Veldman P, Colby K. Current evidence for topical azithromycin 1% ophthalmic solution in the treatment of blepharitis-associated ocular dryness. Int Ophthalmol Clin. 2011;51:43–52.
29. Chan HH, Lee SSY, Tong LT. Use of tetracyclines and macrolides in dry eyes and blepharitis: a systematic review. J Symptoms Signs. 2014;3:204–13.
30. Ezra DG, Beaconsfield M, Collin R. Floppy eyelid syndrome: stretching the limits. Surv Ophthalmol. 2010;55:35–46.
31. Ezra DG, Beaconsfield M, Sira M, Bunce C, Shah-Desai S, et al. Long-term outcomes of surgical approaches to the treatment of floppy eyelid syndrome. Ophthalmology. 2010;117:839–46.
32. Madani M, Madani F. Epidemiology, pathophysiology, and clinical features of obstructive sleep apnea. Oral Maxillofacial Surg Clin N Am. 2009;21:369–75.
33. Waller EA, Bendel RE, Kaplan J. Sleep disorders and the eye. Mayo Clin Proc. 2008;83:1251–61.
34. Abdal H, Pizzimenti JJ, Purvis CC. The eye in sleep apnea syndrome. Sleep Med. 2006;7:107–15.
35. Cheung N, Wong TY. Obesity and eye diseases. Surv Ophthalmol. 2007;52:180–95.
36. Chobanian AV, Bakris GL, Black HR, Cushman WC, Green LA, et al. The Seventh report of the Joint National Committee on prevention, detection, evaluation, and treatment of high blood pressure: the JNC 7 report. JAMA. 2003;289:2560–72.
37. De Torres-Alba F, Gemma D, Armada-Romero E, Rey-Blas JR, López-de-Sá E, et al. Obstructive sleep apnea and coronary artery disease: from pathophysiology to clinical implications. Pulm Med. 2013;2013:1–9.
38. Yaggi HK, Concato J, Kernan WN, Lichtman JH, Brass LM, et al. Obstructive sleep apnea as a risk factor for stroke and death. N Engl J Med. 2005;353:2034–41.
39. Gottlieb DJ, Yenokyan G, Newman AB, O'Connor GT, Punjabi NM. Prospective study of obstructive sleep apnea and incident coronary heart disease and heart failure: the sleep heart health study. Circulation. 2010;122:352–60.
40. Faridi O, Park SC, Liebmann JM, Ritch R. Glaucoma and obstructive sleep apnoea syndrome. Clin Experiment Ophthalmol. 2012;40:408–19.
41. Walsh JT, Montplaisir J. Familial glaucoma with sleep apnoea: a new syndrome? Thorax. 1982;37:845–9.
42. Mannarino MR, Di Filippo F, Pirro M. Obstructive sleep apnea syndrome. Eur J Int Med. 2012;23:586–93.
43. Bilgin G, Koban Y, Arnold AC. Nonarteritic anterior ischemic optic neuropathy and obstructive sleep apnea. J Neuroophthalmol. 2013;33:232–4.
44. Koehler U, Cassel W, Hildebrandt O, Kesper K, Kianinejad P, et al. Obstructive sleep apnea in neurological diseases: specially as a risk factor for stroke. Nervenarzt. 2014;85:35–42.
45. Li M, Hou WS, Zhang XW, Tang ZY. Obstructive sleep apnea and risk of stroke: a meta-analysis of prospective studies. Int J Cardiol. 2014;172:466–9.
46. Banerjee D, Leong WB, Arora T, Nolen M, Punamiya V, et al. The potential association between obstructive sleep apnea and diabetic retinopathy in severe obesity-the role of hypoxemia. PLoS One. 2013;8:e79521.
47. Sergi M, Salerno DE, Rizzi M, Blini M, Andreoli A, et al. Prevalence of normal tension glaucoma in obstructive sleep apnea syndrome patients. J Glaucoma. 2007;16:42–6.
48. Mojon DS, Hess CQ, Goldblum D, Fleischhauer J, Koerner F, et al. High prevalence of glaucoma in patients with sleep apnea syndrome. Ophthalmology. 1999;106:1009–12.
49. Mojon DS, Hess CW, Goldblum D, Bohnke M, Korner F, et al. Primary open-angle glaucoma is associated with sleep apnea syndrome. Ophthalmologica. 2000;214:115–8.
50. Lin PW, Friedman MW, Lin HC, Chang HW, Wilson M, et al. Normal tension glaucoma in patients with obstructive sleep apnea/hypopnea syndrome. J Glaucoma. 2011;20:553–8.
51. Bendel RE, Kaplan J, Heckman M, Fredrickson PA, Lin SC. Prevalence of glaucoma in patients with obstructive sleep apnea—a cross-sectional case series. Eye. 2008;22(9):1105.
52. Karakucuk S, Goktas S, Aksu M, Erdogan N, Demirci S, et al. Ocular blood flow in patients with obstructive sleep apnea syndrome (OSAS). Graefes Arch Clin Exp Ophthalmol.

2008;246:129–34.
53. Boyle-Walker M, Semes LP, Clay OJ, Liu L, Furh P. Sleep apnea syndrome represents a risk for glaucoma in a veterans' affairs population. ISRN Ophthalmol. 2011;2011:920767.
54. Blumen Ohana E, Blumen MB, Bluwol E, Derri M, Chabolle F, et al. Primary open angle glaucoma and snoring: prevalence of OSAS. Eur Ann Otorhinolaryngol Head Neck Dis. 2010;127:159–64.
55. Onen SH, Mouriaux F, Berramdane L, Dascotte JC, Kulik JF, et al. High prevalence of sleep-disordered breathing in patients with primary open-angle glaucoma. Acta Ophthalmol Scand. 2000;78:638–41.
56. Tsang CSL, Chong SL, Ho CK, Li MF. Moderate to severe obstructive sleep apnoea patients is associated with higher incidence of visual field defects. Eye. 2006;20:38–42.
57. Kargi SH, Altin R, Koksal KL, Cinar F, et al. Retinal nerve fibre layer measurements are reduced in patients with obstructive sleep apnea syndrome. Eye. 2005;19:575–9.
58. Girkin CA, McGwin G Jr, McNeal SF, Owsley C. Is there an association between pre-existing sleep apnoea and the development of glaucoma? Br J Ophthalmol. 2006;90:679–81.
59. Roberts TV, Hodge C, Graham SL, Burlutsky G, Mitchell P. Prevalence of nocturnal oxygen desaturation and self-reported sleep-disordered breathing in glaucoma. J Glaucoma. 2009;18:114–8.
60. Khandgave TP, Puthran N, Ingole AB, Nicholson AD. The assessment of sleep apnea as a risk factor in glaucoma. J Clin Diagn Res. 2013;7:1391–3.
61. Kadyan A, Asghar J, Dowson L. Ocular findings in sleep apnoea patients using continuous positive airway pressure. Eye. 2009;24:843–50.
62. Geyer O, Cohen N, Segev E, Rath EZ, Melamud L, et al. The prevalence of glaucoma in patients with sleep apnea syndrome: same as in the general population. Am J Ophthalmol. 2003;136(6):1093.
63. Shi Y, Liu P, Guan J, Su K. Association between glaucoma and obstructive sleep apnea syndrome: a meta-analysis and systemic review. PLoS One. 2015;10:e0115625.
64. Muniesa M, Sanchez-de-la-Torre M, Huerva V, Lumbierres M, Barbé F. Floppy eyelid syndrome as an indicator of the presence of glaucoma in patients with obstructive sleep apnea. J Glaucoma. 2014;23:81–5.
65. Drance SM. Some factors in the production of low tension glaucoma. Br J Ophthalmol. 1972;56:229–42.
66. Leske MC. Ocular perfusion pressure and glaucoma: clinical trial and epidemiologic findings. Curr Opin Ophthalmol. 2009;20:73–8.
67. Graham SL, Drance SM. Nocturnal hypotension role in glaucoma progression. Surv Ophthalmol. 1999;43:S10–6.
68. Pepin JL, Chiquet C, Tamisier R, Levy P, Almanjoumi A, et al. Frequent loss of nyctohemeral rhythm of intraocular pressure restored by nCPAP treatment in patients with severe apnea. Arch Ophthalmol. 2010;128:1257–63.
69. Fletcher EC. Sympathetic overactivity in the etiology of hypertension of obstructive sleep apnea. Sleep. 2003;26:15–9.
70. Jelic S, Padeletti M, Kawut SM, Higgins C, Canfield SM, et al. Inflammation, oxidative stress, and repair capacity of the vascular endothelium in obstructive sleep apnea. Circulation. 2008;117:2270–8.
71. Kato M, Roberts-Thomson P, Phillips BG, Haynes WG, Winnicki M, et al. Impairment of endothelium-dependent vasodilation of resistance vessels in patients with obstructive sleep apnea. Circulation 2000;102:2607–2610.
72. Priou P, Gagnadoux F, Tesse A, Mastronardi ML, Agouni A, et al. Endothelial dysfunction and circulating microparticles from patients with obstructive sleep apnea. Am J Pathol. 2010;177:974–83.
73. Suzuki J, Tomidokoro A, Araie M, Tomita G, Yamagami J, et al. Visual field damage in normal-tension glaucoma patients with or without ischemic changes in cerebral magnetic resonance imaging. Jpn J Ophthalmol. 2004;48(4):340.
74. Hui DS, Ko FW, Fok JP, Chan MC, Li TS, et al. The effects of nasal continuous positive airway pressure on platelet activation in obstructive sleep apnea syndrome. Chest. 2004;125:1768–75.
75. Stein JD, Kim DS, Mundy KM, Talwar N, Nan B, et al. The association between glaucomatous and other causes of optic neuropathy and sleep apnea. Am J Ophthalmol. 2011;152:989–98.
76. Mojon DS, Hedges TR III, Ehrenberg B, Karam EZ, Goldblum D, et al. Association between sleep apnea syndrome and nonarteritic anterior ischemic optic neuropathy. Arch Ophthalmol. 2002;120(5):601.
77. Palombi K, Renard E, Levy P, Chiquet C, Deschaux C, et al. Non-arteritic anterior ischaemic optic neuropathy is nearly systematically associated with obstructive sleep apnoea. Br

J Ophthalmol. 2006;90:879–82.
78. Kremmer S, Niederdraing N, Ayertey HD, Steuhl KP, Selbach JM. Obstructive sleep apnea syndrome, normal tension glaucoma, and nCPAP therapy – a short note. Sleep. 2003;26(2):161.
79. Stem MS, Talwar N, Comer G, Stein JD. A longitudinal analysis of risk factors associated with central retinal vein occlusion. Ophthalmology. 2013;120:362–70.
80. Hayreh SS. Anatomy and physiology of the optic nerve head. Trans Am Acad Ophthalmol Otolaryngol. 1974;78:240–54.
81. Hayreh SS. Acute ischemic disorders of the optic nerve. Pathogenesis, clinical manifestations and management. Ophthalmol Clin North Am. 1996;9:407–42.
82. Archer EL, Pepin S. Obstructive sleep apnea and nonarteritic anterior ischemic optic neuropathy: evidence for an association. J Clin Sleep Med. 2013;9:613–8.
83. Chung SE, Kang SW, Lee JH, Kim YT. Choroidal thickness in polypoidal choroidal vasculopathy and exudative age-related macular degeneration. Ophthalmology. 2011;118(5):840.
84. Esmaeelpour M, Povazay B, Hermann B, Hofer B, Kajic V, et al. Mapping choroidal and retinal thickness variation in type 2 diabetes using three-dimensional 1060-nm optical coherence tomography. Invest Ophthalmol Vis Sci. 2011;52:5311–6.
85. Immura Y, Fujiwara T, Margolis R, Spaide RF. Enhanced depth imaging optical coherence tomography of the choroid in central serous chorioretinopathy. Retina. 2009;29:1469–73.
86. Xin C, Wang J, Zhang W, Wang L, Peng X. Retinal and choroidal thickness evaluation by SD-OCT in adults with obstructive sleep apnea-hypopnea syndrome (OSAS). Eye. 2014;28:415–21.
87. Karalezlli A, Eroglu FC, Kivanc T, Dogan R. Evaluation of choroidal thickness using spectral-domain optical coherence tomography in patients with severe obstructive sleep apnea syndrome: a comparative study. Int J Ophthalmol. 2014;7:1030–4.
88. Kim DY, Silverman RH, Chan RV, Khanifar AA, Rondeau M, et al. Measurement of choroidal perfusion and thickness following systemic sildenafil (Viagra®). Acta Ophthalmol. 2013;91:183–8.
89. Mason RH, West SD, Kiire CA, Groves DC, Lipinski HJ, et al. High prevalence of sleep disordered breathing in patients with diabetic macular edema. Retina. 2012;32:1791–8.
90. Chou KT, Huang CC, Tsai DC, Chen YM, Perng DW, et al. Sleep apnea and risk of retinal vein occlusion: a nationwide population-based study of Taiwanese. Am J Ophthalmol. 2012;154:200–5.
91. Glace-Bernard A, Lereaux les Jardins G, Lasry S, Coscas G, et al. Obstructive sleep apnea among patients with retinal vein occlusion. Arch Ophthalmol. 2010;128:1533–8.

第 12 章

瘢痕性结膜炎的诊断与治疗

Robert T. Swan, Jennifer Cao, C. Stephen Foster

病例 1

GG,59岁,女性,因慢性结膜炎而转诊。患者为电信公司的经理。有意义的既往病史有轻度、稳定的地中海贫血,以及用埃索美拉唑治疗的胃反流。除此之外,无其他疾病,未服用其他系统性药物。无季节性过敏史。无家族眼病史。

既往眼部有隐形眼镜佩戴史,目前已无法耐受。大约8个月前,患者的整形外科医生发现其双眼充血。随后,出现烧灼感、流泪,但无眼痒。首诊医生诊断为病毒性结膜炎并推荐使用红霉素软膏。由于治疗无效,患者被转诊至眼科医生,并被诊断为过敏性结膜炎、干眼、睑缘炎和睑板腺功能障碍(MGD)。

在接下来的7个月中,局部药物难以治疗其症状,包括含防腐剂和不含防腐剂的人工泪液、奥洛他定、环孢素眼用乳剂(丽眼达,Restasis)、阿奇霉素、氯替泼诺和泼尼松龙滴眼液。自体血清能够提供暂时性缓解,但成本过高。口服强的松(60mg)和口服多西环素短期疗程无效。二氟泼尼酯能够部分改善症状,但长期使用已导致激素性高眼内压症需要溴莫尼定治疗。患者目前双眼使用二氟泼尼酯(Durezol)1天1次,溴莫尼定1天2次,丽眼达1天2次。在此治疗方案中,患者双眼仍然有症状且不适。此外,夜间驾驶时的眩光使她难以忍受。

R.T. Swan, MD • J. Cao, MD
Massachusetts Eye Research and Surgery Institution (MERSI),
1440 Main Street, Suite 201, Waltham, MA 02451, USA

Ocular Immunology and Uveitis Foundation, Waltham, MA, USA

C.S. Foster, MD, FACS (✉)
Massachusetts Eye Research and Surgery Institution (MERSI),
1440 Main Street, Suite 201, Waltham, MA 02451, USA

Ocular Immunology and Uveitis Foundation, Waltham, MA, USA

Harvard Medical School, Boston, MA, USA
e-mail: sfoster@mersi.com

慢性难治性眼表症状的检查方法是什么？

完整的眼前节检查至关重要。虽然重点往往放在球结膜和角膜上，但还必须密切关注睑缘、眼睑位置和松弛度、睫毛方向以及睑结膜(通过眼睑翻转)。无法耐受佩戴隐形眼镜最常见的原因是“干眼”，但也可能存在眼部炎症的其他原因。Schirmer 试验和丽丝胺绿染色有助于诊断。

在检查中，患者双眼视力为20/25，未矫正。双眼瞳孔反应对称，无瞳孔传入障碍。双眼眼内压为22mmHg。对眼周皮肤的评估显示无皮疹或其他病变的证据。无倒睫，无明显的眼睑松弛或眼睑闭合不全。睑板腺和睑缘正常。患者双眼结膜弥漫性充血。翻转上睑可见双侧轻度乳头状增生伴上皮下纤维化。下睑结膜检查显示双侧上皮下纤维化。双眼球上视时下睑退缩，显示轻微(约25%)的穹隆部缩短。未见结膜肉芽肿。巩膜无异常。角膜可见大量点状上皮糜烂。患者前房安静，虹膜正常。双眼后囊下白内障2+。双眼视神经杯盘比为0.2，余扩瞳眼底检查均正常。

这些结果提示什么诊断？这些检查提示该询问哪些其他病史？

该患者患有慢性瘢痕性结膜炎。如果不刻意寻找，上皮下纤维化和穹隆缩短的体征往往会被忽略，并且这种情况即便经过多次治疗，仍会随着症状性炎症反应迁延数月至数年。通常情况下，睑球粘连形成会促进诊断和转诊，但这已是一个更晚期的症状。

睑结膜下睑缘内侧 1~2mm 处上皮下纤维化形成。看起来像白色闪亮的细交织线，平行于睑缘(图 12.1)。一般来说，即使在患者尽量上视时向下牵拉下睑，穹隆也无法完全可见。若能够以此方式很容易地使穹隆变平坦，则说明穹隆很可能缩短(图 12.2)。

当发现这些瘢痕性结膜炎的表现时，诊断需考虑的第一个问题是，这是既往病史所致的结果还是反映了当前疾病活跃的过程。应询问患者既往病史，包括严重结膜炎、化学伤、

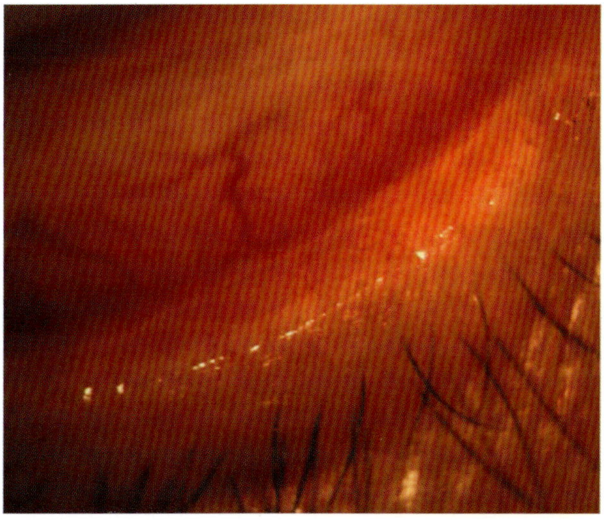

图 12.1 上皮下纤维化的代表性照片。

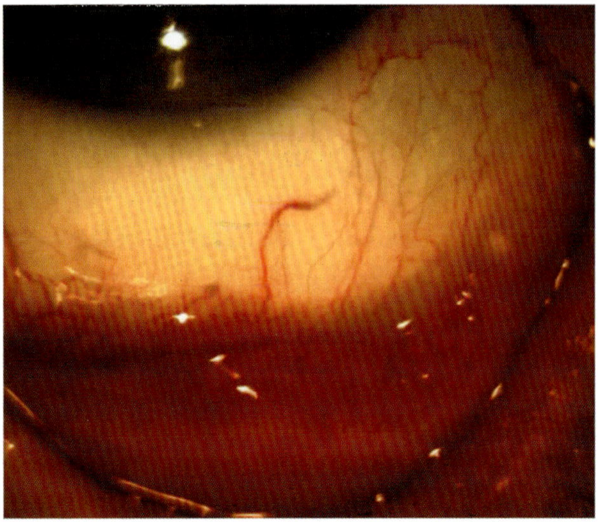

图 12.2 穹隆缩短的代表性照片。注意眼睑牵拉会对球结膜产生张力。

Stevens-Johnson 综合征(SJS)史以及既往长期使用局部青光眼药物,尤其是毛果芸香碱[1]。

这些病史会导致结膜瘢痕形成,一般来说,这种瘢痕不是进行性的。有一种罕见但重要的例外是自身免疫介导的进行性瘢痕,在一些 SJS 患者急性发作期缓解后的很长时间可发现[2]。

活跃的渐进性瘢痕性结膜炎有许多已报道的病因。在自身免疫性病因中,眼瘢痕性类天疱疮(OCP)可能是最常见的,发生率大约为 1:12 000 至 1:60 000 [3]。具有 MGD 和特应性疾病的红斑痤疮在普通眼科门诊中都是常见的病例,但是在特别严重的情况时,上述每一种都可能是结膜瘢痕形成的主要原因[4,5]。重要的是,即使轻度至中度 MGD 或特应性疾病,也可以与 OCP 结合形成更难治的疾病。

几种全身炎症综合征也可能是瘢痕性结膜炎的罕见原因,包括(但不限于)干燥综合征、肉芽肿性多血管炎(GPA)(以前称韦格纳肉芽肿)和结节病[1,6-8]。副肿瘤性病例也曾被报道[9]。沙眼引起的慢性结膜瘢痕形成会导致瘢痕性睑内翻,然后对眼表造成机械性损伤。在世界范围内,这是致盲最常见的感染性病因[10]。虽然在美国极为罕见,但最近来自流行地区的移民应考虑沙眼。

OCP 被定义为缓慢但连续进展的结膜瘢痕形成,最终导致角膜受累和失明[11,12]。其为双侧发病,但在某些情况下可能不对称。该疾病的 4 个阶段已描述如下(表 12.1)。其属于黏膜类天疱疮(MMP)[13]。在这类疾病中,抗体在黏膜基底膜区(BMZ)形成各种糖蛋白,导致慢性炎症和黏膜瘢痕。OCP 可以作为孤立病症或与其他黏膜受累疾病相结合发生。诊断 OCP 的金标准仍然是结膜活检,证明免疫球蛋白或补体沉积在上皮 BMZ。假阴性较常见,不排除这种情况[14]。

虽然该患者目前的病情开始于推测的病毒性结膜炎,但结膜炎本身从未被发现特别严重;而只是缓慢迁延而已。现在已被确诊为瘢痕形成,应该进行彻底的病史回顾和系统评估,以寻找隐匿性的基础系统性炎症过程,重点关注其他黏膜的受累情况。若不询问,患者通常不会提及口腔或阴道病变。应特别强调吞咽困难和呼吸异常, 因为这可能说明隐匿性累及食管或喉部。这些部位受累的概率为 5%~15%[15]。喉部狭窄特别重要,因为若不诊断可能会危及生命。虽

表 12.1　眼瘢痕类天疱疮的评估与治疗

OCP Foster 分期	Ⅰ期——慢性结膜炎伴结膜下纤维化
	Ⅱ期——瘢痕形成导致结膜穹隆缩短
	Ⅲ期——出现睑球粘连、睑内翻、倒睫和角膜病变
	Ⅳ期——角膜角化、睑缘粘连、重度干眼
瘢痕性结膜炎的检查	1. 基础疾病的血清学检查(GPA、干燥综合征、结节病、特应性疾病)
	2. 结膜活检的组织病理学和免疫荧光检查
	3. 其他可能受累黏膜的联合检查
OCP 治疗	早期——抗代谢药物(AZA、MTX、MMF)
	晚期或进展期——联合 IVIg 治疗和利妥昔单抗(首选)或者 CYC
加重因素	特应性疾病
	睑板腺功能障碍
	倒睫
	局部药物,尤其是含防腐剂的

OCP,眼瘢痕性类天疱疮;GPA,肉芽肿性多血管炎;AZA,硫唑嘌呤;MTX,氨甲蝶呤;MMF,霉酚酸酯;IVIg,经静脉免疫球蛋白;CYC,环磷酰胺。

然并不常见,OCP 已被报道可为伴随肿瘤发生的表现;然而,未被建议作为隐匿性恶性肿瘤的常规检查(超过适合年龄的常规筛查试验)。

患者否认有创伤、化学伤、SJS和既往严重结膜炎的病史。对该患者进一步的系统回顾显示,有轻度吞咽困难,因此接受了内镜检查,显示食管有轻度特发性瘢痕。这是由于胃反流,使用艾美拉唑治疗的原因。通过这种药物和一些饮食调整,无需其他治疗。患者无其他黏膜病变。无体征或症状提示潜在的结缔组织或血管炎性疾病。拍摄了基线眼前节照片。

接下来的诊断步骤是什么?

瘢痕性结膜炎患者应该进行基线研究和模拟病因(ESR、CBC、综合代谢组学、血清 IgE、ANA、SS-A、SS-B、ANCA、ACE/溶菌酶)的血清学检查。结膜活检可以在球结膜的任何部位进行。具体的操作技术方法已被报道[1,14,16]。简而言之,可以通过结膜下注射利多卡因泡来完成,其既有麻醉作用,又能从 Tenon′s 囊分离组织。使用镊子和剪刀进行活组织检查,之后使用抗生素眼膏和压力性眼罩。活检组织需要足够大以满足完整的病理分析。

血液检查已完成,并从鼻下象限取球结膜活检。考虑到患者路途遥远,活检在同一天完成。标本大小为3mm×4mm。用镊子将组织放置在浸泡于生理盐水中的纱布上。

应用什么溶液将活检标本送至病理科?什么类型的病理科医生最适合阅片?应要求哪些病理学检查?

与在眼组织上进行的大多数活组织检查一样,最好事先与病理科医生沟通,以确保他/她在结膜组织处理和分析方面合适并有经验。除了具有处理和分析结膜组织重要经验的眼科病理医生之外，免疫荧光通常由皮肤科病理医生进行。

由于活检标本往往反射性地置于福尔马林中，因此强调在该溶液中保存递送的标本免疫荧光常常不能很好的完成，可以使用 Michel 溶液或生理盐水。鉴于病理科医生的个人偏好，进行沟通非常重要。

应评估炎症的组织学类型，特别是否有肉芽肿的特征，提示病状如结节病或 GPA。应注意杯状细胞的存在。肥大细胞的数量/位置也很重要，特别是如果数量过多或过度脱粒可能提示特应性组分。免疫荧光可用于评估免疫球蛋白或上皮基底膜区（BMZ）补体的线性染色。

结膜组织足够大，可以切成两半。一半放入福尔马林用于组织病理学检查，另一半放入 Michel´s溶液中用于免疫荧光检查。该标本被迅速送至病理科。就诊结束时，患者对自己的治疗尚未做任何修改感到不安，也没有广泛讨论鉴别诊断的各个项目。

告知患者瘢痕性结膜炎的病因有很多，最好在血清学和活检结果确认后，再进行诊断或治疗决策相关的讨论。这有时会令患者感到沮丧，因为他们希望立即得到答案。由于许多患者在转诊前接受过多种疗法均失败，因此，在决定下一步治疗之前，尽可能多的获取信息非常重要。

2周后，患者复诊。系统性疾病的血清学检查为阴性。结膜的组织病理学检查显示，角膜基质单核淋巴细胞浸润，杯状细胞减少以及无明显脱粒的正常肥大细胞。无肉芽肿性炎症证据。免疫荧光显示在上皮BMZ处IgG、IgA和补体（C3）线性染色呈阳性。

最可能的诊断是什么？

临床检查和活检符合眼瘢痕类天疱疮（OCP）的诊断。鉴于患者的食管瘢痕病史，应联系消化科专家，以确保他了解黏膜类天疱疮的可能性。

若免疫荧光结果可疑应如何处理？

亲和素-生物素复合物（ABC）染色已被证明，可提高活检结果对呈阴性或可疑的免疫荧光的敏感性[1]。在我们的实验室中，临床上存在高度怀疑的情况下通常会这样做。

如果 ABC 染色不可用，可考虑进行第二次活检。然而，有些患者对第二次活检并不积极，有时结果仍然可能是阴性。对于那些临床症状和进展以 OCP 为典型表现的活检阴性患者，我们建议系统治疗。一个常见的错误是阴性结果可排除 OCP。无论活检结果如何，慢性瘢痕性结膜炎都需要系统治疗以控制炎症。活检未显示，典型类天疱疮的患者仍有高风险，慢性瘢痕形成会导致视力丧失。

1.假设无已知的药物过敏反应，应给患者提供什么治疗选择？有没有禁忌选项？

2.如果有患者对免疫调节治疗（IMT）的处方和监测感到不适，可以做些什么？是否有局部的替代选择？

3.需要多长时间才能知道药物的全部临床效果？如何知道患者是否缓解？

OCP 需要系统治疗。对于视力未受威胁的病例，优先使用在该疾病中具有良好记录的抗代谢药：甲氨蝶呤（MTX）、霉酚酸酯（MMF）或硫唑嘌呤（AZA）[17,18]。过去，我们曾使用氨苯砜治疗轻度病例，但由于该药物导致溶血性贫血的高发生率和替代药物的安全性，在临床实践中已被淘汰[19]。该患者的地中海贫血是使用氨苯砜的一个相对禁忌证。

许多眼科医生对处方和监测 IMT 没有经验或积极性。然而，人们越来越认识到节制激素疗法对于眼部炎症性疾病的重要性。在这种情况下，建议与风湿科或血液科的同事密切合作，他们可以出具处方并进行监测。眼科医生必须在沟通眼部炎症状态方面发挥主导作用，必要时，需要增加或改变治疗。

我们通过主观症状和客观结膜充血的改善来监测治疗效果。我们认为，缓解期的眼睛为白色和安静的。这强调了定期眼前节照相的必要性。抗代谢物在 6 周内达到完全效果。治疗 3 周后，我们将尝试减少用作过渡治疗的皮质类固醇（口服或局部）。对起始剂量仅部分有效的患者，剂量可以增加。此时，需要再等 6 周来了解增加剂量的完全效果。如果患者无法耐受药物治疗，应停止治疗并改为另一种治疗。

由于患者不喝酒，其起始剂量为每周氨甲蝶呤15mg，每日补充叶酸。1个月后，患者诉临床症状改善，二氟泼尼酯逐渐减量。停用二氟泼尼酯后，患者眼内压得到改善，溴莫尼定也停用。此时，患者诉眼睛感觉“很好”，而且没有使用人工泪液，如果可能的话，想要停用丽眼达。患者还想继续佩戴隐形眼镜。

干眼综合征与 OCP 有什么关系？患者能停用丽眼达继续佩戴隐形眼镜吗？

通常，OCP 患者会感觉继发于“干眼”，并且通常作为水液缺乏型进行治疗。然而，OCP 本身不会导致真正的缺水，直到后期[1]。由于患者情况良好，尝试停用丽眼达是合理的，若症状恶化再重新开始用药。只要耐受性良好，隐形眼镜并无禁忌。

缓解3个月后，患者复诊随访。其眩光症状有所进展，患者对白内障手术非常担心。

应何时行此手术？围术期应对系统性疗法做出何种调整？OCP 将如何影响白内障手术的手术方法？

不应行眼科手术。对于传统的囊外白内障手术，我们建议至少等待 6 个月[1]。没有关于白内障超声乳化术患者缓解期最佳时长的数据，建议至少缓解 3 个月。对于所有患者，无论缓解期多长，围术期均应使用高剂量强的松。我们通常在术前 3 天开始使用强的松 60mg，术后每 4 天减量 10mg。目前所有 IMT 治疗都应继续。

考虑到手术技术，这些患者的暴露可能很困难，因为正常的开睑器可能不适合。在这种情况下，针对下睑退缩可使用 6–0 丝线穿过睑缘吊线。如果可能的话，应做一个清晰的角膜切口，以避免结膜的干扰[20]。

术后患者可能出现突然但持续的角膜上皮缺损，当其最终治愈时，导致继发于角膜瘢痕和角膜变薄的视力下降[21,22]。因此，建议术后每 1~2 周重新检查一次。如果结膜瘢痕进展，应重新启用大剂量强的松，并增加系统治疗。如果角膜上皮缺损进展，积极润滑若无改善迹象，则应考虑尽早行羊膜移植术或睑缘缝合术[21]。在确定第一只眼完全愈合之前,不建议对第二只眼进行手术。最终,尽管做出了最大的努力,OCP患者白内障术后效果并不像正常患者那样令人满意[20,23]。因此,进行手术的门槛应该更高,并且患者必须充分了解潜在的术后风险。

患者等了3个月,然后双眼均顺利行白内障手术(相隔2个月)。患者目前缓解期已达1年。虽无任何氨甲蝶呤副作用,但患者不喜欢"服药"的想法。

这些情况很常见。确保患者事先知道我们的计划。在完全无类固醇缓解期后,继续治疗至少2年,然后再尝试减量。试图提前减量是一个错误,几乎不可避免地会导致复发。为了解决患者对使用氨甲蝶呤的担忧,我们讨论了医疗界对这种药物的长期经验和安全性(通过适当的监测)。

一旦无类固醇治疗缓解期达到2年,药物可以缓慢减量。氨甲蝶呤剂量每6~12周减少5mg。一旦停药,应以3个月为间隔监测患者情况,随着时间推移缓慢延长间隔期。如果复发,再次恢复至以前剂量再服用2年,然后再次尝试减量。

病例 2

CC,65岁,女性,双眼难治性慢性瘢痕性结膜炎。因右眼角膜上皮缺损不愈合前来求诊。患者的工作除律师之外,还曾做过模特。由于其慢性眼部充血,患者最近无法工作。有意义的病史是高血压,服用赖诺普利降压。系统回顾显示呼吸困难、吞咽困难或其他黏膜病变为阴性。偶有腹泻,以及出现红斑痤疮。无单纯疱疹(HSV)病史。

大约15年前,患者眼睑均行美容性眼睑成形术,手术顺利。3年前,患者行双眼白内障手术。大约18个月前,患者出现右眼慢性流泪,伴有眼干、刺激感和双眼可见充血。最初诊断为干眼和MGD。初始治疗方案为丽眼达和口服多西环素(口服100mg,每日2次),并放置泪点栓子。由于恶心,患者无法耐受多西环素。

尽管进行了上述治疗,结膜炎症仍然持续,因此,在初诊12个月后,患者被转诊至角膜专科医生。该医生指出,下方睑球粘连导致明显穹隆变浅。考虑到临床高度怀疑OCP,没有进行结膜活检。在那次就诊时,患者开始使用霉酚酸酯(MMF)1g,1天2次,患者症状得到改善但没有治愈。双眼刺激感、眼干和充血持续存在,虽然程度较轻。

患者既往角膜正常,6个月前右眼角膜发现上皮病变。3个月前,患者出现右眼中央角膜上皮缺损。尽管已行羊膜移植术、短暂尝试口服强的松和伐昔洛韦,但上皮缺损仍然持续。患者回忆口服强的松缓解了症状,但其上皮缺损仍在继续。角膜绷带镜有助于减少其刺激症状。患者目前右眼滴泼尼松龙1天4次。

患者视力右眼为20/400,左眼为20/30。双眼瞳孔对称。眼内压双眼为12mmHg。裂隙灯检查显示,下穹隆大量睑球粘连(图12.3),目前只有正常深度的25%。双眼结膜充血2+。右眼角膜上皮已被混浊、不规则的结膜上皮所取代。浅表新生血管形成,以及直径为2.5mm的中央角膜上皮缺损(图12.4)。未见相关的浸润或基质变薄。左眼角膜正常。前房安静,虹膜正常。患者为双侧人工晶体眼。右眼底的细节被角膜混浊所遮挡。左眼底正常。右眼B超检查正常。

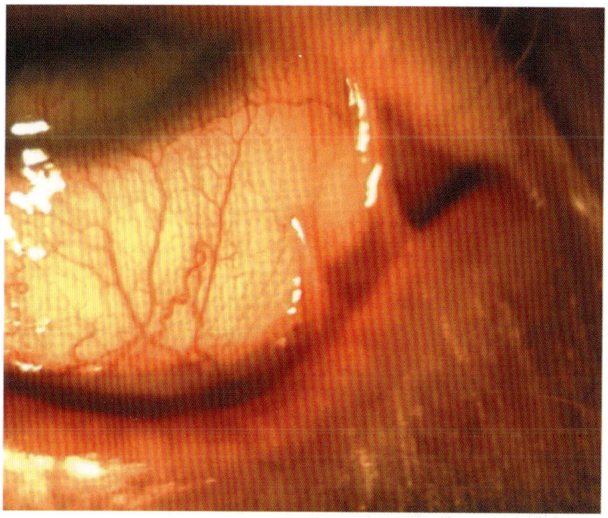

图 12.3　结膜炎症伴下方睑球粘连。

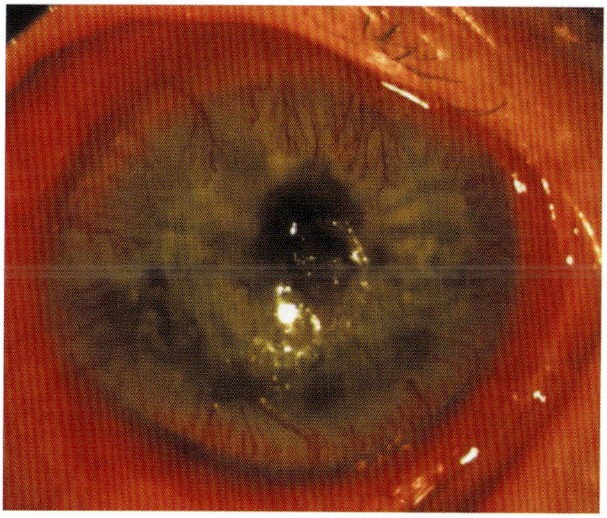

图 12.4　由同一患者的慢性炎症和中央角膜上皮缺损导致的角膜新生血管形成（角膜缘干细胞衰竭）。

还应建议行哪些其他检查？在检查期间可行哪些暂时性治疗？

虽然患者和转诊医生强调右眼角膜上皮缺损，但缺损愈合需要控制潜在的全身性疾病。患者临床表现与 OCP 一致，但需要排除其他类似系统性炎症。应从全面的系统回顾和血清学检查开始。若患者同意，可与风湿科医生合作完成。成人 HSV 滴度通常为阳性，但如果阴性则可排除疱疹感染。从患者病史和检查中可以看出，其上皮缺损是继发于角膜缘干细胞缺乏的角膜结膜化，而不是 HSV。

患者右眼失明，左眼处于危险之中。潜在疾病既活跃又具有特异性。因此，应该进行结膜活检以更好地明确潜在的炎症并试图明确诊断 OCP。由于此时患者仅单眼视物，因此活检应在右眼进行。考虑到显著的下方瘢痕，可选择球结膜的替代部分作为活检部位。如果除了上皮缺损之外还有角膜溃疡的问题,可行邻角膜缘的结膜切除术,既可治疗也可诊断。

在检查结果出来之前,应制订临时治疗方案。局部使用皮质类固醇滴眼液无效,且会增加感染风险或导致患有慢性上皮缺损的眼睛变薄。应该转为口服大剂量强的松。MMF 虽然不完全有效,但目前应该继续。给予抗生素眼膏 1 天 4 次,可以保持眼表润滑同时预防感染。

拍摄眼前节照片。右眼涂联合杆菌肽/多黏菌素B眼膏1 天 4次。开始每天口服强的松60mg,并停用类固醇滴眼液。风湿科会诊提示,存在雷诺现象,但没有证据表明潜在的结缔组织或脉管炎疾病。血清学检查(包括Sjögren抗体、结节病、GPA和HSV滴度)为阴性。在右眼上方球结膜进行结膜活检。组织病理学显示,无肉芽肿或特应性特征。免疫荧光显示,BMZ处IgA染色,确诊为OCP。由于缺乏有效性和阴性血清学检查,停用伐昔洛韦。

全身治疗建议是什么?眼部治疗建议是什么?

全身:

尽管应用 IMT,但该患者的病情仍保持双眼活跃状态。对于抗代谢药物治疗失败的患者或出现严重、即将威胁视力的疾病的患者,需要积极的免疫抑制治疗。

根据我们的经验,对于晚期和(或)快速进展的 OCP,迅速阻止疾病活动的最佳方法是利妥昔单抗和经静脉免疫球蛋白(IVIg)方案[24]。每周给予利妥昔单抗(375mg/m^2),连续 8 周,随后每月至少注射 4 次。之后,根据临床反应考虑延期。该利妥昔单抗方案与类风湿性关节炎方案对比,涉及每 6 个月 2 次输液。对于眼部炎症,IVIg 需要 2mg/kg 的剂量[25]。该剂量的 IVIg 导致较大的蛋白质负荷,这可导致患者发生严重的输注后头痛。为避免这种情况,建议将剂量分至 3 天,并且每次缓慢输注 6 小时以上。在给予 IVIg 之前,需要排除全身性 IgA 缺陷,可以将其添加到最初的血清学检查中。风湿科医生和肿瘤科医生都对这些药物经验丰富,如果愿意可帮助用药。

眼科:

直到全身性疾病得到控制,上皮缺损才会愈合。患者应继续使用抗生素眼膏,1 天 4 次。如果担心角膜溶解,羊膜移植术可暂缓疾病进程。治疗潜在的 MGD 非常重要。患者应进行热敷和眼睑按摩,1 天 2 次。低剂量的多西环素在 MGD 中显示有效,并且可能比之前的方案更可耐受[26]。由于患者只有单眼功能,因此应该推荐使用聚碳酸酯安全眼镜。

患者私人保险公司已批准IVIg,但拒绝了利妥昔单抗以及随后的申诉。

可提供什么其他治疗选择?关于保险申诉可提供什么指导?

在认识到联合 IVIg 和利妥昔单抗治疗的优越性之前,环磷酰胺(CYC)是治疗严重或顽固性病例的主要手段[19,24,27]。事实上,CYC 对老年患者的低剂量疗法的疗效仍被报道[28]。然而,CYC 会增加恶性肿瘤和出血性膀胱炎的额外风险,限制了其长期使用。IVIg 单药治疗对某些 CYC 治疗无效的病例有效[25]。仅单独 IVIg 治疗,疾病仍活动性的患者,加用利妥昔单抗后缓解[24]。

无论证明疗效如何,对于罕见病的昂贵的未被临床试验认证的治疗都会被保险公司拒绝。

为了更好的为患者申诉，应该记录(包括图表和眼前节照片)，这种情况会威胁视力。对保险公司的申诉应包括适当的支持性医疗文献的副本。最后，对于那些多次申诉失败的患者，医疗保健律师可能会有所帮助。

IVIg在获得保险公司批准时开始使用。该患者聘请了一位医疗保健律师向州总检察长和州保险委员会发送申诉报告。此后，利妥昔单抗获得批准。患者开始接受每8周1次利妥昔单抗输注和每月1次IVIg。使用利妥昔单抗第3周后，出现明显反应，此时强的松逐渐减量至10毫克/周。同时，MMF在接下来的2个月内逐渐减量。IVIg/利妥昔单抗治疗2个月后，患者结膜恢复白色且安静，被宣布处于缓解状态。拍摄新的基线眼前节照片。利妥昔单抗延长至每月1次，继续IVIg每月1次。

随着全身治疗和积极的眼部润滑，患者右眼角膜缺损已治愈。由于角膜结膜化，该眼视力仍然很差(指数/122厘米)。患者渴望通过任何可能的方式使右眼的视力"恢复正常"。

右眼角膜视力恢复的潜在选择有哪些？影响结果的主要障碍是什么？最终推荐什么方案？

虽然可选择外科手术方式恢复视力，但晚期 OCP 眼的总体预后非常差。这是由于多种因素联合所致。首先，睑球粘连使得眼前节手术路径困难。此外，术后仍难以佩戴角膜接触镜。通常在这类患者中，可能有不完全的眨眼导致暴露。在 OCP 后期阶段，还会叠加泪液缺乏症。最后，角膜缘干细胞缺乏得以进展，就像在本例患者身上所发生的那样。

OCP 患者穿透性角膜移植术(PK)的经验表明，尽管有时对于维持眼球结构目的而言是必要的，但即使在最佳情况下，视觉恢复也是有限的[29]。

尽管有上述因素，但人工角膜(Kpro)可以令人信服的提供清晰的视轴。然而，由于受累穹隆无法维持佩戴角膜接触镜，典型的 1 型波士顿 Kpro 有角膜溶解或感染的高风险[30]。文献表明，与 1 型相比，2 型波士顿 Kpro 在 OCP 患者中的效果稍好，但两组患者的总生存率均较低[31]。我们使用 2 型 Kpro 的经验并不乐观，因此我们继续在慎重挑选的患者中使用 1 型 Kpro。所有 Kpro 患者的青光眼风险也很高[32]。伴有结膜瘢痕，青光眼手术会变得复杂。

出于所有这些原因，Kpro 应该被视为最后的方法，患者必须准备好进行非常频繁的终身监测。另外，潜在并发症的高可能性需要明确知情同意，并且随着这些并发症的增加，存在失去所有视力甚至眼球本身的风险。

因此，我们仅为双眼失明的患者保留这种极端的方法。鉴于该患者左眼视力良好，我们不会考虑或推荐手术。未来，可能会有新进展改变这种观点。一种关于完全角膜缘干细胞缺乏的方法正在研究自体口腔上皮黏膜的培养和眼部移植[33]。虽然对 SJS 患者有希望，但迄今为止 OCP 患者的视力未见持续改善[33]。

拒绝了右眼手术，解释了重大风险超过有限视力改善的可能性。假设患者保持缓解状态，未来如何调整疗法？

这些威胁视力的情况的主要目标是稳定。通常情况下，没有失明的进展空间很小。如果患者在治疗方案中保持稳定，则可以谨慎地延长药物治疗的时间间隔。我们已经报道了根据

MMP 治疗共识声明改编的 IVIg 方案的疗效[25,34]。目前，我们每月 1 次 IVIg，至少等待 6 个月(通常 12 个月)的稳定缓解后，才逐渐延长间隔时间。我们以 2 周的增量延长间隔。确认在新间隔内至少两次输注的稳定性后，再继续延长。最终，如果患者在两个 16 周的间隔内保持稳定，可以在每 3 个月密切观察的情况下，停用 IVIg[25]。

1年后，患者每月1次接受利妥昔单抗和IVIg治疗保持缓解状态。停用利妥昔单抗。经过3个月的缓解期，IVIg延长至6周1次。随着时间的推移，患者间隔将缓慢延长，只要保持稳定的缓解状态。如果复发，我们将重新启用利妥昔单抗并恢复每月1次IVIg。

根据经验，必须始终警惕复发迹象，并保持低阈值重新开始治疗。对常规免疫抑制(通常为 CYC)治疗的重度 OCP 患者的长期预后研究显示，这些患者中有 46%无法逐渐减量至停药而不复发[19]。没有关于利妥昔单抗/IVIg 联合治疗复发率的长期数据。

病例 3

NH，48岁，男性，双眼慢性进行性瘢痕形成。患者诉在过去2年内逐渐出现明显的眼痒、刺激感和流泪症状。在发展为睑球粘连后，患者曾在外院行结膜活检，类天疱疮呈阴性。3个月前，在诊断为进展性疾病活动期并考虑到活检为假阴性后开始使用霉酚酸酯(MMF)1g，1日2次，作为治疗性试验。尽管已开始治疗，但患者病情已经恶化，现在患者睑内翻，伴症状性倒睫。患者迫切希望手术治疗，但眼科整形外科医生要求先协助治疗眼表情况。患者诉，除了对“一切”环境过敏外，他是健康的。患者每日口服非处方抗组胺药，但没有使用滴眼液。患者正在尝试戒烟。职业为计算机程序员。

患者视力双眼为20/50，瞳孔对称，双眼眼内压为15mmHg。眼睑检查显示，双眼下睑缘轻度内翻，伴少量乱睫接触角膜(图12.5)。眼周皮肤湿疹。睑缘本身有大量毛细血管扩张和严重的睑板腺功能障碍。结膜充血2+，伴双眼上皮下纤维化，穹隆变浅和睑球粘连(图12.6)。翻转上眼睑显示，乳头状结膜炎。双眼角膜缘有新生血管形成，但视轴清晰。前房安静。双眼可见后囊下

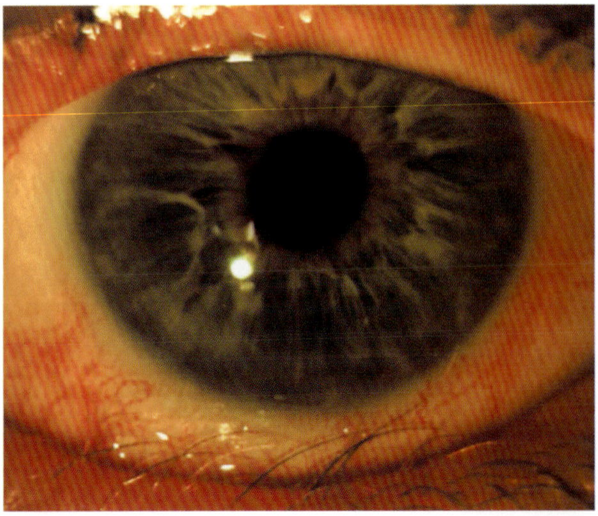

图 12.5 结膜充血和下睑睑内翻。

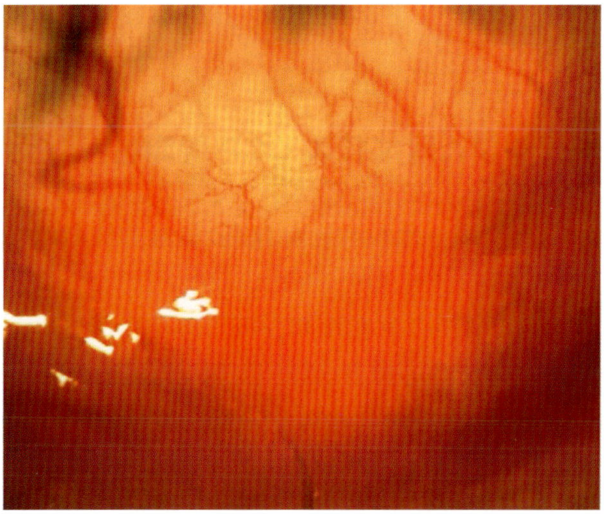

图 12.6 同一患者下方结膜穹隆的炎症和瘢痕。

性白内障。扩瞳眼底检查正常。

还需要询问哪些病史？应行哪些血清学检查（除标准检查外）？活检是否应该重复？

虽然 MMF 可能无效，但这位患者有许多潜在的破坏因素。包括吸烟和过度使用计算机过程中的眼表刺激、过敏性结膜炎、倒睫机械性刺激以及显著的睑板腺功能障碍。对于瘢痕性结膜炎也缺乏明确的诊断。特应性疾病和红斑痤疮都可能是瘢痕性结膜炎的主要原因，也可能与 OCP 联合导致顽固性临床症状[5,35]。一旦出现，倒睫本身就可能成为额外炎症的来源。

这里描述的过敏性结膜炎和眼周皮肤干燥每个都可能是潜在特应性疾病的一种表现。如果问到，特应性患者往往会涉及特应性三联症的所有组分，包括儿童湿疹、哮喘和（或）过敏性鼻炎（花粉热）的病史。如果考虑特应性疾病，血清学检查应包括定量 IgE 和绝对嗜酸性粒细胞计数[36]。

在重复结膜活检之前，应该努力从原始活检中找到病理报告。报告内容不仅限于“阳性”和“阴性”。

该患者儿童时确实有湿疹史，但否认有哮喘史。患者曾接受过敏注射，但几年前当工作变得更加忙碌时就停止了。血清学显示，IgE和绝对嗜酸性粒细胞计数升高，但其他为阴性。患者签署信息许可，以便获得结膜活检报告。

应在报告正文中寻找哪些信息？由谁进行活检阅片是否重要？

与任何临床试验一样，第一个问题是可靠性问题。需要决定是否基于此报告进行治疗。样本是否正确处理。病理科医生是否对瘢痕性结膜炎患者的结膜活检阅片有经验。

在本病例中，报告来自可靠的、经验丰富的病理科医生。组织病理学报告提到基质中肥大细胞脱粒,在上皮中可见嗜酸性粒细胞。未见肉芽肿性特征。免疫荧光显示,对上皮BMZ染色为阴性,但对基质IgE染色为阳性。随访ABC染色也是阴性。

这个"阴性"报告将如何改变治疗方案?报告是否可能代表OCP假阴性?

肥大细胞脱颗粒过多(特别是正在脱颗粒)和上皮嗜酸性粒细胞都异常,临床上应高度怀疑为特应性病程。

应始终记住类天疱疮假阴性的可能性。结膜活检需要专家操作和分析。即使在最佳条件下,假阴性也可能发生。对于瘢痕性类天疱疮具有高可能性的患者,即使活检为阴性,IMT治疗试验也是合理和适当的。此时,有了这些信息,特应性组分应该成为未来治疗的主要焦点。

应如何治疗特应性疾病?

过敏性结膜炎的治疗具有挑战性,本文其他部分将对其进行更详细的讨论。因此我们将简要概述两个重要原则。首先,如果患有威胁视力的特应性疾病,与过敏症医生的密切合作至关重要。其次,识别、消除和避免加重环境因素是所有其他疗法的基础[5]。

该患者紧急回到以前的过敏症医生那里。患者将继续口服抗组胺药,并开始用局部联合抗组胺药/肥大细胞稳定剂进行治疗。给予短暂疗程局部皮质类固醇以减少炎症反应。

如何应对炎症控制的其他因素(睑板腺功能障碍、倒睫、干眼、吸烟)?

睑板腺疾病(MGD)治疗对于控制潜在病症至关重要。MGD恶化和泪液产生增加之间的相关性已被报道,可能作为补偿机制[37]。热敷和眼睑按摩是初始治疗的支柱。按摩的方法很重要。许多患者只是揉眼睛。他们应该接受睑板腺解剖学定位和垂直按摩的指导以起到最大限度的作用。还应考虑使用多西环素。

由于患者的职业,计算机过度使用综合征与调节和蒸发问题是意料之中的。吸烟也被认为是眼部刺激物[38]。患者可以接受定期休息和戒烟教育。

倒睫不会自动脱落。如果睫毛长而无症状,可以对其进行监测。在患有活动性OCP的患者中,我们倾向于频繁拔倒睫以避免对眼睑或结膜造成任何损伤。如果有足够的穹隆空间并且患者能够耐受,绷带镜或巩膜接触镜可能会有所帮助[39,40]。软性角膜接触镜(绷带镜)在瘢痕性睑内翻/倒睫患者中特别有效,每当可能的时候,应鼓励患者每天使用以保护角膜免受上皮缺损并使得睫毛引起的炎症最小化。一旦达到疾病缓解,可考虑采用射频脱毛或其他外科手术方式。

如果尽管接受了治疗仍然存在持续性炎症,可以通过拔除倒睫、涂眼膏、戴眼罩,并在数小时内重新检查患者来评估倒睫的影响。通过这种治疗,倒睫引起的充血会减少。

尽管口服和局部抗组胺药后症状部分改善,但是当类固醇滴眼液逐渐减量时患者症状复发(虽然比出现时少)。患者正积极配合过敏症医生进行治疗。

是否有其他眼科治疗选择？如果上述治疗失败和(或)视力处受到威胁，是否有良好疗效的全身 IMT 疗法？

钙依赖磷酸酶抑制剂是下一步方案。治疗特应性疾病中证明有效的的局部选择，包括丽眼达和他克莫司眼膏[41,42]。如果丽眼达无效，可以试用复合环孢菌素 1%滴眼液[43]。最后，口服环孢素已被用于治疗难治性视力不良的特应性疾病患者以达到缓解状态[5,35]。

OCP 使用环孢素的作用是什么？

环孢素和他克莫司对 OCP 均无效[1]。我们很少将其用作对难治性特应性组分结膜炎患者的补充治疗。

睑内翻怎么处理？建议什么时候治疗？如果患者有 OCP 怎么办？

没有文献具体研究继发于特应性疾病的睑内翻的修复。我们倾向于等待活检结果，以支持怀疑特应性病因并排除 OCP。鉴于患者是有症状的，似乎是一个特应性过程，伴随 OCP 的可能性非常低，建议在其他治疗症状进行的同时，尽早行睑内翻矫正术。

对不受控制的、活动的 OCP 患者进行睑内翻矫正术，可导致疾病的显著进展[44]。当疾病稳定缓解至少一年时，手术效果最好[40]。即使处于缓解期，我们仍然建议患者围术期使用大剂量强的松。这种推迟手术对患者来说，可能非常令人失望，重要的是与患者沟通风险降低。

通过和过敏症医生的共同努力，患者潜在结膜炎症现在处于较好的控制中。患者现在长期使用丽眼达，局部和口服抗组胺药。在春季和秋季症状最显著时，使用他克莫司眼药膏。现在偶尔发作时，用类固醇滴眼液治疗。随着睑内翻的矫正，患者感到更舒适。出于感谢，患者推荐了两位类似症状的兄弟至我院就诊。

结论

慢性瘢痕性结膜炎有许多病因。对活动性疾病的评估需要全面的系统回顾、血清学检查和结膜活检。活动性进行性疾病的重要病因，包括 OCP、特应性疾病和红斑痤疮。在某些病例中，这些病因可能会联合导致难治性疾病。此外，全身性疾病，如 Sjögren 综合征、结节病和 GPA 可以非常罕见地表现为这种方式。沙眼虽然在世界范围内普遍存在，但在美国极为罕见。

OCP 是一种需要全身治疗的全身性疾病。它可能孤立发生或累及其他黏膜（有时是隐匿的）。OCP 采用 Foster 分期[1]。睑球粘连形成之前的诊断需要高度的临床怀疑和对上皮下纤维化以及对穹隆缩短的认识(两者都可能很轻微)。我们通常在慢性难治性结膜炎患者中寻找这些特征。

在进行血清学检查和确诊活检后，主张采用阶梯法治疗。我们通常从抗代谢治疗开始。在进展性、晚期或紧急威胁视力的疾病中，我们倾向于联合使用 IVIg 和利妥昔单抗。在使用无类固醇治疗缓解期后，治疗应该继续至少 2 年，然后再尝试减量。我们定期进行眼前节照相以评估治疗效果。

除了治疗潜在的系统疾病以外，还应该关注特应性疾病、睑板腺功能障碍和倒睫等加重因素。结膜充血情况是评估疾病活动最重要指标。最好在用任何滴眼液之前进行评估。治疗的目标是结膜充血低于 0.5+。局部类固醇通常不被用作长期治疗，并且不能改变疾病的进程。但是，它可以作为冲击疗法辅助使用。不含防腐剂的（如地塞米松或甲泼尼龙）或不含 BAK 的滴眼液（如二氟泼尼酯）是首选。口服多西环素或米诺环素可能对接受口服免疫抑制剂的患者有一定的累加效应，可以辅助使用。

在疾病缓解之前，不应进行眼内或眼周手术。虽然具有挑战性，但是治疗这种潜在致盲疾病是值得努力的，因为它对患者有益。

（苏婷 译）

参考文献

1. Foster CS. Cicatricial pemphigoid. Trans Am Ophthalmol Soc. 1986;84:527–663.
2. Foster CS, Fong LP, Azar D, Kenyon KR. Episodic conjunctival inflammation after Stevens-Johnson syndrome. Ophthalmology. 1988;95(4):453–62.
3. Kirzhner M, Jakobiec FA. Ocular cicatricial pemphigoid: a review of clinical features, immunopathology, differential diagnosis, and current management. Semin Ophthalmol. 2011;26(4-5):270–7.
4. Ravage ZB, Beck AP, Macsai MS, Ching SS. Ocular rosacea can mimic trachoma: a case of cicatrizing conjunctivitis. Cornea. 2004;23(6):630–1.
5. Foster CS, Calonge M. Atopic keratoconjunctivitis. Ophthalmology. 1990;97(8):992–1000.
6. Geggel HS, Mensher JH. Cicatricial conjunctivitis in sarcoidosis: recognition and treatment. Ann Ophthalmol. 1989;21(3):92–4.
7. Nguyen DQ, Harper J, Hiscott P, Quah SA, Jacob A, Kaye SB. The significance of cicatricial conjunctivitis in Wegener's granulomatosis. Nephrol Dial Transplant. 2006;21(11):3342–3.
8. Miserocchi E, Waheed NK, Baltatzis S, Foster CS. Chronic cicatrizing conjunctivitis in a patient with ocular cicatricial pemphigoid and fatal Wegener granulomatosis. Am J Ophthalmol. 2001;132(6):923–4.
9. Ahuero AE, Jakobiec FA, Bhat P, Ciralsky JB, Papaliodis GN. Paraneoplastic conjunctival cicatrization: two different pathogenic types. Ophthalmology. 2010;117(4):659–64.
10. Taylor HR, Burton MJ, Haddad D, West S, Wright H. Trachoma. Lancet. 2014;384(9960):2142–52.
11. Foster CS, Sainz De La Maza M. Ocular cicatricial pemphigoid review. Curr Opin Allergy Clin Immunol. 2004;4(5):435–9.
12. Faraj HG, Hoang-Xuan T. Chronic cicatrizing conjunctivitis. Curr Opin Ophthalmol. 2001;12(4):250–7.
13. Eschle-Meniconi ME, Ahmad SR, Foster CS. Mucous membrane pemphigoid: an update. Curr Opin Ophthalmol. 2005;16(5):303–7.
14. Bernauer W, Elder MJ, Leonard JN, Wright P, Dart JK. The value of biopsies in the evaluation of chronic progressive conjunctival cicatrisation. Graefes Arch Clin Exp Ophthalmol. 1994;232(9):533–7.
15. Schempf U, Plentz R, Stueker D, et al. Scarring mucous membrane pemphigoid presenting as double stenosis of the larynx and esophagus: precautions during therapy can avoid complications. Endoscopy. 2014;46(Suppl 1):E617–8.
16. Grau AE, Setterfield J, Saw VP. How to do conjunctival and buccal biopsies to investigate cicatrising conjunctivitis: improving the diagnosis of ocular mucous membrane pemphigoid. Br J Ophthalmol. 2013;97(4):530–1.
17. Saw VP, Dart JK, Rauz S, et al. Immunosuppressive therapy for ocular mucous membrane pemphigoid strategies and outcomes. Ophthalmology. 2008;115(2):253–61, e251.

18. McCluskey P, Chang JH, Singh R, Wakefield D. Methotrexate therapy for ocular cicatricial pemphigoid. Ophthalmology. 2004;111(4):796–801.
19. Miserocchi E, Baltatzis S, Roque MR, Ahmed AR, Foster CS. The effect of treatment and its related side effects in patients with severe ocular cicatricial pemphigoid. Ophthalmology. 2002;109(1):111–8.
20. Geerling G, Dart JK. Management and outcome of cataract surgery in ocular cicatricial pemphigoid. Graefes Arch Clin Exp Ophthalmol. 2000;238(2):112–8.
21. Puranik CJ, Murthy SI, Taneja M, Sangwan VS. Outcomes of cataract surgery in ocular cicatricial pemphigoid. Ocul Immunol Inflamm. 2013;21(6):449–54.
22. Bissen-Miyajima H, Monden Y, Shimazaki J, Tsubota K. Cataract surgery combined with ocular surface reconstruction in patients with severe cicatricial keratoconjunctivitis. J Cataract Refract Surg. 2002;28(8):1379–85.
23. Sainz de la Maza M, Tauber J, Foster CS. Cataract surgery in ocular cicatricial pemphigoid. Ophthalmology. 1988;95(4):481–6.
24. Foster CS, Chang PY, Ahmed AR. Combination of rituximab and intravenous immunoglobulin for recalcitrant ocular cicatricial pemphigoid: a preliminary report. Ophthalmology. 2010;117(5):861–9.
25. Sami N, Letko E, Androudi S, Daoud Y, Foster CS, Ahmed AR. Intravenous immunoglobulin therapy in patients with ocular-cicatricial pemphigoid: a long-term follow-up. Ophthalmology. 2004;111(7):1380–2.
26. Sobolewska B, Doycheva D, Deuter C, Pfeffer I, Schaller M, Zierhut M. Treatment of ocular rosacea with once-daily low-dose doxycycline. Cornea. 2014;33(3):257–60.
27. Suelves AM, Arcinue CA, Gonzalez-Martin JM, Kruh JN, Foster CS. Analysis of a novel protocol of pulsed intravenous cyclophosphamide for recalcitrant or severe ocular inflammatory disease. Ophthalmology. 2013;120(6):1201–9.
28. Friedman J, Marcovich AL, Kleinmann G, Schattner A. Low-dose pulsed intravenous cyclophosphamide for severe ocular cicatricial pemphigoid in elderly patients. Cornea. 2014;33(10):1066–70.
29. Tugal-Tutkun I, Akova YA, Foster CS. Penetrating keratoplasty in cicatrizing conjunctival diseases. Ophthalmology. 1995;102(4):576–85.
30. Palioura S, Kim B, Dohlman CH, Chodosh J. The Boston keratoprosthesis type I in mucous membrane pemphigoid. Cornea. 2013;32(7):956–61.
31. Pujari S, Siddique SS, Dohlman CH, Chodosh J. The Boston keratoprosthesis type II: the Massachusetts eye and ear infirmary experience. Cornea. 2011;30(12):1298–303.
32. Ahmad S, Akpek EK, Gehlbach PL, Dunlap K, Ramulu PY. Predictors of visual outcomes following Boston type 1 keratoprosthesis implantation. Am J Ophthalmol. 2015;159(4):739–47.
33. Sotozono C, Inatomi T, Nakamura T, et al. Visual improvement after cultivated oral mucosal epithelial transplantation. Ophthalmology. 2013;120(1):193–200.
34. Ahmed AR, Dahl MV. Consensus statement on the use of intravenous immunoglobulin therapy in the treatment of autoimmune mucocutaneous blistering diseases. Arch Dermatol. 2003;139(8):1051–9.
35. Power WJ, Tugal-Tutkun I, Foster CS. Long-term follow-up of patients with atopic keratoconjunctivitis. Ophthalmology. 1998;105(4):637–42.
36. Wakamatsu TH, Satake Y, Igarashi A, et al. IgE and eosinophil cationic protein (ECP) as markers of severity in the diagnosis of atopic keratoconjunctivitis. Br J Ophthalmol. 2012;96(4):581–6.
37. Arita R, Morishige N, Koh S, et al. Increased tear fluid production as a compensatory response to meibomian gland loss: a multicenter cross-sectional study. Ophthalmology. 2015;122(5):925–33.
38. Matsumoto Y, Dogru M, Goto E, et al. Alterations of the tear film and ocular surface health in chronic smokers. Eye. 2008;22(7):961–8.
39. Schornack MM, Baratz KH. Ocular cicatricial pemphigoid: the role of scleral lenses in disease management. Cornea. 2009;28(10):1170–2.
40. Gibbons A, Johnson TE, Wester ST, et al. Management of patients with confirmed and presumed mucous membrane pemphigoid undergoing entropion repair. Am J Ophthalmol. 2015;159(5):846–52, e842.
41. Nivenius E, van der Ploeg I, Jung K, Chryssanthou E, van Hage M, Montan PG. Tacrolimus ointment vs steroid ointment for eyelid dermatitis in patients with atopic keratoconjunctivitis. Eye. 2007;21(7):968–75.
42. Gonzalez-Lopez JJ, Lopez-Alcalde J, Morcillo Laiz R, Fernandez Buenaga R, Rebolleda Fernandez G. Topical cyclosporine for atopic keratoconjunctivitis. Cochrane Database Syst Rev. 2012;9:CD009078.

43. Tesse R, Spadavecchia L, Fanelli P, et al. Treatment of severe vernal keratoconjunctivitis with 1% topical cyclosporine in an Italian cohort of 197 children. Pediatr Allergy Immunol. 2010;21(2 Pt 1):330–5.
44. Hatton MP, Raizman M, Foster CS. Exacerbation of undiagnosed ocular cicatricial pemphigoid after repair of involutional entropion. Ophthal Plast Reconstr Surg. 2008;24(2):165–6.

第 13 章

巩膜接触镜治疗眼表疾病

Ellen Shorter，Victoria Butcko

病例 1

对一位64岁的男性患者进行评估。他既往有慢性淋巴细胞白血病，接受了同种异体干细胞移植。患者的主诉是双眼异物感，左眼较右眼严重。

先前的眼病史包括继发于慢性眼移植物抗宿主病(GVHD)、角膜炎、上方角膜缘角结膜炎和左眼角膜上皮缺损的严重干眼症。目前的眼部药物包括不含防腐剂的人工泪液，两眼每日3次，口服多西环素20mg，每天2次和50%自体血清泪液，两眼每天4次。之前的眼科治疗包括0.05%的局部使用环孢素、泪点栓塞、局部用类固醇和软绷带隐形眼镜。

患者的睑缘毛细血管扩张并有微量皮屑，睑板腺阻塞 1+，4个泪点均有硅胶泪点栓塞。在睑外翻时，上睑板有1+充血和轻度纤维化。有1 +的弥漫性结膜充血，结膜松弛与双眼球结膜上方及角膜缘荧光素着染。右眼角膜有1+下方角膜点状染色及丝状染色，2+上方角膜点状染色。左眼有3+弥漫性点状染色和丝状染色及 3+上方角膜点状染色。

对于这个患者应该考虑什么额外的治疗措施？

这个患者有严重的干眼，其次是慢性眼移植物抗宿主病。他一直在进行最大限度的治疗，但症状依旧持续加重。他可以使用一个大直径的透气性巩膜镜或眼表生态系统假体置换(PROSE)装置。治疗性巩膜透镜或 PROSE 装置是为了改善眼睛的舒适度以及对传统治疗方式无效的眼表疾病的治疗(图 13.1)。

E. Shorter, OD (✉)
University of Illinois at Chicago, 1855 W. Taylor Street, Chicago, IL 60612, USA
e-mail: eshorter@uic.edu

V. Butcko, OD
The Jesse Brown VA Medical Center, Chicago, IL 60612, USA

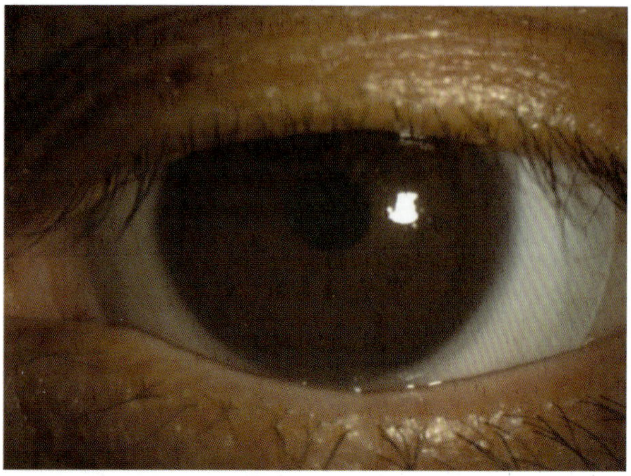

图 13.1 患者适配巩膜透镜图。

当最初的局部治疗和眼睑卫生管理不能充分缓解患者的症状时，透气性巩膜镜片可以改善眼表环境,缓解干眼症状,并提高视力[1]。该大直径装置覆盖眼表的同时,将角膜和结膜组织浸入流体储存器中。这种环境促进眼表上皮病变的愈合,同时改善了 GVHD 患者眼部疼痛和畏光的症状[2]。

移植物抗宿主病(GVHD)主要是移植后发生的炎症表现,其中激活供体 T 细胞导致广泛的炎症反应,经常影响多器官系统。GVHD 发生在移植后 100 天,可以为急性的,或是慢性的。急性 GVHD 通常涉及口腔、肠道、肝脏和皮肤的黏膜。60%~70%的患者会出现慢性 GVHD[3]。

GVHD 的眼部表现通常会复发和缓解,并且估计有 25%[4]~50%[5]的全身性 GVHD 患者会受到影响。正如我们的患者所见,最常见的后遗症之一是干燥性角膜结膜炎。据报道,53%的慢性 GVHD 患者会发生这种并发症[6]。泪腺功能障碍导致严重的水分不足,通常并发睑板腺功能障碍。其他发现可能包括硬皮病样眼睑变化、角膜炎和角膜溃疡[7]。对患者进行18.2mm诊断性巩膜镜片舒适度评估。在30分钟的适应时间后,评估舒适度和镜片适合度。第一套透镜是订购的。

什么是评估巩膜镜片？什么是 PROSE 设备适合度的关键组成部分？

首先,必须确定镜片是否完全清楚及顶部是否在角膜上。如果角膜间隙完整,接下来评估角膜缘面积,以确保角膜缘空隙。如果怀疑中央或边缘有接触,可以将荧光素染料施加到镜片上,并且薄的白光光学部分可以帮助识别接触区域。最后,评估巩膜与镜片的接触部分。接触部分不应压缩血管,应与巩膜对齐,避免边缘撞击和边缘过度抬升。一旦获得合适的角膜弯曲,应该进行球面过度折射以获得最佳矫正视力。

患者在2周后回来接受镜片安全处理培训,并指示使用不含防腐剂的盐水填充眼镜盒。患者的视力为20/20 OD/OS,他描述使用了巩膜镜片后,干眼症状立即缓解。

治疗性巩膜接触镜已被证实在改善干眼症状方面具有良好的效果,GVHD(90%)的患者平均佩戴时间长达 32 个月[8]。

眼表疾病严重的患者使用巩膜镜片时,有什么特别注意事项?

应密切监测 OSD 患者。我们通常会在初始镜片分配后的 1 周后安排随访,必要的话,每隔几周进行一次后续检查。如果患者在使用和取出镜片时出现问题,或需要进行许多镜片修饰以改善贴合性,则可能需要更频繁地对患者安排随访。在每次就诊时,我们测量视力,评估合适度,并确保有足够的角膜和角膜缘间隙。我们还监测结膜的压缩、染色或触觉紧张的迹象。这些问题可能导致泪膜交换不充分并导致缺氧从而引起角膜水肿或新生血管形成。局部治疗,包括免疫抑制疗法或血清泪液的使用,也可能在一些患者中逐渐减少或停用。

应该强调的是,只应使用无防腐剂的溶液来填充镜片盒。我们建议,在 3mL 或 5mL 无菌单位瓶中获取 0.9%吸入氯化钠溶液。另一种选择是使用无防腐剂的缓冲眼用盐水,可置于较大的 4 盎司瓶中。一般而言,在巩膜镜片佩戴前应使用外用药物。如果将药物直接放入镜片盒中,应注意使用不含防腐剂的配方。如果患者正在使用自体血清泪液,我们通常鼓励他们在镜片佩戴前及佩戴后继续使用。在某些情况下,可能会建议他们在使用前将一滴自体血清泪液直接放入镜片盒中;但是,医生应该监测是否有并发症或感染。

尽管巩膜镜片适配良好,但患有严重眼表疾病的患者通常会遇到镜片起雾的问题。起雾可能是由于表面润湿不良或镜片下面的液体里积聚了碎屑。这可能会导致镜片佩戴数小时后视力逐渐模糊。如果雾化与镜片表面相关,患者可以增加人工泪液的频率或者移除,并重新佩戴镜片。可尝试使用未经过临床试验的 Mucomyst(10%N-乙酰半胱氨酸)滴眼剂来抑制镜片表面的黏液聚集。在角膜接触区域,边缘抬升过度或者流体交换性差的过紧边缘的巩膜镜片佩戴患者中,可以看到泪膜存储层的混浊。如果放置在表面的荧光素染料立即渗入边缘下方,则可以使该区域的接触更紧密些。其中一些病例可能代表炎症细胞或上皮细胞。我们注意到结膜松弛可能会导致细胞和碎屑的聚集。

讨论

软绷带隐形眼镜也可以考虑用于慢性眼部 GVHD 的处理。Russo 等人发现,长期配戴硅水凝胶镜片可以缓解症状,但并不会改善眼表状况[9]。另一项长期使用软绷带隐形眼镜的研究发现,2 周后,58%的患者眼部 GVHD 症状改善,而且点状上皮侵蚀较少[10]。虽然这两项研究都没有报道任何并发症,但考虑到感染性角膜炎的风险,在已经受损的上皮细胞上使用长时间佩戴软性镜片,必须考虑使用预防性抗生素(如奥氟沙星或多黏菌素-甲氧苄氨嘧啶,1 天 1~2 次)。我们已经在眼部 GVHD 患者中成功地使用了日常佩戴软镜片,特别是如果他们过去曾有隐形眼镜佩戴史。总体而言,软镜片改善患者症状,但与巩膜片相比,对于改善症状似乎不太有效。根据我们的经验,大多数患有严重疾病的患者最终转变为佩戴巩膜装置。

与当前文献一致,报道了该患者眼表症状立即改善。患者认为,透气性巩膜镜片能够减轻烧灼感、沙砾感、疼痛感及异物感。在这种特殊情况下,当传统疗法无法缓解症状时,透气性巩膜片可迅速缓解症状,同时还能保护角膜和结膜免于干燥和眨眼所致的创伤[2]。

病例 2

一位78岁男性患者，因配戴隐形眼镜不耐受及佩戴时间下降而入院。他有圆锥角膜、高眼内压和干眼症病史，35年前，双眼行穿透性角膜移植术，人工晶体眼。他眼睛剧烈疼痛并有严重的烧灼感。患者使用的眼科药物包括氟尿嘧啶0.1%，两眼每天1次，比马前列素0.01%(双眼睡前)，噻吗心安(双眼每天早晨)，环孢素0.05%，两眼每天2次以及防腐处理的人工泪液，每2小时1次。

佩戴9.5毫米角膜透气镜后双眼最佳矫正视力为20/20。双眼视力可以矫正到20/30，主观验光–5.25+6.00×173 OD和–6.00+5.25×120 OS。

在裂隙灯检查时，出现严重的眼睑毛细血管扩张和腺体增厚，睑板浓厚浑浊。有1+弥漫球结膜下充血和角膜移植物下部扩张和1 +点状染色。透气性镜片与中央角膜和边缘过度抬起处均相吻合。

眼内压为16mmHg OD和15mmHg OS，角膜厚度测量为584 OD和534 OS。眼底检查正常，右眼视神经杯盘比为0.25，左眼为0.3。

鉴于患者角膜扩张的历史，应该考虑哪种类型的光学矫正？

眼镜和软性隐形眼镜都要考虑; 然而，由于大量的屈光散光和不规则的角膜散光，它们应用于该患者并不理想。透气性镜片是一种更好的选择，因为其可以掩盖角膜的不规则性，并且通常可以提供卓越的视觉清晰度。

患者决定改装他的角膜透气镜片并减少角膜的负担。我们讨论了一系列矫正选项，包括小直径透气装置、搭载透镜系统、巩膜透镜的混合型和大直径透气镜片，或 PROSE 装置。

根据他的干眼症状和睑板腺功能障碍的临床发现，应该为这位患者提什么建议？

指示患者停用所有加入了氯化苯甲烃铵(BAK)防腐剂的人工泪液，并指示其使用不含防腐剂的人工泪液。提供对睑板腺功能障碍和眼睑卫生教育，并且开始热敷及眼睑清洁。

在随访中，患者使用新的角膜透气镜片后，视力变得清晰，但眼睛和眼睑疼痛仍在继续。患者将疼痛描述为严重且持续，无论有没有戴透镜。

在与患者的角膜和青光眼专家协商后，制订了一项计划，以减少所有含防腐剂的眼科药物。汉弗莱24-2视野检查满分，但鉴于他有30年中期的高眼内压史，需继续进行预防性治疗。噻吗洛尔改为无防腐剂制剂，并停用比马前列素。用不含防腐剂的0.5%氯替泼诺(软膏)代替0.1%氟米龙，并在睡前使用不含防腐剂的红霉素软膏。

如果需要进一步降低眼内压，应该考虑其他替代治疗方法吗？

一些局部青光眼药物中不含防腐剂，包括噻吗洛尔、多佐胺/噻吗洛尔和前列腺素类似物他氟前列腺素。另外一些选择，如带有 Purite 的 Alphagan®P (Allergan, Dublin, Ireland) 和带有 SofZia 的 TravatanZ®(Alcon, Fort Worth, Texas)具有较少刺激性,不含防腐剂。如果认为需要额外降低眼内压,可考虑口服药物、氩激光小梁成形术、选择性激光小梁成形术或青光眼手术。

尽管采取了积极的治疗,患者仍然持续出现眼睑炎症和眼部疼痛。

治疗睑板腺功能障碍还有哪些其他疗法?

可以全身使用四环素或局部使用阿奇霉素。低剂量与高剂量的多西环素的效果一样可减少慢性睑板腺功能障碍患者的主观症状,而且副作用较少[11]。局部用 1%阿奇霉素(Akorn, Lake Forest, Illinois)也可用于治疗有症状的患者,因为可增加泪膜的稳定性[12]。相比于单纯的热敷来说,已经显示 2 周的局部治疗可显著减少后部睑缘炎的体征和症状[13]。睑板腺导管内探查(Maskin 睑板腺导管内探头, Rhein Medical, St Petersburg, Florida)和 LipiFlow®热脉动系统(TearScience, Morrisville, NC)可用于对传统治疗效果不佳的睑板

对于腺功能障碍的治疗,这些治疗费用可能会很高,因为它们没有被保险计划广泛覆盖。

我们的患者接受了Maskin睑板腺导管内探查。他的睑缘炎迅速恢复，睑脂流动也得到改善。建议经常进行热敷和眼睑清洁。

患者的双眼进行 PROSE 治疗评估。治疗的目标是支持眼表,同时保持清晰的视力。使用 PROSE 设备,其实现了全天佩戴,仍可获得清晰、舒适的视觉效果。

对于角膜不规则和眼表疾病患者来说,大直径透气镜片是一个很好的选择。当传统方式失败时,其在改善角膜扩张患者的视力方面发挥重要作用。在平均 2.8 次随访之后,巩膜镜片可以改善圆锥角膜患者的最佳矫正视力为 20/40 至 20/20 [14]。PROSE 治疗可以改善角膜不规则患者的视力和视功能。已证实 PROSE 治疗可使全层角膜移植术后不规则散光患者的眼表疾病指数评分达到 79%,并使圆锥角膜患者对数视力提高 88%[15]。

我们强烈建议,角膜扩张的患者在进行穿透性角膜移植术前进行大直径透气性镜片评估。在进行角膜移植或 PROSE 治疗的角膜扩张症患者的对比研究中发现,角膜扩张症患者相比于角膜移植患者来说,使用 PROSE 设备可获得更好更快速的视力结果[16]。

26.6 巩膜装置可以提供长期的视觉康复,同时保持眼睛的舒适度。在对 63 例(107)适合巩膜镜片治疗圆锥角膜、角膜移植术后散光和角膜瘢痕的回顾性研究中发现,78%的患者有良好的舒适度并且 75%的巩膜镜片在 3 个月后仍在使用[17]。波士顿视力基金会对另外一系列角膜扩张患者报道,88%的患者在 6 个月后仍使用设备,NEI VFQ-25 评分提高了 26.6 分[18]。

病例 3

一位55岁的女性未愈合的上皮缺损被用于评估。她曾有CN VI和CN Ⅶ麻痹的动脉瘤病史,导致严重的暴露性角膜病变。治疗需要一个6mm永久性外侧睑缘缝合术和金属眼睑植入物。在20/200视力下,眼表环境一直稳定数年。在需要去除金属植入物时,出现并发症,患者的左眼呈现不愈合的1.5mm×3mm持续性上皮缺损。

对于未愈合的上皮缺损患者，应该考虑采取何种初始治疗？

上皮缺损的初步治疗通常包括频繁润滑和使用预防性抗生素的软绷带接触镜。如果缺损仍然存在，则从局部眼科药物中消除潜在的药物性因素是非常重要的。如果排除这一点，除压力修补及以前所做的睑缘缝合术外，泪点栓塞可能对该患者也有一定的帮助。

可以考虑一些新疗法用于传统疗法难以治疗的上皮缺损。加入自体血清、羊膜移植物和巩膜镜片或 PROSE 处理，都可以实现表面愈合。在 47%~83%的顽固性上皮缺损病例中，传统治疗方法无效，而自体血清泪液已被证实是有效的[19]。羊膜移植可用于减轻角膜的炎症、血管化和瘢痕形成，并促进表皮细胞再生。Prokera(Bio-Tissue 公司，迈阿密，佛罗里达州)是一种自我保留的羊膜装置，可随时使用，方便置于办公室[19]。

PROSE 治疗顽固性上皮缺损患者的作用是什么？

已显示 PROSE 治疗对于顽固性角膜上皮缺损的患者非常有效。该装置将眼表面完全浸没在无菌生理盐水中，为角膜提供健康环境以促进快速愈合。在 PROSE 装置的流体腔室内泪液通过连续的流体交换可以为受损的角膜表面提供充足的氧气[19]。

一项回顾性研究显示，用传统疗法难以治疗的顽固性角膜上皮缺损的 8 例眼，可以采用流体通气透气的 PROSE 装置进行治疗。标准化的方案是在持续佩戴 PROSE 之后进行，直至出现角膜再上皮化。这些装置每天用无防腐剂的生理盐水进行简单的清洗，并预防性用一滴第四代氟喹诺酮抗生素消毒，以及更换液体储器。一旦达到角膜再上皮化，患者转换为日常佩戴该装置。所有眼的顽固性上皮缺损都可以解决，而无任何感染性角膜炎病例[20]。BostonSight 的另一系列顽固性上皮缺损患者通过佩戴 PROSE 整晚的治疗和预防性使用莫西沙星缓释制剂平均时长达 8.5 天后，17/20 例眼出现完全再上皮化，而未出现细菌性角膜炎并发症[21]。连续佩戴巩膜或 PROSE 装置，可以促进对传统疗法无效的上皮缺损的愈合；然而，患者需要密切的临床监测和局部使用第四代氟喹诺酮。

在2个月的治疗过程中，尽管经常润滑，进行连夜修补，使用绷带接触镜、清创术和自体血清泪液，但上皮缺损仍未愈合。为此讨论了PROSE治疗方式，并安排了临时咨询。其治疗的目标是治愈上皮缺损并支持眼表。这是因为PROSE装置可用于由部分外侧睑缘缝合所带来的一些问题。视力为20/40的患者，可配备18mm的试用装置。也可考虑更小的设备；然而，睑缘缝合术会出现部分逆转。

患者能够依靠一个照明支架和活塞的协助安全地使用并移动PROSE设备。其无法返回医院进行日常监测，因此决定将该装置限制在白天使用，并在睡前预防性使用0.5%莫西沙星和0.5%红霉素软膏。

应该推荐给这个患者什么类型的后续计划?

缓慢愈合或不愈合的上皮缺损患者需要密切监测，因为有感染性角膜炎和角膜溶解的危险。正如该患者所见,同时进行预防性抗生素治疗是必要的。患者接受过感染体征和症状的教育,并计划每周两次进行随访。

患者在每天佩戴PROSE装置持续4周后,顽固性的上皮缺损的问题得到解决,并且左眼视力可以矫正为20/25。

(袁晴 译)

参考文献

1. Jacobs DS, Rosenthal P. Boston scleral lens prosthetic device for treatment of severe dry eye in chronic graft-versus-host disease. Cornea. 2007;26(10):1195–9. doi:10.1097/ICO.0b013e318155743d.
2. Schornack MM, Baratz KH, Patel SV, Maguire LJ. Jupiter scleral lenses in the management of chronic graft versus host disease. Eye Contact Lens. 2008;34(6):302–5. doi:10.1097/ICL.0b013e318188e205.
3. Lee SJ, Vogelsang G, Flowers MED. Chronic graft-versus-host disease. Biol Blood Marrow Transplant. 2003;9(4):215–33. doi:10.1053/bbmt.2003.50026.
4. Lin X, Cavanagh H. Ocular manifestations of graft-versus-host disease: 10 years' experience. Clin Ophthalmol. 2015;9:1209–13.
5. Westeneng AC, Hettinga Y, Lokhorst H, Verdonck L, van Dorp S, Rothova A. Ocular graft-versus-host disease after allogeneic stem cell transplantation. Cornea. 2010;29(7):758–63. doi:10.1097/ICO.0b013e3181ca321c.
6. Allan EJ, Flowers MED, Lin MP, Bensinger RE, Martin PJ, Wu MC. Visual acuity and anterior segment findings in chronic graft-versus-host disease. Cornea. 2011;30:1392–7. doi:10.1097/ICO.0b013e31820ce6d0.
7. Nassar A, Tabbara KF, Aljurf M. Ocular manifestations of graft-versus-host disease. Saudi J Ophthalmol. 2013;27(3):215–22. doi:10.1016/j.sjopt.2013.06.007.
8. Schornack MM, Pyle J, Patel SV. Scleral lenses in the management of ocular surface disease. Ophthalmology. 2014;121(7):1398–405. doi:10.1016/j.ophtha.2014.01.028.
9. Russo PA, Bouchard CS, Galasso JM. Extended-wear silicone hydrogel soft contact lenses in the management of moderate to severe dry eye signs and symptoms secondary to graft-versus-host disease. Eye Contact Lens. 2007;33(3):144–7. doi:10.1097/01.icl.0000244154.76214.2d.
10. Inamoto Y, Sun Y-C, Flowers MED, et al. Bandage soft contact lenses for ocular graft-versus-host disease. Biol Blood Marrow Transplant. 2015;21(11):2002–7.
11. Yoo S-E, Lee D-C, Chang M-H. The effect of low-dose doxycycline therapy in chronic meibomian gland dysfunction. Korean J Ophthalmol. 2005;19:258–63. doi:10.3341/kjo.2005.19.4.258.
12. Foulks GN, Borchman D, Yappert MC, Kakar S. Topical azithromycin and oral doxycycline therapy of meibomian gland dysfunction: a comparative clinical and spectroscopic pilot study. Cornea. 2013;32(1):44–53. doi:10.1097/ICO.0b013e318254205f.
13. Luchs J. Efficacy of topical azithromycin ophthalmic solution 1% in the treatment of posterior blepharitis. Adv Ther. 2008;25(9):858–70. doi:10.1007/s12325-008-0096-9.
14. Schornack MM, Patel SV. Scleral lenses in the management of keratoconus. Eye Contact Lens. 2010;36(1):39–44. doi:10.1097/ICL.0b013e3181c786a6.
15. Lee JC, Chiu GB, Bach D, Bababeygy SR, Irvine J, Heur M. Functional and visual improvement with prosthetic replacement of the ocular surface ecosystem scleral lenses for irregular corneas. Cornea. 2013;32:1540–3. doi:10.1097/ICO.0b013e3182a73802.
16. DeLoss KS, Fatteh NH, Hood CT. Prosthetic replacement of the ocular surface ecosystem (PROSE) scleral device compared to keratoplasty for the treatment of corneal ectasia. Am J Ophthalmol. 2014;158(5):974–982.e2. doi:10.1016/j.ajo.2014.07.016.

17. Pecego M, Barnett M, Mannis MJ, Durbin-Johnson B. Jupiter scleral lenses: the UC Davis eye center experience. Eye Contact Lens. 2012;38(3):179–82. doi:10.1097/ICL.0b013e31824daa5e.
18. Baran I, Bradley JA, Alipour F, Rosenthal P, Le HG, Jacobs DS. PROSE treatment of corneal ectasia. Cont Lens Anterior Eye. 2012;35(5):222–7. doi:10.1016/j.clae.2012.04.003.
19. Katzman LR, Jeng BH. Management strategies for persistent epithelial defects of the cornea. Saudi J Ophthalmol. 2014;28(3):168–72. doi:10.1016/j.sjopt.2014.06.011.
20. Ciralsky JB, Chapman KO, Rosenblatt MI, et al. Treatment of refractory persistent corneal epithelial defects: a standardized approach using continuous wear PROSE therapy. Ocul Immunol Inflamm. 2014;23(3):219–24. doi:10.3109/09273948.2014.894084.
21. Lim P, Ridges R, Jacobs DS, Rosenthal P. Treatment of persistent corneal epithelial defect with overnight wear of a prosthetic device for the ocular surface. Am J Ophthalmol. 2013;156(6):1095–101. doi:10.1016/j.ajo.2013.06.006.

第 14 章

结膜松弛症的新进展

Anny M.S. Cheng, Scheffer C.G. Tseng

眼表健康主要是由一个稳定的泪膜维持,这需要成分和流体力学因素[1]。前者包含充足的黏蛋白和水性泪液的产生。后者包括眼睑,在眨眼时帮助泪液扩散和清除,而眼睑闭合则可避免眼球的暴露。泪膜的稳定性和泪液扩散需要眼保护系统中成分和流体动力学元素之间相互协调[1]。眼保护系统中成分由泪腺、睑板腺和眼表面上皮组成,它们分别在泪液中提供水溶液、脂质和黏蛋白。而流体动力学元素包括泪液扩散、排出和蒸发,这些元素产生都是通过眨眼和眼睑闭合来实现的[1]。随着每次眨眼,泪液从穹隆到泪河,最后流向眼前泪膜[2,3]。同样通过眨眼,泪液流入鼻泪管系统。

结膜松弛症(CCh)被定义为一种疾病过程,由眼球和眼睑之间松散和多余的结膜皱褶所致[4]。结膜松弛症作为以成纤维细胞过度表达基质金属蛋白酶(MMP)为特征的疾病已经取得了新的进展[5,6]。结膜松弛症(CCh)的多余结膜皱褶通过阻断泪液排出点来干扰泪液流动[7],并破坏泪河的连续性[4,7,8],并从睑缘/泪河区域延伸到穹隆[9]以消除从穹隆到泪河[10]的泪流(图 14.1)。由于 CCh 非常普遍[11]且具有年龄依赖性[11,12],它可能是眼部不适的常见但易被忽视的原因,并且可能与临床上模拟干眼症的泪液不稳定性相关[4]。由于 CCh 和水液性泪液分泌不足(ATD)干眼症在老年人群中很常见,因此它们的共存使其难以从 CCh 继发的干眼中辨别出真正的干眼。此外,CCh 干扰泪液扩散的上述发病机制强烈表明 CCh 可加重干眼症。在此,我们举例说明了 3 种情况,以突出我们提出的用于治疗眼表疾病 CCh 的实用且合乎逻辑的理由。

A.M.S. Cheng, MD
Ocular Surface Center and Ocular Surface Research and Education Foundation, 7000 SW 97th Avenue, Suite 213, Miami, FL 33173, USA

Florida International University, Herbert Wertheim College of Medicine, Miami, FL 33173, USA

S.C.G. Tseng, MD, PhD (✉)
Ocular Surface Center and Ocular Surface Research and Education Foundation, 7000 SW 97th Avenue, Suite 213, Miami, FL 33173, USA
e-mail: stseng@ocularsurface.com

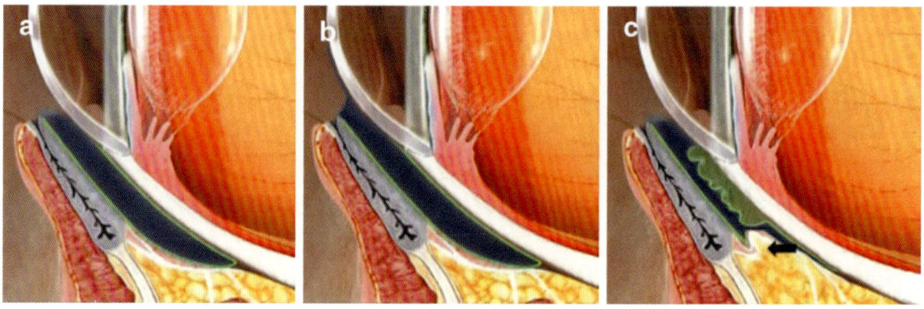

图 14.1 CCh 泪流清除示意图。在正常情况下，深蓝色的穹隆泪池通过眨眼将泪液递送至泪河(a)和眼前表面(b)。在 CCh 中，由于退化 Tenon 囊(经 Cheng 等许可[9])，泪液扩散和穹隆泪池被松散和褶皱的结膜(c，绿色)以及下垂的脂肪组织所阻碍(c，箭头)。

病例 1

一位49岁的女性，有眼部刺激征、视力模糊、干涩和双眼流泪6年。各种局部药物治疗均失败，包括人工泪液、润滑剂、传统类固醇激素和环孢素。经多次探查和灌洗，她的鼻泪管引流系统最终通畅。在第一次随访时，裂隙灯检查显示，在睑缘和眼球之间插入了多余的结膜组织，泪河不均匀且很高(图14.2a)。她的眼睑可完全闭合和眨眼。所有4个泪点都因炎症而肿胀，并塌陷成裂缝状开放的外观(图14.2b)。她的睑板和结膜弥漫性充血(图14.2c，d)。

为什么 CCh 患者抱怨在使用鼻泪管引流系统时会流泪？

流泪很可能是由于泪液清除延迟(DTC)造成的。鉴于泪液是通过眨眼的抽吸及稳定的泪液流动从泪点清除，而 DTC 会导致泪小点闭塞，从而干扰泪液流动并使流体动力学中元素缺失。尽管如此，DTC 也可以在严重 ATD 的情况下发展，以使泪河下降到与泪点不连续的水平以下[13]。总之，泪液清除是流体力学和成分因素的聚集点[1]。当黏膜炎症和眼球表面肿胀造成泪液清除功能障碍时，也会发生 DTC[14]。这种黏膜肿胀的一个常见原因是 CCh 引起的慢性眼表炎症。CCh 中的结膜皱褶可能也会阻塞泪点[7]，此外还会中断泪河的连续性[4,7,8]，干扰穹隆向泪河的泪流[10]，并使穹隆泪池的泪液耗尽[9]。DTC 还会加重眼表炎症，从而使 CCh 症状加重，因为 DTC 也会增加泪液中的炎症细胞因子，从而通过 CCh 成纤维细胞上调 MMP 的表达[15,16]。在睡眠过程中，由于缺乏眨眼使得 DTC 加重，因此 CCh 引起的炎症症状往往在清晨醒来时加重，并且常常与 CCh 中肿胀的泪点相关[8,14]。

如何对泪液清除率进行测量？

泪液清除率的测量确实是一个有用的临床测试用来评估眼表的防御状态。传统的方法，如 Schirmer 试验具有很高的假阳性率和阴性率并缺乏特定的标准[17-19]。在应用含有麻醉剂的 5μL

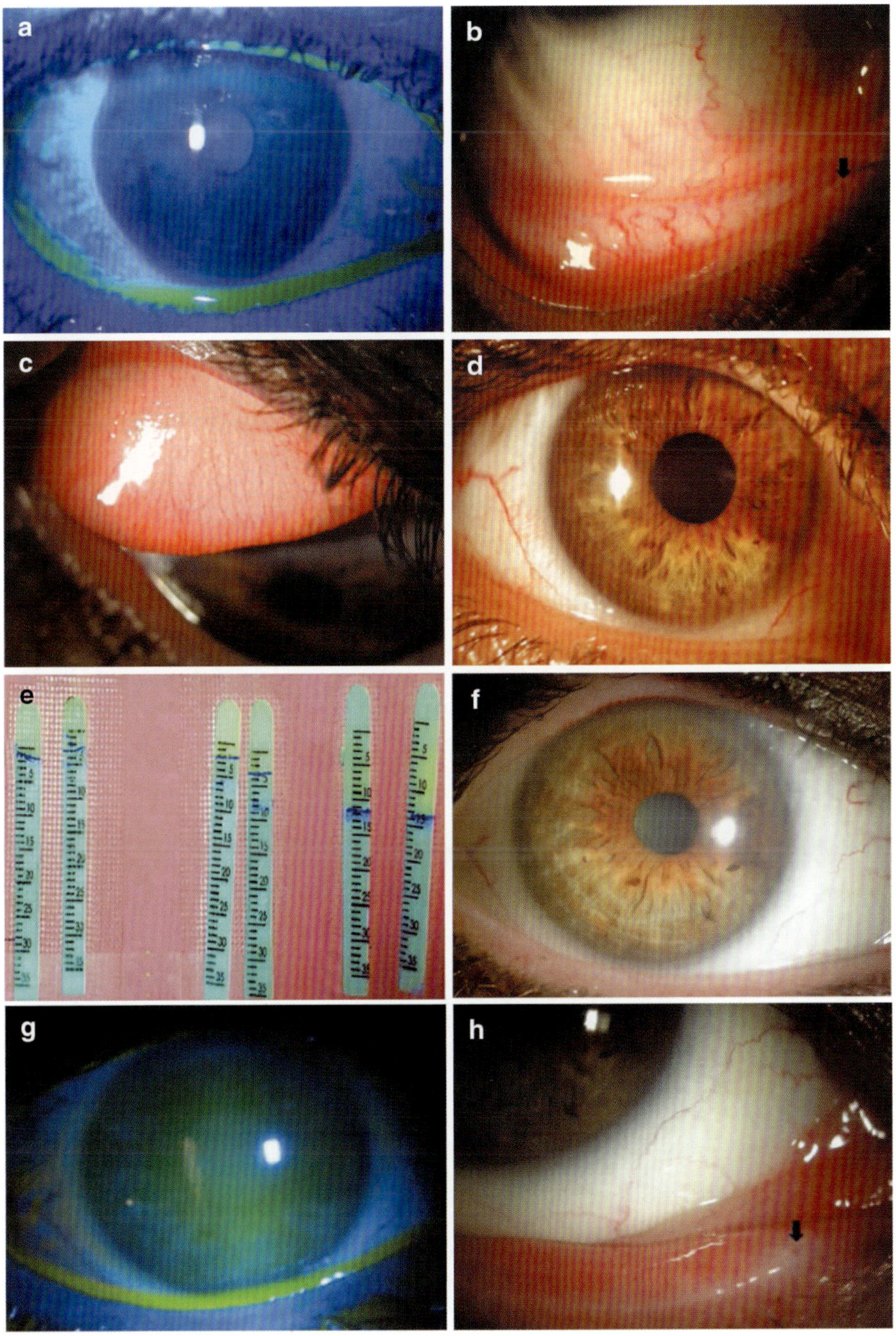

图 14.2　病例 1。在临床上，尽管 CCh 的结膜皱褶突出会导致泪河的不连续(a)，但它也可伴有泪点肿胀(b，箭头)、睑板乳头状反应(c)和结膜充血，特别是在睑缘上方(d)，提示慢性眼表炎症。FCT 显示，泪液清除延迟(e)。手术后，这只眼睛恢复了光滑无红肿的结膜表面(f)、泪河连续(g)、泪点无肿胀(h，箭头)。对于前两对条带(i)，重复 FCT 显示泪液清除率的提高，但是基础浸润长度仍然很低，即 OD 和 OS 分别为 2mm 和 3mm。为了解决由 ATD 干眼所致的其余症状，进行了泪点栓塞处理(j)。(待续)

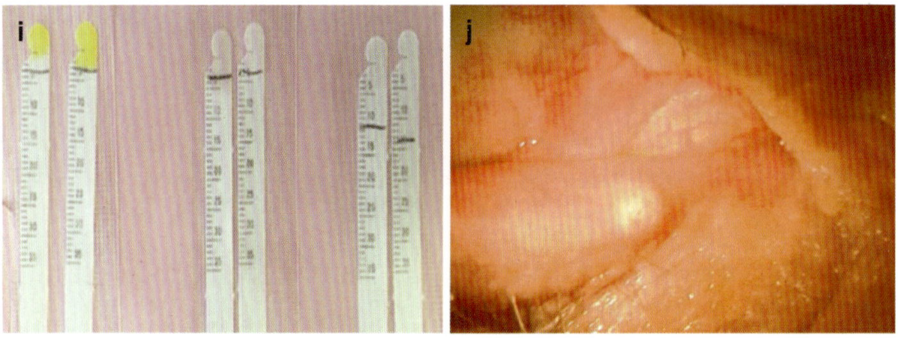

图 14.2(续)

Fluroress®(Akorn Inc.,Abita Springs,LA,USA)之后,通过用 Schirmer 试纸条每 10 分钟进行一次荧光素清除试验(FCT),每次 1 分钟,一共进行 3 次,在此期间同时进行鼻刺激。由此,FCT 可以确定基础泪液量,反映泪液量和泪液清除率[14]。由于试纸条在泪河上弯曲以到达穹隆中的泪液池测量的泪液体积可能包括泪河和穹隆泪池两者。ATD 的诊断为前两次 (第 10 和第 20 分钟)。测量基础泪液量时,试纸条润湿长度小于 3mm。Schirmer 试验[18]的高度变异性可通过使用 FCT 来弱化,该试验避免了未定量麻醉滴剂大小的影响,并且将 Schirmer I 试验中睫毛接触时间从 5 分钟减少到了 1 分钟。FCT 通过使用肉眼(图 14.3)进行泪液荧光测量,与荧光光度法有良好的相关性[20]。在蓝光下,荧光素染料的强度随时间衰减。如果荧光素在 10 分钟后消失(即,第一对条带),则眼泪清除被认为是正常的。相反,DTC 被定义为在 20 分钟或更长时间(即,第二和第三对条带)Schirmer 条带上的荧光素依然存在。FCT 可以帮助检测易被忽略的临床和亚临床 DTC [14]。

FCT显示双眼的第10分钟和第20分钟的基础湿润长度较短。此外,染色证实的泪液清除时间延迟,也可以通过在20分钟和更晚的时间间隔内的条带检测到(图14.2e)。

如何治疗伴有 DCT 的 CCh 患者?

由于 DTC 通过促进和延长眼内刺激物的接触来加重眼部症状,因此消除内在刺激性物质/炎症是第一步[13]。含有防腐剂的外用药物内在毒性的积累是临床上眼部炎症常见的并容易忽视的病因。药疹可能会使 DTC 加强,反过来可能会造成药疹的恶性循环。应用局部不含防腐剂的类固醇如甲基泼尼松龙或地塞米松,可通过打破上述恶性循环来提高泪液清除率[14]。

在CCh和ATD合并有DTC的情况下,不含防腐剂0.1%的地塞米松可用于控制炎症。治疗2周后,症状可部分缓解。

CCh 的发病机制是什么?

虽然有结膜褶皱,但 CCh 的潜在病理并不在于结膜,而是由于 Tenon 囊的溶解。Tenon 囊起着“地毯垫”的作用,将结膜“地毯”锚定到下方巩膜“地板”上。在 CCh 中,细胞外基质 MMP

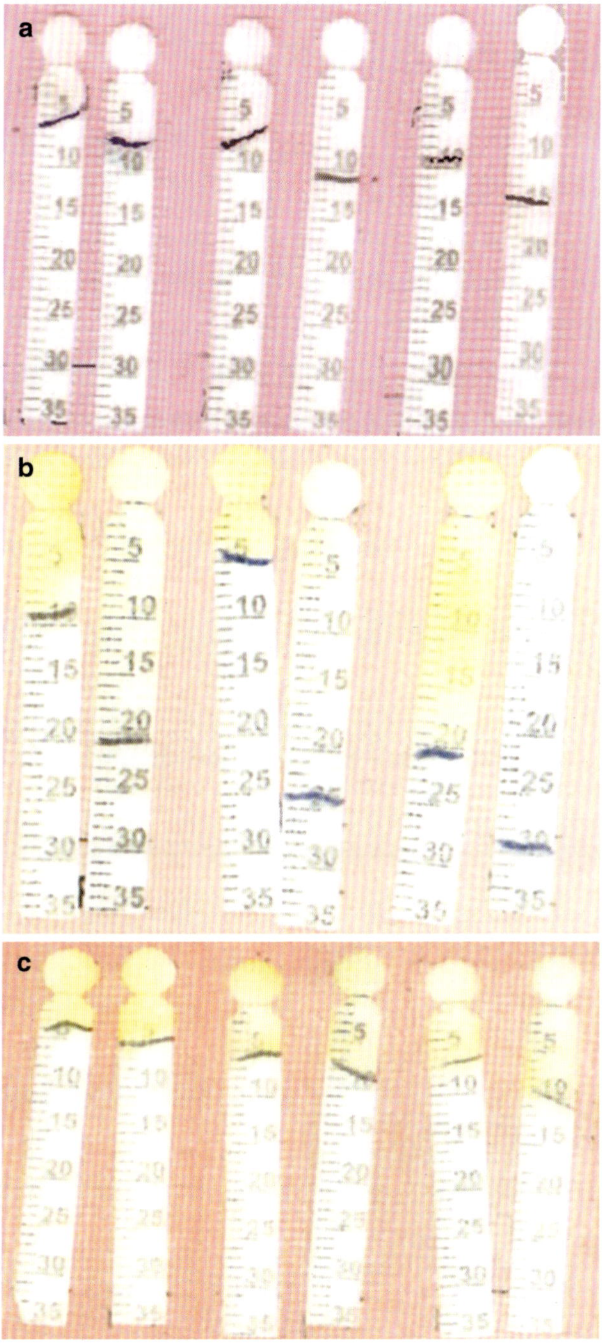

图 14.3　不同临床诊断的代表性 FCT 示例。(a)正常的基础泪液，泪液清除速率和反射性流泪。单侧(b)和双侧(c)泪液清除延迟，如右眼(b)或双眼(c)中荧光素清除时间超过。

在炎性细胞因子作用下的过度降解导致 Tenon 囊变性[5,16]。因此缺乏健康的 Tenon 囊会导致结膜疏松皱褶、脂肪脱出(图 14.1c)和结膜下出血，因为，在没有 Tenon 囊的情况下，在结膜运动期间潜在血管可被撕脱。

在炎症控制后如何进一步管理 CCh 症状?

一旦眼部炎症得到控制,对于有症状的 CCh 患者,穹隆储备的泪液的恢复是实现泪液有效扩散的关键。了解 CCh 的潜在病理学有助于制订恢复穹隆泪池的外科手术。这种"储器修复程序"(图 14.4)包括以下 3 个关键步骤:①通过使结膜凹陷并将其从角膜缘固定到穹隆,使结膜重新定位;②彻底去除退化的 Tenon 囊;③通过两层单独冷冻保存的羊膜替代 Tenon 和结膜组织(AM)(BioTissue,迈阿密,佛罗里达州),帮助预防复发并加快患者的康复。

由于残留症状在最大程度药物治疗后仍然存在,患者接受了穹隆成形手术,伴有结膜后退和AM移植。手术后,裸露的AM产生的上皮缺陷在3周内迅速上皮化。她的眼睛恢复了光滑的非炎症性的结膜表面(图14.2f),穹隆泪池和泪河得以恢复(图14.2g),泪点无肿胀(图14.2h)。然而,患者注意到部分未完全缓解的症状,包括视力模糊、干燥、流泪和结膜发红。重复FCT的检查

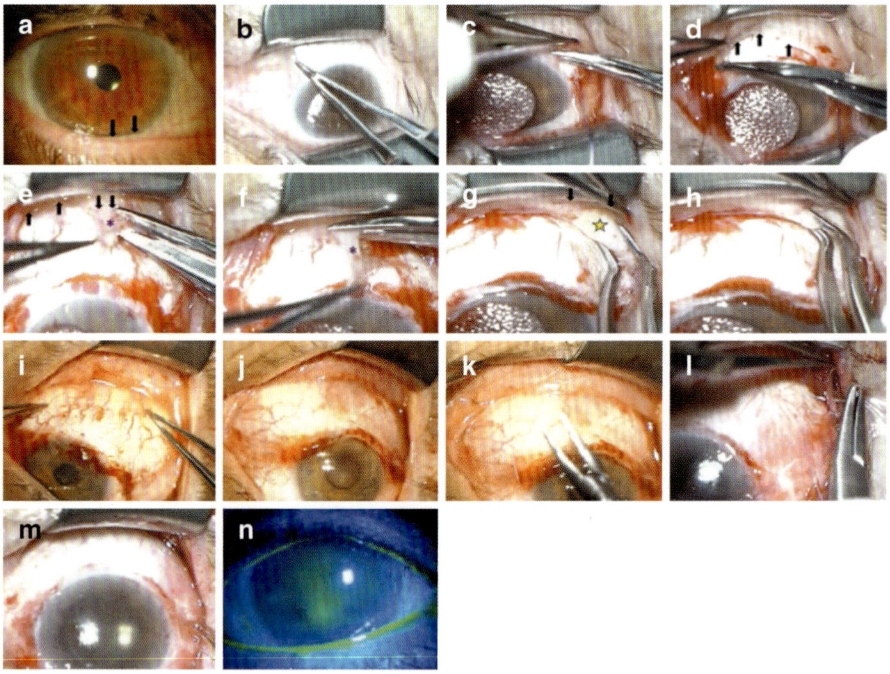

图 14.4 穹隆泪池成形的外科步骤。注意到 Tenon 囊溶解导致巩膜粘连不良的迹象,只需用镊子抓住(a,箭头,b)即可轻松分离结膜与巩膜。在使用几滴肾上腺素 1/1000 进行止血和 2%利多卡因凝胶进行麻醉后,将由 7–0 聚乙丙交酯制成的牵引缝合线放置在角膜缘后 2mm 3 点及 9 点钟的位置处,用于旋转眼睛向上看。在 CCh(c)区域的角膜缘后方 1~2mm 处形成弧状结膜瓣,如果存在结膜黄斑的话,延长并去除结膜黄斑。从角膜缘凹(d)箭头)至穹隆,重新排列结膜。异常的 Tenon 囊(星号)分布在上面凹陷的结膜上皮组织(箭头)并黏附在裸露的巩膜(e)上。将异常 Tenon 囊(星号)从上覆的结膜上皮组织上抓取并剥离,并用锋利的剪刀(f)彻底去除。用镊子将凹陷的结膜(箭头)抬起,以鉴别分布在穹隆(g)中脱出的脂肪(星形),并通过穹隆烧灼以形成缺口(h)以防止脂肪疝出。为了防止复发并加速患者的康复,将两层低温保存的 AM 代替 Tenon 囊(i)和结膜组织(j)。用 8–0 聚乙丙交酯缝线(k,l)将结膜固定在穹隆上。穹隆加深成形并结膜退缩和 AM 移植可恢复穹隆泪池(m)以帮助有症状的 CCh 患者补充泪河和眼前表面的泪液(n)。

显示泪液清除率提高，但浸润长度未变（图14.2i）。

为什么不切断（切除）或烧灼多余的结膜？

到目前为止，一些外科手术已被用来治疗 CCh，如巩膜缝线固定[21]，新月形球结膜切除术[7]、下球结膜环状切开术和径向松解切口[22]，直接切除并行 AM 移植术[23,24]，烧灼/激光凝固术，切除或不切除[25,26]和结膜下使用纤维蛋白封闭剂，然后切除[27]。这些程序大多集中于消除泪河附近的结膜褶皱，但不涉及穹隆成形。在许多情况下，尽管这些切除手术可能有效，但穹隆的成形和加深最好采用结膜“退缩”而不是“切除”。此外，诸如瘢痕形成和脂肪脱出等并发症可归因于上述手术技术没有适当地执行。

重复 FCT 显示 CCh 手术后基础湿润长度没有变化的临床意义是什么？

穹隆成形术后的基础泪液量的变化，有助于辨别是真性还是伴有 ATD 以阐明干眼症临床治疗中的逻辑步骤[9,13]。尽管 CCh 手术后穹隆泪池恢复，但未改变基础湿润长度即可确诊为真正的 ATD 干眼。如果仍有残留的未解决干眼症的表现，治疗应针对干眼症中成分的缺乏[13]。在这方面，ATD 干眼的常规治疗可以通过泪点阻塞更有效地进行管理，泪点阻塞仍然是在人工泪液的应用达到最大特定每日频率时管理 ATD 干眼的主要手段。由于泪点阻塞总是使泪液引流/清除延迟，因此可延长局部人工泪液对 ATD 的有益效果，但可能由于长期保留含防腐剂的人工泪液会对眼表面造成毒性。因此，建议使用无防腐剂的泪液替代品，因为 CCh 会加重 DTC，这就是为什么在考虑泪点阻塞之前进行 CCh 的手术矫正。

塞子放在患者的下泪点（图14.2j）。她所有症状都有很好的改善。这种改善伴随着结膜充血的减少和Snellen视力提升了1行。

病例 2

一位54岁的男性，双眼刺激并发现睫毛根部的“袖套状鳞屑”数月。没有相关症状，如畏光、视力模糊、干燥和流泪。患者的视力为20/20，伴有轻度结膜和眼睑充血（图14.5a，b）。裂隙灯检查显示位于睫毛根部的圆柱形鳞屑。睫毛处采样证实蠕形螨睑缘炎。睑缘和眼球之间存在多余的结膜组织。用荧光素染色显示泪河阻塞（图14.5c，d）。FCT显示，基础润湿长度为5mm。正常眼泪清除率为10分钟，双眼染料消失（图14.5e）。

如何辨别 CCh 是否是所述眼睛刺激的病因？

据最近的报道[10]，我们建议测量泪河耗竭后恢复的速度作为辨别 CCh 是否是患者眼睛刺激病因的一种方式。为此，我们首先用移液管将 5μL 荧光素液滴入下穹隆（也可以通过用生理盐水润湿荧光素试纸条来使用荧光素滴剂）。在裂隙灯钴蓝光下，通过使用毛细管将荧光下泪

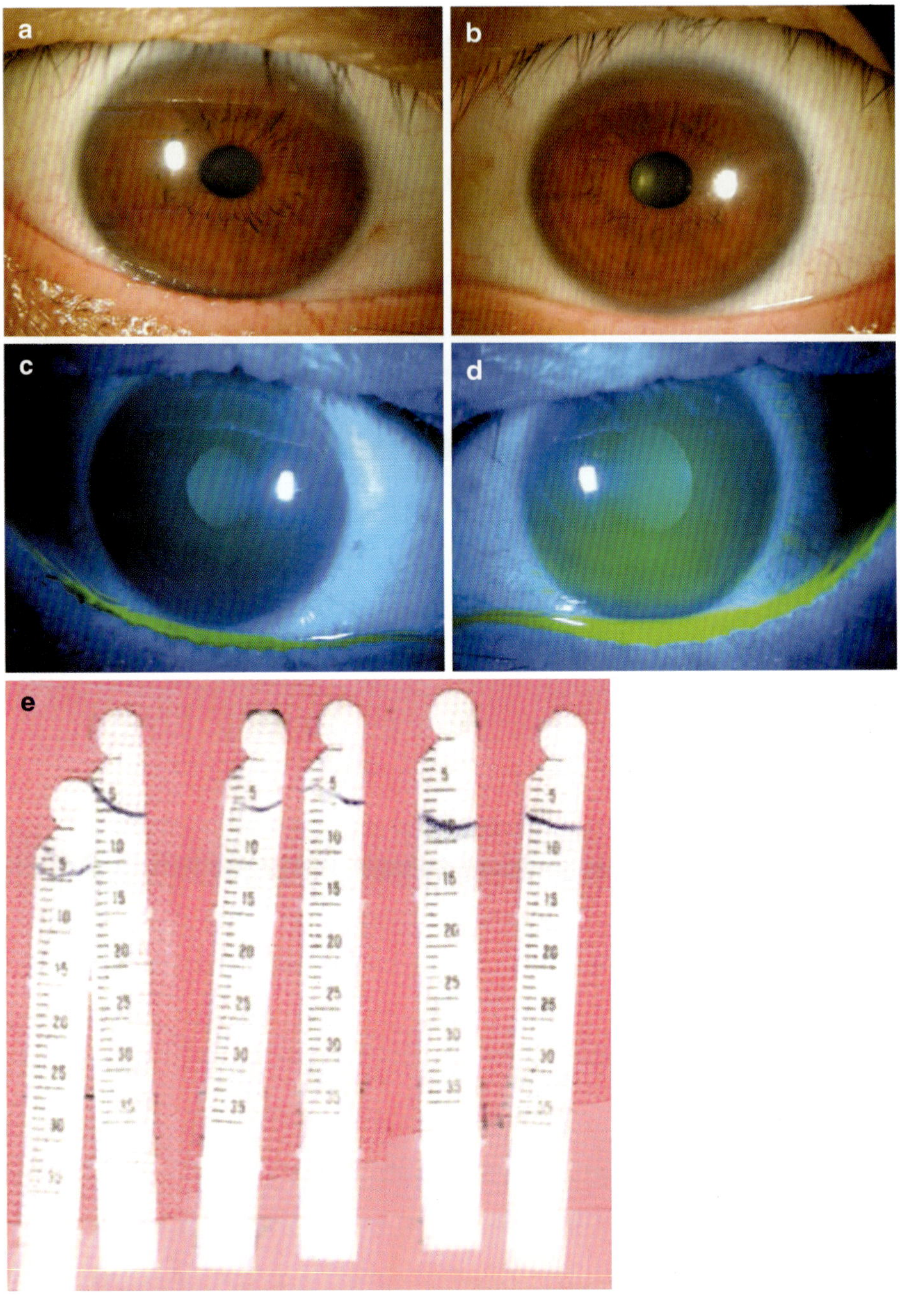

图 14.5 病例 2。双侧结膜和眼睑轻度充血，右眼(a)和左眼(b)，在该无症状 CCh 患者中多余的结膜组织(c,d)会干扰泪河。FCT 显示 5mm 的基础润湿长度，10 分钟内染料消失证明泪液清除正常(e)。

河耗尽[也可以通过用干燥的 Weck-Cel(Microsponge™, Alcon®)接触来消耗]。紧接着，以秒为单位测量荧光下泪河的恢复时间(图 14.6a–c)。使用这种技术，我们已经报道，穹隆中的泪池在正常情况下可快速补充泪河，但在 CCh 患者中不会。在无 CCh 的患者中，无眨眼以及泪河高度情况下，可以在 3 秒内通过穹隆补充恢复(图 14.6d)。患有 CCh 症状的患者，泪河恢复显著延迟，即在 8 秒内未恢复(图 14.6f)。在 CCh 但无症状的患者中，恢复时间中等(图 14.6e)。重要的是，

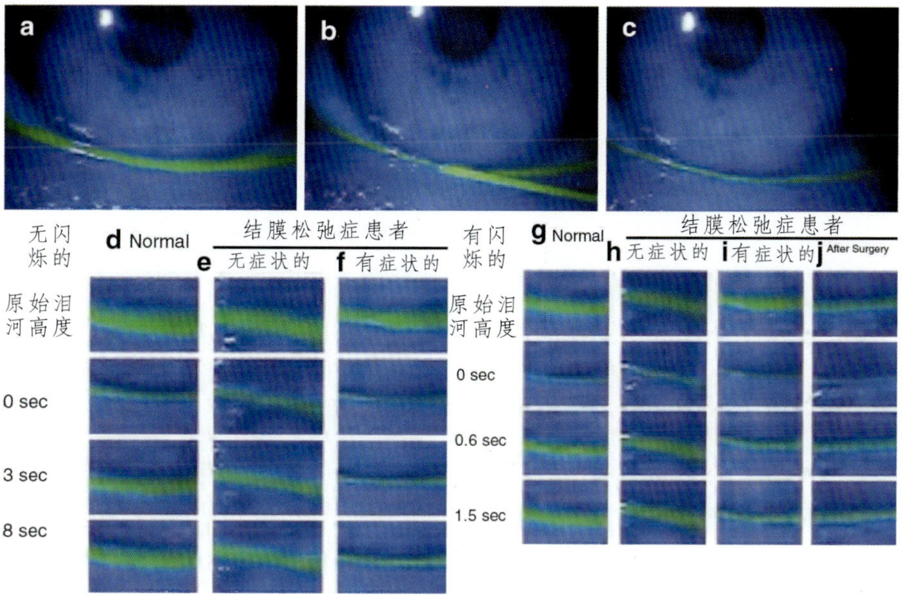

图 14.6　在无症状 CCh 中，眨眼对穹隆泪液补充的影响。原始泪河高度(a)被毛细管耗尽(b,c)。正常人(d)的穹隆可快速补充泪河至正常高度，而在 CCh 患者中则不会，无论是否存在症状(e,f)。然而，在无症状的 CCh 患者(h)中，一次眨眼足以使泪河恢复到正常高度，与正常受试者(g)一样快，而在有症状的 CCh(i)中，泪河高度仍然很低。CCh 患者可以没有症状，因为眨眼是一种有效的代偿机制，可以促进泪液从穹隆到泪河流动，从而促进眼前泪液的流动。有趣的是，眨眼后有症状的 CCh 的泪河高度可以通过经结膜退缩和 AM 移植重建术恢复穹隆泪池而恢复到正常水平(j)(经 Huang 等许可)[10]。

眨眼是促进从穹隆泪池到泪河的泪流的关键补偿机制。因此，在眨眼的情况下，CCh 无症状患者(无症状)泪河恢复明显(恢复正常泪河高度，如图 14.6g,h)，但 CCh 有症状患者则恢复不明显(有症状)(图 14.6i)。有意思的是，眨眼后，有症状的 CCh 的泪河高度可通过经结膜退缩和 AM 移植重建(图 14.6j)恢复穹隆眼泪池而恢复到正常水平。总之，眨眼是区分 CCh 严重程度和识别无症状 CCh 的有效代偿机制。重要的是，穹隆成形对泪池的修复是对有症状 CCh 的有效治疗，以确保从泪池持续供应泪液至泪河和眼表面泪膜。

为什么一些 CCh 患者无症状？

上述眨眼后如何恢复衰竭的泪河的临床测量清楚地表明，如果穹隆泪池未完全消失，并且如果眨眼仍能有效促进泪流从穹隆到泪河，最后完全覆盖眼前泪膜，CCh 患者可无症状。相反，如果 CCh 的严重到将穹隆泪池全部消耗完，则 CCh 患者可能出现症状。在这种情况下，眨眼虽然缩短了连接间隔时间，但仍然无法补充已经耗尽的泪河。鉴于眨眼可以帮助恢复无症状 CCh 泪河中的泪液，因此，如果眨眼无效，评估某些 CCh 患者是否会出现症状在临床上也很重要。

病例 3

一位52岁男性患者,有眼部刺激感、干燥、烧灼感、砂砾感、视力模糊和双眼畏光5年。他没有透露任何相关的系统性疾病的历史,如Sjögren病、类风湿性关节炎或系统性红斑狼疮。尽管使用包括外用药物(人造泪液、润滑剂、类固醇和环孢菌素)、绷带接触镜或泪点堵塞在内的常规疗法,他的症状仍然存在。临床检查发现,该患者患有ATD和CCh。根据FCT、ATD的诊断,第10分钟和第20分钟时的基础润湿长度小于3mm。

为什么传统滴眼液无法缓解该 CCh 患者干眼的症状?

CCh 患者中松弛的结膜不仅会占据泪河的空间, 而且还会消耗穹隆泪池中的泪液以防止泪液从穹隆到泪河(图 14.1c)[4,7,8,10]。穹隆泪池是眼睛容纳眼泪的主要部位,估计至少占总泪液量的 50%[28]。CCh 消耗了穹隆泪池的泪液[9],这解释了为什么眼睛未能保存人工泪液。因此,泪河和眼前泪膜不能通过眨眼来补充穹隆泪池。故而,人工泪液本身并不能维持泪膜的稳定性。

在介绍中,患者的视力是双眼为20/30。他的眨眼和眼睑闭合功能正常。

应该进行什么样的临床工作来辨别患者是否患有 ATD、CCh 或两者都有?

CCh 和 ATD 之间的密切关联已被认可[29,30]。据报道,发生 ATD 的风险随着 CCh 的严重程度的增加而增加,这表明 CCh 本身可能是导致 ATD 干眼的原因[30]。然而,由于 CCh 和 ATD 干眼症在老年人中普遍存在,因此辨别可能作为独立疾病存在的 ATD 也是具有挑战性的。在临床上,由 CCh 引起的干眼症可以与 ATD 引起的干眼症区分开来,通过历史记录集中询问干眼症状,以观察它们是否因任何特定的昼夜关系、注视、眨眼或泪点堵塞而恶化[8]。基于眼睛暴露在外及干燥等因素,在真正的 ATD 患者眼部刺激症会随着时间的推移而加重,但由 CCh 引起的干眼症在一天中基本不会变化。CCh 患者通常抱怨视力模糊和眼睛疼痛,在阅读过程中增加的结膜皱褶会加重 CCh 患者的痛苦。相反,从向下注视到向上注视睑间暴露区的增加解释了为什么 ATD 干眼在向上注视时更严重,特别是在使用电脑屏幕时。此外,频繁眨眼导致结膜皱褶积聚至 6 点钟位置,这进一步加重 CCh 患者的干眼症状。相反,眨眼次数增加缩短了眨眼间隔时间,稳定了泪膜,并改善了 ATD 干眼症。另外一个有时候很有用的测试是,对于有症状的 CCh 患者,手动收回下眼睑可以缓解症状(也许这种操作会暂时增加下穹隆泪池)。泪管阻塞使泪液引流延迟并延长了用于 ATD 的局部人工泪液的有益效果。然而,它进一步阻碍了泪河和穹隆的泪液清除,而 CCh 同样也会阻碍泪液清除,最终导致 CCh 模拟干眼的症状恶化。孟加拉玫瑰红的使用可以显现在 ATD 的睑间暴露区,但在 CCh 的非暴露区中表现出黏蛋白缺陷状态的眼表面上皮细胞。通过清除泪河,CCh 以 CCh 区域(低于暴露区域)的一种线性模式使多余结膜皱褶上方的泪膜不稳定。

患者的症状在第2天早晨时变得更糟,而且症状一直持续。他不看电脑和电视,仅仅只是在阅读过程中眨眼和向下注视，症状就加重了。基于眼表疾病指数(OSDI)评分，将患者的症状严重程度分级为25(中等)。现有的包括人工泪液、润滑剂、类固醇和环孢菌素在内的最大常规药物治疗，以及双眼绷带接触镜，均未能缓解其症状。泪点栓塞导致症状持续并恶化。裂隙灯检查显示，鼻侧和颞侧多余的结膜组织介于睑缘和眼球之间，阻碍了光滑的泪河形成(图14.7a)。荧光素染色显示，泪河消失，但在角膜表面没有浅层点状角膜炎(图14.7b)。在中央角膜的暴露区域看不到玫瑰红染色。FCT显示，双眼的基础润湿长度为2mm(图14.7c)。

尽管进行了最大限度的药物治疗，症状仍然持续，患者接受了CCh手术，试图缓解症状并恢复眼表健康。手术技术包括切除移动性和退化Tenon囊，穹隆加深重建及结膜退缩，以及局麻下移植冷冻保存的AM(使用纤维蛋白胶固定)(图14.4)。手术后，患者使用0.3%氟喹诺酮滴眼，每天3次以及不含防腐剂0.1%地塞米松滴眼，每天4次，在2周内逐渐减量。由裸露的AM产生的所有上皮缺陷在3周内迅速上皮化(图14.7d，e)。没有发现脂肪脱出或瘢痕形成引起的下睑内翻、下穹隆回缩和眼球运动受限等并发症。他的症状完全缓解。此外，患者双眼Snellen视力提高了1行。他1个月内恢复了光滑、湿润、白色、无炎症的结膜表面，并且症状也消失了。重复FCT显示，右眼和左眼的基础湿润长度分别从2mm增加到7mm和10mm(图14.7f)。

为什么 FCT 能显示 AMT 后的 CCh 患者基础湿润长度的增加?

在正常情况下，穹隆泪池通过眨眼[10]负责将泪液输送到泪河。在 CCh 中，穹隆泪池的泪液是被脱落的 Tenon 囊所引起的松散及皱缩的结膜和脂肪脱出所清除[5,9,16]。可想而知，被占据和

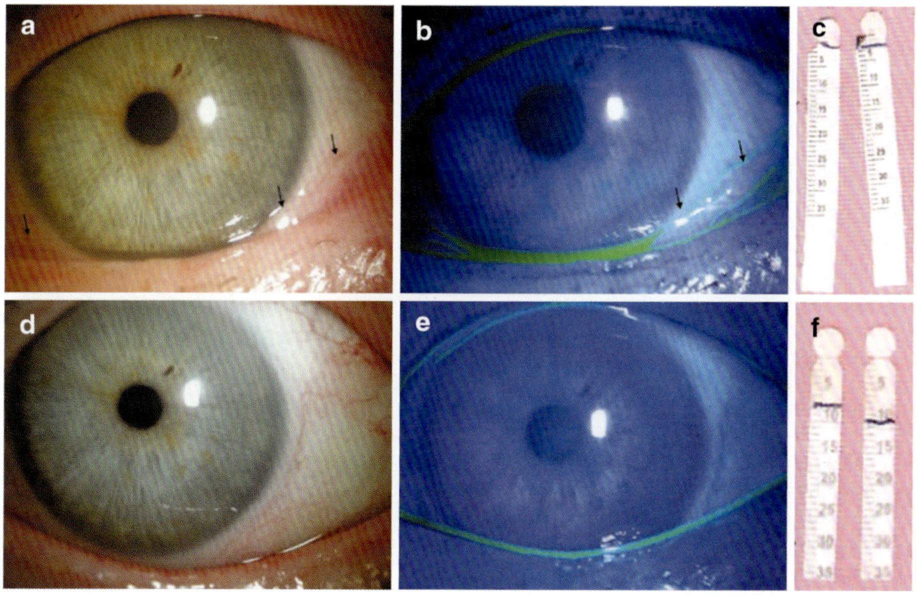

图 14.7 病例 3。睑缘和眼球之间的多余结膜褶皱(箭头)阻碍了泪河的泪液(a，b)。在手术前，FCT 显示低的基础湿润长度，暗示有干眼(c)。AM 移植修复穹隆泪池 1 个月后，球结膜恢复至光滑，无炎症(d)，泪河恢复连续性(e)。重复 FCT 显示正常基础润湿长度(f)，表明先前干眼是继发于 CCh 而不是由 ATD 引起的。

消耗的泪液池导致了基础湿润长度较短，与 ATD 干眼没有区别。穹隆泪池的复原是通过结膜退缩和 AMT 穹隆加深重建来实现的。这解释了为什么术后基础润湿长度在由 CCh 引起的干眼中可以得到改善，即导致继发于 CCh 的 ATD 干眼消失。使用 AMT 实现泪池恢复，我们可以区分由 ATD 引起的干眼还是继发于 CCh 的干眼 [9]。AMT 首先消除由 CCh 引起的干眼症状，让我们可以更有效地治疗由 ATD 引起的干眼。这也是为什么我们主张 AMT 在管理 ATD 干眼之前恢复泪池中的泪液，作为一种更符合逻辑和实用的干眼治疗算法[13]。

结论

总之，CCh 的发病机制涉及 Tenon 囊的溶解，使得结膜褶皱产生，从而阻止泪液流入鼻泪管系统[7]，阻断了泪河的连续性[8]，清除穹隆泪液容器中的泪液[9]，并干扰泪液从穹隆泪池到泪河的流动 [10]。通过局部使用不含防腐剂的地塞米松或甲基泼尼松龙清除内在刺激物/炎症是 DTC 相关 CCh 的初始治疗。在鉴别由 CCh 引起的干眼和 ATD 引起的干眼并确定 CCh 是眼刺激的原因之后，通过结膜衰退和 AM 移植的穹隆重建来恢复穹隆泪池是解决 CCh 中症状和体征的重要外科手术。在治疗 CCh 后，进行真性 ATD 干眼的泪管阻塞和特异性管理。总之，基于荧光素的泪河测试可以帮助区分有症状的 CCh 与真正的 ATD（独立于 CCh），并允许医生采用有效的治疗方法来恢复眼表的完整性。

（袁晴 译）

参考文献

1. Tseng SC, Tsubota K. Important concepts for treating ocular surface and tear disorders. Am J Ophthalmol. 1997;124:825–35.
2. Doane MG. Interaction of eyelids and tears in corneal wetting and the dynamics of the normal human eyeblink. Am J Ophthalmol. 1980;89:507–16.
3. Palakuru JR, Wang J, Aquavella JV. Effect of blinking on tear dynamics. Invest Ophthalmol Vis Sci. 2007;48(7):3032–7.
4. Meller D, Tseng SC. Conjunctivochalasis: literature review and possible pathophysiology. Surv Ophthalmol. 1998;43(3):225–32.
5. Li DQ, Meller D, Tseng SC. Overexpression of collagenase (MMP-1) and stromelysin (MMP-3) by cultured conjunctivochalasis fibroblasts. Invest Ophthalmol Vis Sci. 2000;41:404–10.
6. Guo P, Zhang SZ, He H, Zhu YT, Tseng SC. PTX3 controls activation of matrix metalloproteinase 1 and apoptosis in conjunctivochalasis fibroblasts. Invest Ophthalmol Vis Sci. 2012;53(14):4004.
7. Liu D. Conjunctivochalasis. A cause of tearing and its management. Ophthal Plast Reconstr Surg. 1986;2:25–8.
8. Di Pascuale MA, Espana EM, Kawakita T, Tseng SC. Clinical characteristics of conjunctivochalasis with or without aqueous tear deficiency. Br J Ophthalmol. 2004;88(3):388–92.
9. Cheng AM, Yin HY, Chen R, Tighe S, Sheha H, Zhao D, Casas V, Tseng SC. Restoration of fornix tear reservoir in conjunctivochalasis with fornix reconstruction. Cornea. 2016;35(6):736–40.
10. Huang Y, Sheha H, Tseng SC. Conjunctivochalasis interferes with tear flow from fornix to tear meniscus. Ophthalmology. 2013;120(8):1681–7.
11. Mimura T, Yamagami S, Usui T, et al. Changes of conjunctivochalasis with age in a hospital-based study. Am J Ophthalmol. 2009;147(1):171–7.
12. Hughes WL. Conjunctivochalasis. Am J Ophthalmol. 1942;25:48–51.
13. Tseng SC. A practical treatment algorithm for managing ocular surface and tear disorders. Cornea. 2011;30(Suppl 1):S8–S14.

14. Prabhasawat P, Tseng SC. Frequent association of delayed tear clearance in ocular irritation. Br J Ophthalmol. 1998;82:666–75.
15. Afonso AA, Sobrin L, Monroy DC, Selzer M, Lokeshwar B, Pflugfelder SC. Tear fluid gelatinase B activity correlates with IL-1a concentration and fluorescein clearance in ocular rosacea. Invest Ophthalmol Vis Sci. 1999;40(11):2506–12.
16. Meller D, Li DQ, Tseng SC. Regulation of collagenase, stromelysin, and gelatinase B in human conjunctival and conjunctivochalasis fibroblasts by interleukin-1b and tumor necrosis factor-a. Invest Ophthalmol Vis Sci. 2000;41:2922–9.
17. Afonso AA, Monroy D, Stern ME, Tseng SC, Pflugfelder SC. Correlation of tear fluorescein clearance and Schirmer test scores with ocular irritation symptoms. Ophthalmology. 1999;106:803–10.
18. Clinch TE, Benedetto DA, Felberg NT, Laibson PR. Schirmer's test. A closer look. Arch Ophthalmol. 1983;101:1383–6.
19. Xu KP, Yagi Y, Toda I, Tsubota K. Tear function index. A new measure of dry eye. Arch Ophthalmol. 1995;113:84–8.
20. Xu KP, Tsubota K. Correlation of tear clearance rate and fluorophotometric assessment of tear turnover. Br J Ophthalmol. 1995;79:1042–5.
21. Otaka I, Kyu N. A new surgical technique for management of conjunctivochalasis. Am J Ophthalmol. 2000;129(3):385–7.
22. Yokoi N, Komuro A, Nishii M, et al. Clinical impact of conjunctivochalasis on the ocular surface. Cornea. 2005;24(8 Suppl):S24–31.
23. Meller D, Maskin SL, Pires RT, Tseng SC. Amniotic membrane transplantation for symptomatic conjunctivochalasis refractory to medical treatments. Cornea. 2000;19(6):796–803.
24. Maskin SL. Effect of ocular surface reconstruction by using amniotic membrane transplant for symptomatic conjunctivochalasis on fluorescein clearance test results. Cornea. 2008;27(6):644–9.
25. Yang HS, Choi S. New approach for conjunctivochalasis using an argon green laser. Cornea. 2013;32(5):574–8.
26. Nakasato S, Uemoto R, Mizuki N. Thermocautery for inferior conjunctivochalasis. Cornea. 2012;31(5):514–9.
27. Doss LR, Doss EL, Doss RP. Paste-pinch-cut conjunctivoplasty: subconjunctival fibrin sealant injection in the repair of conjunctivochalasis. Cornea. 2012;31(8):959–62.
28. Mishima S, Gasset A, Klyce SDJ, Baum JL. Determination of tear volume and tear flow. Invest Ophthalmol. 1966;5:264–76.
29. Chhadva P, Alexander A, McClellan AL, McManus KT, Seiden B, Galor A. The impact of conjunctivochalasis on dry eye symptoms and signs. Invest Ophthalmol Vis Sci. 2015;56(5):2867–71.
30. Höh H, Schirra F, Kienecker C, Ruprecht KW. Lidparrallele konjunktivale Falten (LIPCOF) sind ein sicheres diagnostisches Zeichen des trockenen Auges. Ophthalmologe. 1995;92:802–8.

第 15 章

持续性角膜上皮缺损的治疗

Nishant G. Soni, Angelique Pillar, Jordan Margo, Bennie H. Jeng

病例 1

患者,女,35岁,诊断为左眼继发于糖尿病性视网膜病变的牵拉性视网膜脱离,行左眼玻璃体切除术+膜剥离术。在术中,患者角膜上皮被刮除。

该患者角膜上皮缺损不愈合的危险因素有哪些?

后部玻璃体切除术后,该患者角膜上皮缺损不愈合的最大危险因素之一是,她的基础疾病糖尿病。糖尿病性角膜病变是葡萄糖代谢受损多发性神经病变的一种表现[3]。具体而言,三叉神经眼支的损害导致角膜知觉减退,上皮细胞完整性的破坏导致创伤修复受损[4]。糖尿病角膜病变的严重程度随着糖尿病的持续时间及糖尿病视网膜病变的严重程度成比例地升高,这是该患者额外的危险因素[5]。

即使在没有糖尿病的情况下,视网膜手术也已经被发现会导致神经营养性角膜溃疡。周边视网膜氩激光光凝术、巩膜外加压术,或在 3 点钟和 9 点钟方位放置套管针均可导致长睫状神经在进入角膜时受损,而对于糖尿病患者,上述情况会加剧已经出现的角膜知觉减退[6]。

在视网膜手术过程中,为了术野清晰,有时需要大直径的医源性角膜上皮刮除,而角膜刮除范围越大,上皮再生的时间就越长。而且术后局部用药也有上皮细胞毒性导致角膜愈合减缓。局部抗生素、眼内压(IOP)降低剂、非甾体抗炎药(NSAID)和类固醇,尤其是那些含有防腐剂的药物,会破坏上皮细胞的完整性和迁移[7]。苯扎氯铵(BAK)是常用的滴眼液防腐剂,能够破坏细胞壁和乳化细胞膜类脂,即使没有潜在的上皮损伤,也可导致眼部毒性[8]。

N.G. Soni, MD • A. Pillar, MD • J. Margo, MD • B.H. Jeng, MD (✉)
Department of Ophthalmology and Visual Sciences, University of Maryland School of Medicine, 419 W. Redwood Street, Suite 470, Baltimore, MD 21201, USA
e-mail: bjeng@som.umaryland.edu

泪液表面的不规则也会增加角膜对愈合不良的敏感性。眼内手术后的结膜下出血和球结膜水肿，以及由于已存在的神经营养性改变和(或)使用球后麻醉导致的瞬目频率减少，均会使得泪膜不稳定、泪液黏度增加和角膜氧合不良，所有这些都是造成角膜上皮病变和视网膜术后持续性上皮缺损的危险因素[9]。

视网膜专科术后治疗，包括局部使用1%醋酸泼尼松龙、溴莫尼定、环丙沙星和阿托品。给予人工泪液以治疗角膜上皮缺损不愈合。角膜上皮缺损不愈合7天后，患者被转到角膜病专科进一步治疗(图15.1)。

在这种情况下应该考虑哪些治疗策略?

最初可以每 1~2 小时频繁使用不含防腐剂的人工泪液。但是这种治疗策略增加了滴眼液的负担，缺乏依从性可能是一个问题。尽管术后立即停用额外的局部滴眼液几乎不可能，但将术后滴眼液改为不含防腐剂的药物，如莫西沙星和他氟前列素或那些含 BAK 以外的防腐剂的药物，如阿法根 P(Allergan, Irvine, CA)可以帮助减少角膜上皮细胞和角膜缘干细胞的毒性，返对需要长期点眼者尤为重要。同时，应避免使用已知的促进进一步角膜知觉减退的常用药物，如局部麻醉剂、β 受体阻滞剂和 NSAID[10]。

虽然临床上经常使用泪点栓塞、遮盖和睑缘缝合术来治疗持续性角膜上皮缺损，但是对于这位患者应该避免使用上述方法，这是因为栓子可能加剧药物毒性角膜炎，而眼睑闭合会限制视网膜的检查。

每 2~4 周更换一次高透氧软性角膜绷带镜是一种有效的治疗方法，这不仅能够改善泪液表面不规则、治疗手术和眨眼造成的机械性上皮损伤和上皮刮除，而且不影响重复的视网膜检查。使用角膜绷带镜的同时，需要局部应用广谱抗生素。

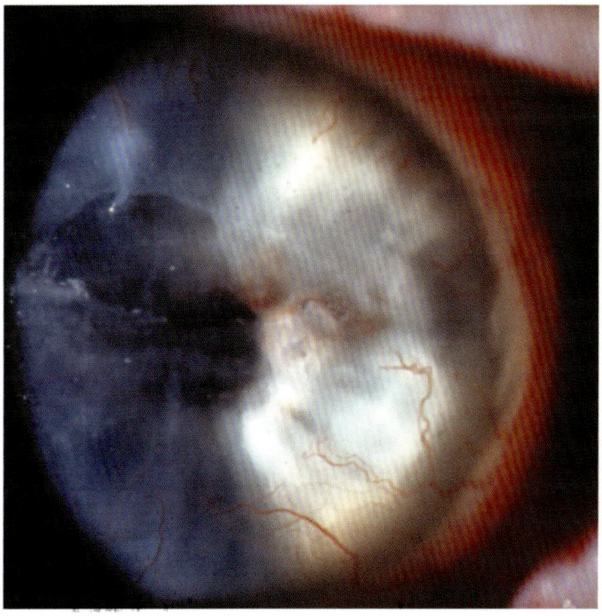

图 15.1　病例 1：患者视网膜术中刮除角膜上皮后出现角膜上皮缺损不愈合。

最后，由患者自体血液离心制成的自体血清可以用于局部滴眼，该自体血清能够提供润滑作用以及必需的维生素和生长因子，这对于治疗持续性角膜上皮缺损是非常有效的。尽管制备自体血清滴眼液的具体浓度和程序尚未标准化，但已有研究人员发表了一些方案来优化各种趋上皮生长因子的组成(表 15.1)。

给予50%自体血清滴眼，初始给药频率为每2小时1次，患者转至角膜病专科治疗10天后，角膜上皮缺损愈合(图15.2)。遗憾的是，部分角膜上皮下混浊确实由角膜上皮缺损不愈合所致，但患者在随后的随访中，角膜上皮恢复完整。

表 15.1 逐步治疗持续性上皮缺陷

1. 减少滴眼液毒性
   (a)停用所有不必要的局部用药(考虑转用口服药物)
   (b)谨慎地使用局部预防性抗生素
2. 改善泪膜
   (a)使用黏性无防腐剂人工泪液/眼膏频繁润滑
   (b)泪点栓塞
3. 增强上皮功能
   (a)口服多西环素/米诺环素
   (b)自体血清滴眼液/富血小板血浆
4. 保护上皮
   (a)压力性遮盖
   (b)软性角膜绷带镜
   (c)自固定羊膜/羊膜移植术
   (d)巩膜接触镜
   (e)外侧睑缘缝合术
   (f)结膜瓣

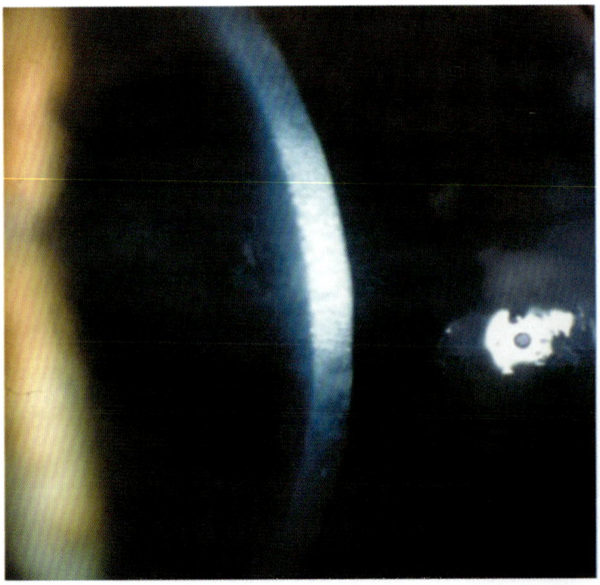

图 15.2 病例 1：患者角膜上皮缺损愈合，但伴有角膜上皮下混浊。

病例 2

患者，女性，35岁。单纯疱疹病毒性角膜炎发作后，出现了角膜上皮缺损不愈合，首诊眼科医生用局部三氟尿苷治疗。该患者因角膜上皮缺损不愈合被转诊（图15.3）。

该患者角膜上皮缺损不愈合的危险因素有哪些？

单纯疱疹病毒好发于三叉神经节，病毒可以在此保持休眠多年或在重新激活期间积极复制[11]。角膜表面的三叉神经分支支配角膜感觉并提供生长因子来维持角膜上皮的完整性[12]。因此，疱疹病毒感染可以通过导致反射性泪液产生的减少、眨眼反射的改变以及趋上皮生长因子（如神经肽）的缺乏，来破坏角膜表面神经营养状态。神经营养性角膜病变是发生角膜上皮缺损不愈合的主要危险因素[12]。

单纯疱疹病毒性上皮性角膜炎通常通过局部或全身抗病毒药物治疗。目前所有常用的局部抗病毒药物，包括三氟尿苷、阿昔洛韦和更昔洛韦，已被证明会引起局部毒性和点状上皮糜烂[13]。它们的作用机制是干扰病毒 DNA 复制。三氟尿苷是美国最常用的抗病毒药物，它很可能被宿主 DNA 编入，因此可以防止上皮细胞的增殖与病毒复制[14]。虽然局部抗病毒药物可以减少单纯疱疹病毒性上皮性角膜炎的愈合时间，但是局部毒性可能会限制其疗效，应首选口服抗病毒药物。如果转诊眼科医生曾使用局部抗病毒药物，那么上皮毒性可能会延缓愈合过程。

局部应用抗病毒药物治疗时间的长短也可能影响该患者上皮愈合的情况。据估计，单纯疱疹病毒性角膜炎导致的角膜上皮缺损中，不论使用抗病毒类型和途径（口服或局部），只有约一半在治疗 1 周内痊愈[15]。因此，通常推荐大约 2 周的疗程，在这段时间后，仍未痊愈则反映了病毒感染治疗的不完全。重要的一点是，疱疹病毒性上皮疾病很少需要使用 2 周以上的局部抗病毒药物治疗（除免疫功能受损的病例外），如果需要长期治疗，口服抗病毒药物是治疗的首选方法。

该患者的局部治疗终止，改为口服阿昔洛韦400mm，每天5次，直到病毒感染完全控制。患者角膜上皮部分愈合，但之后仍然存在部分角膜上皮缺损不愈合。尽管应用了50%自体血清，

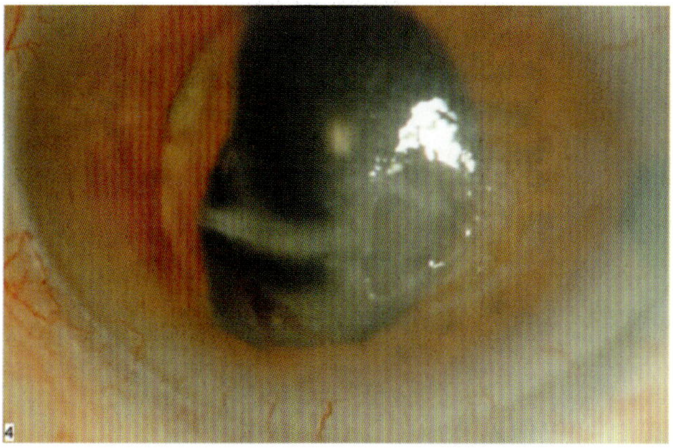

图 15.3　病例 2：患者继发于单纯疱疹病毒性角膜炎的角膜上皮缺损不愈合。

但角膜上皮缺损仍没有治愈。

在这种情况下应该考虑哪些治疗策略?

在所有的神经营养性角膜炎病例中，眼表充足的润滑对于减少因眼睑瞬目的机械性损伤而引起的上皮细胞丢失是至关重要的[12]。在神经营养性眼病中,泪膜往往被破坏,由于上述原因,通常使用无防腐剂的人工泪液作为泪膜的替代物。在所有的神经营养性角膜病的病例中,均应使用泪点栓塞。在顽固性病例中,外侧睑缘缝合术可减少角膜暴露,并尽量减少瞬目相关的上皮损伤。延伸至覆盖全部上皮缺损的外侧睑缘缝合术是可用于持续性角膜上皮缺损的最有效和利用率不高的治疗方法之一(表 15.1)。

羊膜移植(作为移植物或作为绷带)对于加速角膜上皮愈合是有效的,而且已有研究显示,其对于上皮缺损的愈合速率与睑缘缝合术和应用角膜接触镜相似[16]。软性角膜绷带镜在神经营养性病例中通常不推荐长时间使用,这不仅因为其会进一步麻痹角膜,而且还因为患者可能无法意识到病症恶化(如传染性角膜炎),从而导致延误治疗[17]。另一方面,巩膜接触镜对于持续性角膜上皮缺损也很有效,并且可以作为睑缘缝合术的替代疗法;然而,这需要特殊的专业知识进行试配和非常密切的随访。

使用预防性抗生素治疗持续性角膜上皮缺损的最佳方法是什么?

在所有持续性角膜上皮缺损的病例中,均建议局部使用抗生素,以尽量减少传染性角膜炎的风险。另一方面,抗生素和(或)防腐剂的毒性可能不利于创伤愈合。而且,过度使用抗菌药物会增加真菌感染的风险。因此,应谨慎地使用局部抗生素。避免使用上皮细胞毒性较大的药物,如氨基糖苷类(妥布霉素和庆大霉素)。有人建议选择氟喹诺酮或多黏菌素-甲氧苄啶滴眼液,每日 1 次或 2 次。除局部抗生素外,口服四环素类(多西环素或米诺环素)通常用于辅助治疗持续性角膜上皮缺损,其主要通过抑制基质金属蛋白酶促进伤口愈合。

在本病例中,用8-0薇乔缝线将羊膜缝至角膜缘,并行外侧睑缘缝合术。上皮缺损在2周内愈合,并且在随访期间角膜仍保持愈合。

病例 3

患者,男性,59岁。行颅内肿瘤的放射治疗后,出现右眼下睑瘢痕化改变,并伴有新生血管性青光眼。继发于眼睑瘢痕化改变,患者出现复发性角膜上皮缺损。

该患者角膜上皮缺损不愈合的其他危险因素有哪些?

该患者角膜上皮缺损不愈合的主要因素是其眼睑的瘢痕化改变。放射治疗可引起治疗相邻区域的软组织收缩,因此眼周组织放射治疗可能导致暴露性角膜炎。如果没有良好的眼睑对位,健康的泪膜就无法维持,从而导致蒸发过强型干眼。睑裂闭合不全也会导致眼睑无法保护角膜免受反复的外部机械创伤。最后,由于角化或乱睫导致的睑缘损伤会使得每次瞬目都造成重复性微创伤,从而抑制新生角膜上皮的正常锚定。

即使没有眼睑瘢痕化改变,单独的放射治疗也是导致角膜上皮缺损不愈合的危险因素。体外放射治疗后,出现重度干眼,已被报道[18]。这可能是由于对主泪腺和副泪腺的无意辐射造成的。放射治疗也与神经营养性角膜炎和角膜缘干细胞缺乏有关,这可能是由于辐射对三叉神经或 Vogt 栅栏区的损伤[19,20]。

增殖性放射性视网膜病变引起的新生血管性青光眼,可能与角膜上皮的多发性损伤有关。新生血管性青光眼难以控制的眼内压会引起痛性大泡,这可能导致反复的角膜损伤。最终新生血管性青光眼的治疗,可能导致角膜上皮缺损不愈合。如前所述,含有 BAK 的局部青光眼药物,可导致上皮损伤。玻璃体内抗 VEGF 治疗也与上皮愈合的延迟有关[21]。此外,治疗视网膜缺血的全视网膜光凝术,可损伤睫状长神经导致神经营养性角膜病变。在睫状体破坏性手术中,如经巩膜或内镜睫状体光凝术,睫状长神经也可能受损,其一般用于低视力难治性青光眼。

尽管积极的润滑和尽量减少局部药物,最终该患者仍然角膜上皮缺损不愈合,而且处于巨大的疼痛中。

在这种情况下应该考虑哪些治疗策略?

该患者的治疗策略有两个方面:①是改善润滑;②是尽量减少暴露。除了每 1~2 小时频点无防腐剂的人工泪液之外,湿房镜也可以帮助减少泪液蒸发。在睡前,应使用不含防腐剂的润滑眼膏,若角膜暴露严重的情况下,白天也应频点。使用含有生长因子的血清辅助治疗,可能有助于角膜愈合[22]。

为了治疗潜在的眼睑闭合不全,外侧睑板悬吊术联合皮肤移植术对于修复严重的瘢痕性睑外翻非常重要[23]。然而,对于轻微的瘢痕性改变,临时性或永久性外侧睑缘缝合术,可减少角膜暴露和泪液蒸发。在睑缘缝合术前行羊膜移植术或羊膜移植联合睑缘缝合术,可以帮助治疗持续性角膜上皮缺损[24]。冷藏保存(FL)或冷冻干燥(CA)的羊膜需要在外科手术室或小型操作室中缝合,而冷藏保存的自固定羊膜和带软性角膜绷带镜的冷冻干燥羊膜,可以在门诊进行移植。一般而言,羊膜移植在功能恢复可能性较高的部位是最有效的,否则,其他辅助治疗(如睑缘缝合术)需同时进行。此外,在像该患者这样的进展期病例中,单纯使用羊膜移植只有短暂的效果,并不会有长期的疗效。

对于视力不佳、疼痛剧烈且药物治疗难以治愈的上皮缺损,结膜瓣遮盖术可能是治疗疼痛的最后手段。然而,眼内压测量在术后会变得困难;因此,应该在新生血管性青光眼充分治疗后,再考虑行结膜瓣遮盖术。

尽管已行外侧睑缘缝合术,角膜上皮缺损仍继续复发,因此行结膜瓣遮盖术,完全解决了患者的疼痛与不适(图15.4)。

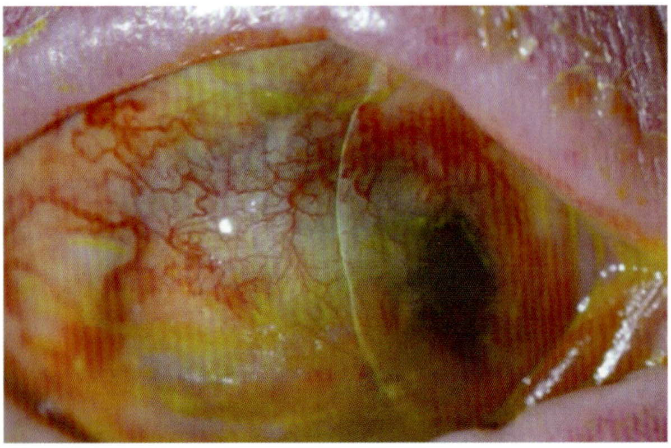

图 15.4 病例 3：患者结膜瓣。

讨论

上述 3 个病例中持续性角膜上皮缺损的治疗方法稍有不同，但均表明了共同的主题。泪膜的破坏可导致瞬目对上皮的机械损伤，因此，在所有病例中，润滑都是关键的首要治疗。同样，角膜绷带镜可以保护愈合中的上皮免于因眼睑移动而脱落，但对于神经营养性角膜病患者应谨慎使用。泪点栓塞在泪液产生不足的情况下有效，但可能加剧局部药物的毒性作用。预防眼表暴露可减少角膜干燥，如果其他治疗失败，睑缘缝合术是一种有效的治疗方法。但是，睑缘缝合术会限制视网膜的检查，因此，提上睑肌注射 A 型肉毒毒素可用于该情况。如果可能的话，应该减少局部眼用药物，因为其防腐剂和活性成分都会引起上皮毒性。由于糖尿病性角膜病变、疱疹病毒感染和视网膜手术导致的角膜神经损伤会使得角膜知觉减退，导致反射性泪液产生减少，同时生长因子向角膜的传递也减少。自体血清由于其润滑作用和趋上皮特性，有助于上皮缺损的闭合。羊膜移植也是帮助修复上皮缺损的不错选择。

尽管对于持续性角膜上皮缺损有很多治疗方案可供选择，但上述了个病例说明，持续性上皮缺损的成功治疗需要针对特定的致病因素充分了解：上皮缺损的不同病因对于可用的不同治疗方式的反应是不同的。认识到并非所有的持续性角膜上皮缺损都是相同的，并且对引起上皮缺损的潜在发病机制有很好的理解，那么就可以有效地治疗持续性角膜上皮缺损。

（苏婷 译）

参考文献

1. Jeng BH, Dupps WJ Jr. Autologous serum 50% eyedrops in the treatment of persistent corneal epithelial defects. Cornea 2009;28(10):1104–1108.
2. Tsubota K, Goto E, Shimmura S, Shimazaki J. Treatment of persistent corneal epithelial defect by autologous serum application. Ophthalmology. 1999;106(10):1984–9.
3. Nielsen NV. Corneal sensitivity and vibratory perception in diabetes mellitus. Acta Ophthalmol. 1978;56(3):406–11.
4. Sigelman S, Friedenwald JS. Mitotic and wound-healing activities of the corneal epithelium; effect of sensory denervation. AMA Arch Ophthalmol. 1954;52(1):46–57.

5. Saito J, Enoki M, Hara M, Morishige N, Chikama T, Nishida T. Correlation of corneal sensation, but not of basal or reflex tear secretion, with the stage of diabetic retinopathy. Cornea. 2003;22(1):15–8.
6. Banerjee PJ, Chandra A, Sullivan PM, Charteris DG. Neurotrophic corneal ulceration after retinal detachment surgery with retinectomy and endolaser: a case series. JAMA Ophthalmol. 2014;132(6):750–2.
7. Hersh PS, Rice BA, Baer JC, Wells PA, Lynch SE, McGuigan LJ, Foster CS. Topical nonsteroidal agents and corneal wound healing. Arch Ophthalmol. 1990;108(4):577–83.
8. Dart J. Corneal toxicity: the epithelium and stroma in iatrogenic and factitious disease. Eye (Lond). 2003;17(8):886–92. Review
9. Gilbard JP, Rossi SR. Tear film and ocular surface changes in a rabbit model of neurotrophic keratitis. Ophthalmology. 1990;97(3):308–12.
10. Weissman SS, Asbell PA. Effects of topical timolol (0.5%) and betaxolol (0.5%) on corneal sensitivity. Br J Ophthalmol. 1990;74(7):409–12.
11. White, ML, Chodosh, J. Herpes simplex virus keratitis: a treatment guideline. Hoskins Center and Academy-approved compendium of evidence-based eye care. June 2014.
12. Sacchetti M, Lambiase A. Diagnosis and management of neurotrophic keratitis. Clin Ophthalmol. 2014;8:571–9.
13. Ching SST, Feder RS, Hindman HB, et al. Herpes simplex virus epithelial keratitis, preferred practice pattern clinical questions. Am Acad Ophthalmol. 2012:1–8.
14. Chou TY, Hong BY. Ganciclovir ophthalmic gel 0.15% for the treatment of acute herpetic keratitis: background, effectiveness, tolerability, safety, and future applications. Ther Clin Risk Manag. 2014;10:665–81.
15. Wilhelmus KR. The treatment of herpes simplex virus epithelial keratitis. Trans Am Ophthalmol Soc. 2000;98:505–32.
16. Khokhar S, Natung T, Sony P, Sharma N, Agarwal N, Vajpayee RB. Amniotic membrane transplantation in refractory neurotrophic corneal ulcers: a randomized, controlled clinical trial. Cornea. 2005;24(6):654–60.
17. Katzman LR, Jeng BH. Management strategies for persistent epithelial defects of the cornea. Saudi J Ophthalmol. 2014;28(3):168–72.
18. Bhandare N, Moiseenko V, Song WY, Morris CG, Bhatti MT, Mendenhall WM. Severe dry eye syndrome after radiotherapy for head-and-neck tumors. Int J Radiat Oncol Biol Phys. 2012;82(4):1501–8.
19. Bonini S, Rama P, Olzi D, Lambiase A. Neurotrophic keratitis. Eye (Lond). 2003;17(8):989–95. Review
20. Fujishima H, Shimazaki J, Tsubota K. Temporary corneal stem cell dysfunction after radiation therapy. Br J Ophthalmol. 1996;80(10):911–4.
21. Colombres GA, Gramajo AL, Arrambide MP, Juarez SM, Arevalo JF, Bar J, Juarez CP, Luna JD. Delayed corneal epithelial healing after intravitreal bevacizumab: a clinical and experimental study. J Ophthalmic Vis Res. 2011;6(1):18–25.
22. Young AL, Cheng AC, Ng HK, Cheng LL, Leung GY, Lam DS. The use of autologous serum tears in persistent corneal epithelial defects. Eye (Lond). 2004;18(6):609–14.
23. Tarallo M, Rizzo MI, Monarca C, Fanelli B, Parisi P, Scuderi N. Optimal care for eyelid contraction after radiotherapy: case report and literature review. J Oral Maxillofac Surg. 2012;70(10):2459–65.
24. Prabhasawat P, Tesavibul N, Komolsuradej W. Single and multilayer amniotic membrane transplantation for persistent corneal epithelial defect with and without stromal thinning and perforation. Br J Ophthalmol. 2001;85(12):1455–63.

第 16 章

小儿眼表疾病

Aisha Traish

病例 1

JS是一位10岁的西班牙裔女孩，因反复眼红和感染导致双眼角膜瘢痕转诊入院。数月前，开始出现双眼眼红；1个月前，出现明显左眼视物模糊。患儿自述双眼眼红和左眼视力下降及光敏感度差为渐进发病。最早在5岁时开始出现类似症状（间歇发红和光敏感差），并一直作为红眼病进行治疗。患儿是一名全日制学生，无其他眼病史，否认近期有任何疾病或传染病，无家族眼病史。

在眼科检查中，患儿最佳矫正视力右眼为20/20，左眼为20/400。眼内压、瞳孔检查和眼球运动均正常，眼底检查无异常。眼前节裂隙灯检查显示，双眼眼睑炎伴前睑缘炎。右眼轻度弥漫性结膜充血，下方角膜新生血管形成，4点钟方位中外侧角膜脂质沉积。左眼结膜充血2+，鼻侧为重，暂时性角膜新生血管，角膜中央有较厚的脂质沉积，前角膜基质混浊。无眼内炎症或角膜膨隆（图16.1a，b）。

这些结果提示需要哪些鉴别诊断？这些检查还提示应该询问哪些其他病史？

鉴别诊断应该包括炎症性和感染性导致的小儿眼表疾病。感染性病因应包括单纯疱疹病毒，虽然多见于单侧发病，但是有更严重的病例会双侧发病[1]。过敏性或免疫性病因应包括春季卡他性结膜炎，尽管其在男性中更为常见，并且通常伴有巨乳头和盾状溃疡[2]。从描述中我们得知，该病累及双眼的眼睑、结膜和角膜，最可能的诊断是慢性睑缘炎中的泡性角结膜炎，这在儿童中非常普遍[3,4]。

还有几个相关的病史问题需要询问。应了解这名患儿是否有口腔疱疹或红斑痤疮的病史。还应了解是否有任何佩戴隐形眼镜史。反复发作的睑板腺囊肿病史也符合泡性角结膜炎的诊断。

A. Traish, MD
University of Illinois Hospital, Chicago, IL, USA
e-mail: aisha.traish@gmail.com

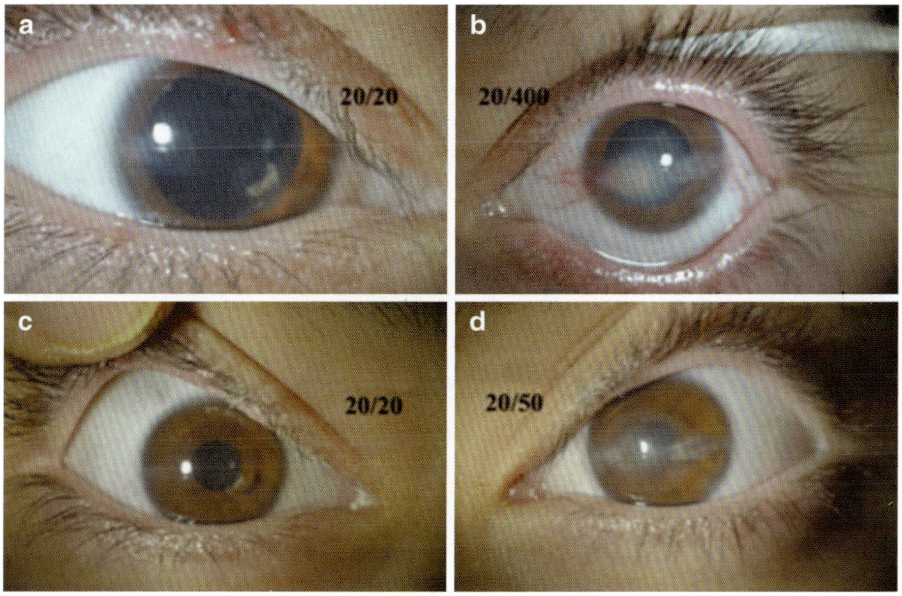

图 16.1　右眼裂隙灯图片(a)、左眼(b)、随访时右眼(c)和左眼(d),在 2 个月的治疗过程中,角膜新血管和脂质沉积显著减少,左眼为主。

询问家人后得知,该患儿曾被诊断为红斑痤疮,但之前没有口腔疱疹史。患儿从未配戴隐形眼镜。患儿曾经确实有过多次睑腺炎病史。在我们检查之前,她已经开始口服红霉素400mm 1天2次,左眼滴环丙沙星每4小时1次。

这个年龄段的患儿应采用什么治疗计划?

要意识到问题的关键在于显著的炎症。左眼严重视力下降伴角膜基质混浊、脂质沉积和炎症性新生血管确实令人关注可能的破坏性感染进程, 但单纯使用抗生素或抗病毒药物并不能治疗这种危害视力的症状。免疫反应会导致脂质沉积、角膜透明度丧失和新血管形成,抗炎治疗对其是必需的。对于这个年龄段的患儿最好的初始治疗方案除眼睑卫生保健(最好使用眼睑清洁剂)和热敷之外,还应包括局部使用类固醇和口服抗炎及抗生素。

由于严重的眼部炎症、双侧性发病和视力下降,采用积极的治疗方法,1%醋酸泼尼松龙左眼每4小时1次,右眼每天2次,继续口服红霉素。给予0.05%环孢素双眼每天2次,停用环丙沙星。3周内复诊并行裂隙灯照相记录。

为什么继续口服红霉素而不是局部使用环丙沙星?

口服红霉素对于儿童眼表炎症来说是有效的全身性药物。已发现大环内酯类抗生素能够抑制促炎细胞因子的产生,因此已被用作眼部的抗炎剂[5]。但是每日给药次数较多对于依从性是个挑战。

多西环素对于成年人和大龄儿童的眼部炎症是一种廉价有效的选择，但一般禁用于9岁以下儿童，因为药物可能会沉积在骨骼和牙齿中。然而，它已被安全地应用于许多临床表现出眼部红斑痤疮的儿童，并良好控制了疾病[6]。由于这名患儿身材娇小且有其他替代方案，我们决定推迟使用多西环素直到她年龄更大一些。

这位患儿没有必要使用局部抗生素，因为临床上其检查结果与炎症过程一致，并且没有溃疡或上皮损伤，提示眼表菌群正常。正如下文所讨论的，局部抗生素可能会对眼睑起作用(以减少微生物菌群)；但是我们优先从全身用药开始。

对治疗方案的最初反应是积极的，总体眼表炎症显著减少。但由于保险范围，患儿无法获得环孢素。

长期治疗有什么需要注意的？

治疗的目标包括抑制眼表炎症和消除威胁视力的瘢痕。但是，必须要认识到药物的显著副作用并仔细定量以达到效果，同时也可以减少潜在的不良反应。众所周知，局部类固醇治疗会升高眼内压，而且儿童比成年人更容易受到这一问题的影响[7]。此外，可导致视力丧失的晶状体改变也是潜在的问题。然而，必须认识到，在平衡视力保存相关的竞争因素时，角膜损伤和瘢痕常常比缓解眼内压升高和白内障更难以最终治疗。儿童角膜移植充满挑战[8]，尤其是在术后时期，在容易发生炎症的眼睛中，移植排斥反应的风险增加。

为什么选择环孢素？什么是儿科经验？

环孢素已被广泛用于治疗干眼的炎症问题，并已被证实可增加泪液的产生[9]。市场上可购得浓度为0.05%的制剂，但对于更严重的眼表疾病可以配制成2%制剂。在一组平均年龄为9岁的儿童中，给予2%环孢素1天4次，平均用药1年，眼表炎症被显著治疗。这组儿童由于对局部类固醇和口服抗生素的治疗效果不佳而被选中，发现局部环孢素在该年龄段耐受性良好[10]。节制激素疗法显然是有效的，虽然FDA没有批准用于治疗儿童泡性疾病，但作为未被临床试验认证的眼科用药，已有文献证实了其有效性。

患儿不能耐受口服红霉素，所以我们除了继续进行局部抗炎治疗之外，改为口服阿奇霉素。患儿的保险范围能够覆盖使用0.05%的环孢素。在治疗2个月后，其左眼视力恢复为20/50(图16.1c，d)。

什么口服抗生素对眼表疾病和眼红斑痤疮患儿安全有效？

如前所述，当年龄和剂量适合于控制眼表炎症时，多西环素和红霉素已被用于儿童患者。如果这些药物耐受不良或有禁忌证，近来在儿科中的另一选择是阿奇霉素。口服阿奇霉素，每日剂量为5mg/(kg·d)，已被证实对儿童泡性眼表疾病有有效的抗炎作用[11]。通常以该剂量服用约 1 个月，然后剂量减半再服用 1 个月。该药物耐受性良好，以我们的经验，每日 1 次给药对于儿科患者依从性很好。

阿奇霉素局部制剂也被用于治疗患有这种疾病的儿童。在一项对 1.5%阿奇霉素局部滴眼液的研究中，一组对其他经典疗法效果不佳的 16 位为 4~16 岁患儿，其中大多数可耐受该滴眼剂（2 位因眼部刺激而停止治疗），只有 1 位患儿需要额外治疗来控制疾病[12]。

如果患儿在弱视年龄组内，有什么其他注意事项/治疗方法？

任何眼表疾病都有可能导致瘢痕形成或影响视力的混浊。在弱视年龄组中，牢记早期干预是保存视力的关键至关重要。因此，当儿童出现主要是单侧或不对称的角膜瘢痕或严重角膜炎时，应评估其发生或存在弱视的风险。相较于同样症状的成人，儿童需要早期遮盖或更为积极的治疗，以防止形觉剥夺性弱视。

尽管局部和口服类固醇、局部用环孢素和口服阿奇霉素，但患儿左眼仍然持续反复出现眼部炎症（图16.2），并伴有更深的角膜新生血管。

接下来应采用什么治疗方法来应对挑战？

眼睑通常是炎症的来源，因此眼睑局部疗法可以解决顽固性泡性疾病。眼睑局部使用他克

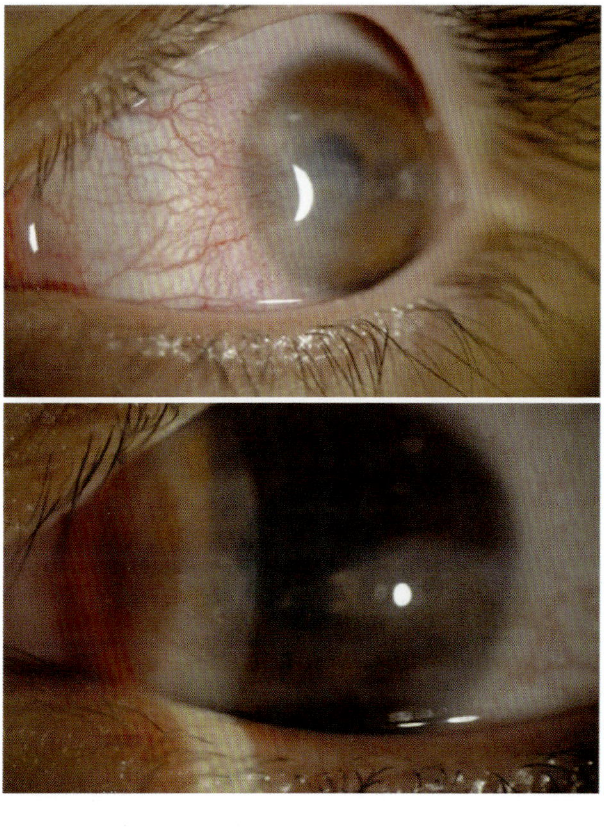

图 16.2　2014 年 6 月，裂隙灯图片显示，严重的复发性角结膜炎引起左眼鼻侧侵袭更深的基质角膜新血管。

莫司，在这些更具挑战性的病例中已被证明能够有效减少眼部炎症。他克莫司已被证实具有比环孢素高 30 倍的效力。在儿科年龄组中，用于该适应证的制剂是 0.03%他克莫司眼膏，下穹隆部 1 天 2 次，连续几周后，效果不错，耐受性良好[13]。

该患儿最初无法耐受已制备好的他克莫司制剂，但我们用人工泪液润滑凝胶稀释眼膏后，能够耐受并达到了良好治疗效果。随着上述替代疗法的使用，其左眼的严重炎症得到控制，并且视力恢复至20/30（图16.3）。

这种类型眼表炎症的根本病因是什么？

泡性角结膜炎是一种儿童中常见的炎症性眼表疾病，有许多可用疗法。在许多文献中，较大范围的眼睑角结膜炎（泡性疾病属于其中之一）是儿科患者至眼科转诊中心最常见的诊断。传统上，泡性疾病与眼表（即角膜和结膜）对细菌抗原的超敏反应有关。最常见的病原体是结核杆菌、葡萄球菌和衣原体抗原，尽管其他不常见的抗原也可以引发这种疾病[14]。对于顽固性疾病患者，检查结核杆菌是合理的（Quantiferon Gold 试验）。泡性疾病也可能发生在慢性眼睑炎症的情况下，因此，对眼表破坏、眼睑炎症和细菌超敏反应的多重治疗至关重要。在顽固性疾病中必须考虑的另一种病因是蠕形螨，诊断需要在光学显微镜下检查睫毛。目前对蠕形螨的治疗包括用 50%茶树油进行眼睑擦洗，或者口服或局部用伊维菌素[15]。

据报道，这类患儿可能会出现影响视力和弱视性的瘢痕，其平均发病年龄在 6 岁左右[14-17]。因此，我们必须在治疗决策中考虑视觉发育，如果患儿由日常工作中不会接触治疗弱视的内科医生或眼科专科医生接诊，应尽可能让小儿眼科医生参与疾病治疗过程。

Judy Chen, M.D.
Eric Feinstein, M.D.
Aisha Traish, M.D.

病例 2

AA是一位5日龄的女性新生儿，为提高临床治疗由外院转入新生儿重症监护室。ICU团队针对进一步的眼科评估和治疗进行咨询。产前病史中值得注意的是，母亲孕期产前保健不良和

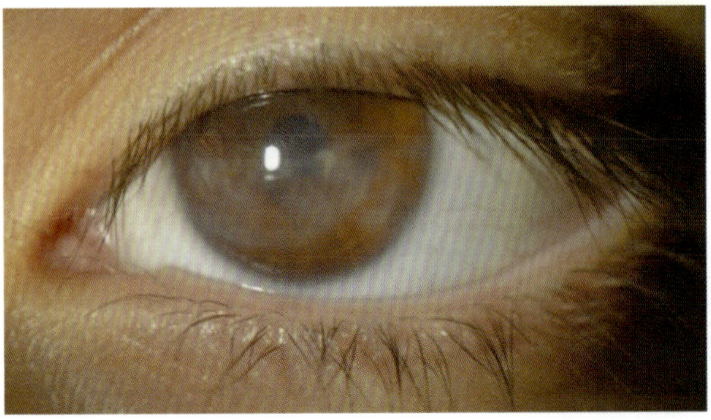

图 16.3　2015 年 1 月治疗后 15 个月，角膜混浊和脂质沉积明显减少，眼表炎症明显控制。裸眼视力为 20/30。

酗酒。患儿孕37周出生，无并发症，但出生体重指数在第三百分位(图16.4a，b)。

在体格检查中，患儿有多种严重畸形。面部畸形包括前额倾斜、眼距过宽、鼻梁扁平、大口畸形、小颌畸形、耳垂畸形、上唇薄人中长以及头皮和眉毛减少(图16.4a)。患儿也没有乳头，没有头发或胎毛，异常的全身皮肤紧张，以及异常的生殖器。

眼科检查发现患儿双眼畏光。眼球运动正常，Tonopen便携式眼内压计测量双眼眼内压均为10mmHg。外眼检查显示无眼睑、睫毛和眉毛，眨眼时眼球后退，眼轮匝肌萎缩(图16.4b)。明显的双眼结膜充血和球结膜水肿，角膜浸润混浊，变薄60%，伴角膜上皮缺损右眼5mm，左眼6mm。角膜直径右眼为7mm，左眼为8mm。前房、虹膜和晶状体窥不清。B超未显示任何眼后段异常。

这些结果提示需要哪些鉴别诊断？这些检查还提示应该询问哪些其他病史？

该患儿双眼角膜混浊伴溃疡、浸润和基质减少。对于这个患有多种其他先天性畸形的儿童，需要从外院病历和医生那里采集的一个重要病史是角膜混浊是出生时就出现还是在出生后出现。这将是诊断考虑的第一个要点。

如果角膜在出生时就混浊，鉴别诊断应包括一组不同的先天性疾病。先天性角膜混浊最常见原因是先天性青光眼，其他主要原因包括：角膜巩膜化、角膜后弹力层脱离(通常由出生创伤

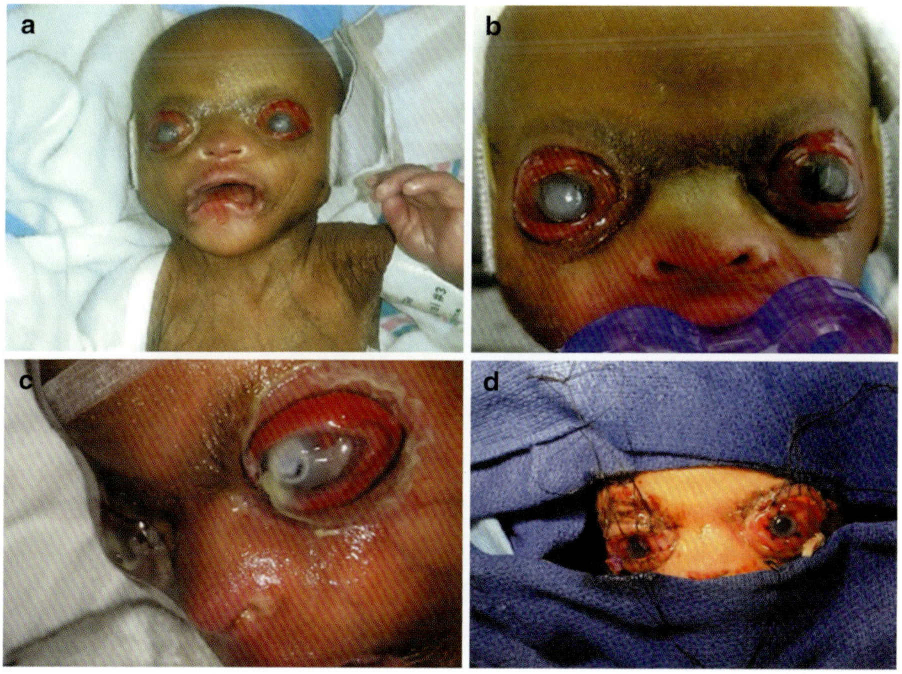

图 16.4 (a，b)5 日龄新生儿无眼睑、睫毛和眉毛的外观照片。双眼显著充血和球结膜水肿，并伴有角膜浸润和溃疡。可见多处畸形，包括前额倾斜、眼距过宽、鼻梁扁平、大口畸形、小颌畸形、耳垂畸形、短颈、色素沉着过度以及皮肤不同部位过度紧张和松弛。(c)外观照片显示角膜明显变薄。(d)眼睑重建和双眼穿透性角膜移植术后的外观照片。

或使用产钳造成)、代谢性疾病(如 Hurler 综合征)、Peters 异常、先天性遗传性角膜内皮营养不良(CHED)、先天性遗传性角膜基质营养不良(CSHD)和角膜缘皮样囊肿。还有报道,胎儿酒精综合征患儿在出生时会出现双眼弥漫性角膜混浊,鉴于其母亲在孕期有酗酒史,这将是一个重要的考虑因素。导致角膜先天性混浊的其他更为罕见的原因包括先天性风疹、von Hippel 综合征后部溃疡、后部圆锥角膜、先天性角膜葡萄肿、扁平角膜、角膜瘢痕疙瘩、眼耳脊椎发育不良综合征、后部多形性角膜营养不良和 Fryns 综合征。

然而,如果在出生时角膜透明,随后出现混浊,那么鉴别诊断将重点考虑感染、炎症或暴露相关疾病。在本病例中,患儿无眼睑易使其发生严重的暴露性角膜病变。由于患儿在产道和医院环境中极度暴露并接触病原体,因此不能排除包括细菌或真菌在内的感染性疾病。新生儿中炎症性病因的可能性较小,因为其尚未成熟的免疫系统不太可能产生如此强烈的反应。

根据外院病历,患儿在出生时角膜透明,但在过去几天内角膜逐渐混浊和变薄,因担心角膜穿孔而转诊入院。

最可能的诊断是什么?还应进行什么其他检查?

依据这一系列检查结果最可能的诊断是外胚层发育不良症中的先天性眼睑缺损–大口畸形综合征(AMS)。AMS 是 1977 年由 McCarthy 和 West 首次描述的一种极为罕见疾病,其特征为缺少眼睑、稀疏或无毛发、巨大鱼样嘴(大口畸形)、耳部和生殖器异常以及多余粗糙皮肤[18-21]。截至 2011 年,全球文献报道的 AMS 数量少于 20 例[18]。

角膜溃疡的患者始终应该积极并经验性抗感染治疗,直至排除感染性病因。角膜溃疡刮片培养应包括需氧菌、厌氧菌、真菌和抗酸杆菌培养。对于新生儿角膜刮片的操作,可以在助手保持患儿头部不动的情况下,利用局部麻醉、海藻酸钙棉签以及手持式裂隙灯(如果有的话),就能最有效地完成检查;如果新生儿可以耐受这种床旁操作,就可以避免不必要的全身麻醉。

角膜需氧菌、厌氧菌、真菌和抗酸杆菌培养均为阴性,革兰染色未见生物体。

接下来应采用什么治疗方法?

即使在了解培养结果之前,本病例最紧急的问题是阻止周期性的持续角膜溃疡和基质减少,其正在快速地向角膜穿孔进展。诊断先天性眼睑缺损–大口畸形综合征的重要性在于尽早开始治疗,从保守治疗开始,如使用人工泪液、眼膏和湿房镜等进行润滑。理想情况下,这些措施应在孩子出生并发现异常情况后尽快采取,以防止疾病进展。

如果积极润滑不充分或者病情已经进展到严重阶段(如本病例),保守治疗是不够的。有报道讨论使用睑缘缝合术治疗 AMS [22],但是在眼睑完全缺失的最严重病例中无法使用。1 例因先天性隐眼引起的严重暴露性角膜病变和角膜干燥的病例报道中[23]描述了使用羊膜来重建眼表并防止进一步暴露的治疗方法。没有眼睑和睑板腺,严重暴露性角膜病变的后遗症会迅速出现;因此分阶段进行治疗非常重要,包括临时性(眼睛润滑剂和羊膜)和永久性解决方案(眼睑重建和重塑角膜稳定性),以最大限度地提高视力。

在床旁将冷藏保存的羊膜置于双眼角膜上。

还应进行什么其他系统性检查?

对这类患儿进行治疗的一个要点是获得全面的系统检查，以评估如先天性心脏异常等危及生命的先天畸形。尽管心脏异常不是先天性眼睑缺损-大口畸形综合征的一系列症状之一，但未诊断出心脏异常可能导致愈后更差。这类患儿的治疗也最好联合新生儿危重病学专家、小儿耳鼻喉科医生和遗传学专家以团队为基础进行开展。

尽管观察到有双亲向子女遗传的情况[24,25],绝大多数文献报道的患儿都进行了标准的染色体研究[19,20],提示为常染色体显性遗传。直到最近仍没有特定的基因缺陷被报道。Marchegiani 联合美国国立卫生研究院(NIH)最近的一项研究报道,TWIST2 的 DNA 结合位点存在复发性显性突变,这会导致 AMS 和 Barber-Say 综合征(BSS),其是一种联合的外胚层发育不良疾病[26],尽管该结果还有待重复验证。

进一步调查显示,患儿无母系遗传或眼部疾病的家族史,但父亲的病史中提到其与另一女性所生育的前一个孩子患有先天性心脏病和未指明的一只手臂部分缺失畸形。本病例的超声心动图显示该患儿卵圆孔未闭,心室、心房、瓣膜、收缩和舒张功能正常。腹部(肾、脾和膀胱)和头部的超声检查正常。基因检测显示,除了在每个细胞中观察到9号染色体短臂1区2带长臂1区3带(9p12q13)正常突变,其余染色体分析均正常。染色体微阵列和核型正常。

对于这种疾病下一步长期手术治疗应如何计划?

在 AMS 的已发表报道中记载了各种各样的表型表达。虽然大多数 AMS 患者表现出相同的系统性症状和体征,如出生体重低、稀疏或无头发、大口畸形、耳畸形、生殖器异常以及多余的皮肤和异常耳[18-21],眼科患病情况的严重程度有很大的不同。尽管典型病例中有眼睑完全缺失,但许多报道记录了 AMS 患儿眼睑缺损程度不一[18,19],导致不同程度的球结膜水肿、暴露性角膜病变和随之引发的视力丧失。因此,虽然几乎所有的先天性眼睑缺损-大口畸形综合征最终都需要眼睑重建，但手术干预的必要性和时机取决于表型的严重程度以及患儿保守治疗后病情进展的速度。我们通常会尽可能延迟手术干预，这不仅是因为对新生儿手术面临技术挑战,还因为如果手术延迟,整体美容和功能治疗效果会更好。据报道,约有一半的患儿出生时就有显著的角膜暴露,需要在出生后第一周内进行早期手术干预,包括眼睑重建的皮肤移植术和接下来的眼睑手术[19]。

有许多已发表的四眼睑重建技术,但多数用于创伤性成人病例,并有一段时期患儿全部视野遮挡[27,28],这可能会诱发新生儿弱视。Price 等人描述了一种使用双蒂皮瓣填补先天性眼睑缺损-大口畸形综合征中眼睑缺损的技术[22]。由于外科医生对该技术较为熟悉,我们倾向于使用皮瓣技术进行治疗,而且我们发现从耳后区域采集的皮瓣能最好地模仿眼睑皮肤的纹理。

尽管积极润滑,但羊膜移植后,患儿角膜仍进行性变薄,最终双侧自发全层角膜溶解(图16.4c)。

如何治疗这种疾病?

角膜溶解和随后的穿孔使得外科手术干预迫切且不可避免。1 例与 Peters 异常相关的新生儿自发性角膜穿孔的病例报道称,为了保护眼睛,可将结膜瓣缝合在角膜上[29]。作者提倡使用这种方法,因为它可以恢复受损角膜表面的完整性,同时防止进行性溃疡和继发感染、控制疼痛、消除频繁润滑的需要,并改善美容效果。然而,这可能容易出现皮瓣并发症,包括溃烂或纽扣瓣,无法对前房进行检查,并可能诱发弱视,这对我们双眼发病的患儿来说是不可取的。

全层穿透性角膜移植术是另一种可行的选择;然而,这需要眼整形外科或整形外科协同进行手术,以便同时或分期进行眼睑重建,以防止复发性的角膜溶解和穿孔。为了提高成功率,需要同时解决由于缺乏足够的眼睑覆盖而导致暴露性角膜病变这个潜在病因。新生儿穿透性角膜移植术在技术上很困难,而且标准设备环钻大小往往并不合适。当小角膜环钻不可用时,我们建议使用皮肤钻孔器,以便为受体和供体角膜取得直径 3~5 毫米均匀的角膜环形切口。与此同时,受体角膜也应分为两部分,一部分送病理分析,一部分送微生物学培养。

患儿立即行双眼穿透性角膜移植术(PKP)及全层眼睑重建,广泛结膜囊成形术重建穹窿部,从耳后区取全层皮瓣移植重建上睑,以及临时性睑缘缝合术(图16.4d)。双眼角膜革兰染色和吉姆萨染色证实为无菌性角膜病变(图16.5)。

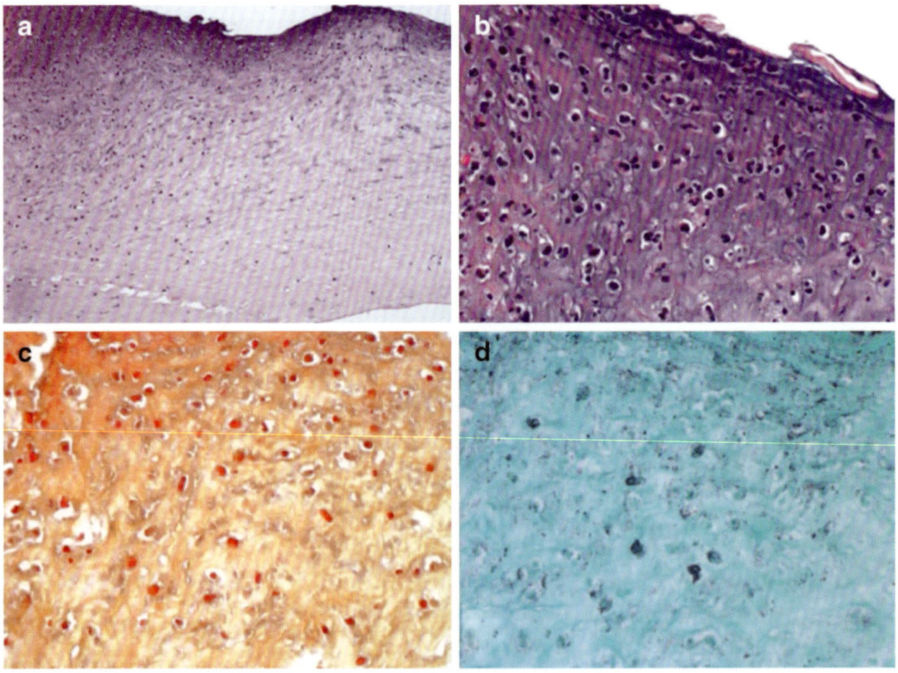

图 16.5 右眼全层穿透性角膜移植术后的角膜病理切片。(a)低倍镜下右眼角膜溃疡形成(上),嗜中性粒细胞浸润和基质水肿。图片右下角可见后弹力层,角膜内皮细胞减少。(b)高倍镜下浅层基质中的中性粒细胞。(c)革兰氏染色无生物体。(d)真菌 GMS 染色阴性(GMS 染色上见到的黑色区域是非特异性背景染色)。

这位患儿的治疗目标是什么？

该患儿的近期治疗目标是稳定病情并防止复发性角膜植片溶解以维持眼球。在本病例中，临时性睑缘缝合术用以促进眼睑的闭合，并为角膜植片提供了充分的保护，但仍为检查目的预留了足够的暴露空间。小儿眼科医生应密切监测患儿的弱视症状。随着患儿的成长，她无疑需要进一步的角膜和眼睑手术以进一步进行视觉康复，但是，其婴儿期的主要治疗目标是保护眼球，只有这样她才能有机会在这种严重病情下让视力发育。

在5个半月龄时进行的随访检查显示，患儿能够双眼追光。右眼植片中度混浊，左眼植片明显结膜化。眼睑和眼球具有一定的活动能力，Bell征阳性使得能够保持角膜充分润滑（图16.6）。全身系统性方面，患儿最初因体重下降而无法茁壮成长，但使用胃管后体重增加。

Mohsin H. Ali, M.D.
Aisha Traish, M.D.

病例 3

一名9岁的东亚男性儿童，既往有特应性皮炎、过敏性鼻炎和右眼散光戴镜3年病史，为评估右眼"角膜混浊"转诊至小儿角膜病专科。6月前开始出现症状，当时，患儿因频繁揉眼被认为"眼睛刮伤"。随后，他接受了当地眼科医生的评估并被诊断为右眼角膜基质炎，开始使用局部皮质类固醇。然后，患儿被转诊至我院小儿角膜病专科。

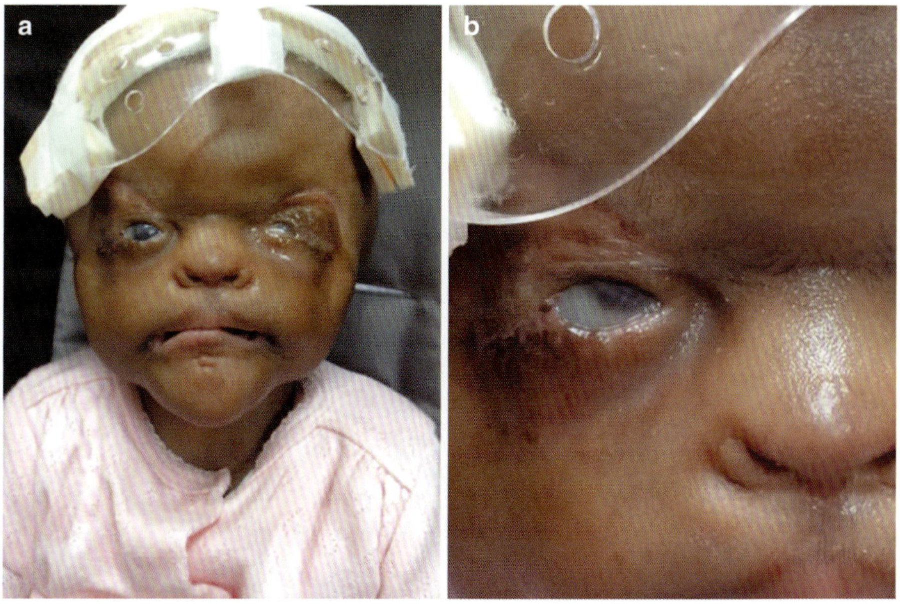

图 16.6　(a,b)5 个半月龄检查时的外观照片。患儿通过眼睑重建和部分眼轮匝肌功能以及眼药水和眼膏的辅助保持着良好的眼部润滑。

第一次就诊时，患儿自述右眼轻度视物模糊，无其他症状。最佳矫正视力右眼为20/30，左眼为20/20；中央角膜厚度右眼为434μm，左眼为456μm；眼内压右眼为26mmHg，左眼为17mmHg。眼科检查除右眼不明显的轻微中央角膜混浊外，无明显异常。考虑到患儿可能是激素性高眼内压，因此改为右眼每日滴氯替泼诺，随方时，测量的眼内压相应地降低。

在接下来的7个月中，患儿局部皮质激素逐渐减量。此后的14个月患儿失访，当他再次复诊时，主诉右眼畏光、眼痛、眼红和视力下降。

患儿最佳矫正视力右眼为20/500，左眼为20/20。瞳孔、眼球运动和对照法视野检查均正常。右眼中央角膜厚度为802μm，眼内压为34mmHg。眼前段裂隙灯检查显示，右眼结膜充血和显著的中央角膜基质水肿，未见上皮缺损。其余检查包括扩瞳眼底检查和B超，结果均正常。

依据初次发病和随后疾病复发情况，这位患儿最可能的诊断是什么？

鉴于患儿既往有角膜基质炎病史、急性视力下降、疼痛和畏光、眼内压升高及中央角膜水肿，最可能的诊断是复发性单纯疱疹病毒(HSV)角膜基质炎。虽然培养和实验室检查是诊断HSV上皮性角膜炎的有效诊断工具，但它们在单独的角膜基质炎病例中作用有限。因此，在这种情况下，临床表现特征的鉴定对于确诊至关重要。

在发达国家，HSV角膜炎是导致角膜相关性失明的主要原因[30]。单纯疱疹病毒通过感染性分泌物(如眼泪或唾液)或活动性病灶传播。尽管美国成年人和青少年的感染率似乎有所下降，但在全世界60岁左右人口中约90%三叉神经节存在潜伏性HSV-1[31-33]。来自较低社会经济阶层的儿童血清感染阳性率更高，并且感染年龄更早。

HSV角膜炎可涉及角膜不同层，并可表现为上皮性角膜炎(也称为树枝状或地图状上皮性溃疡)、无溃疡角膜基质炎(也称为免疫性角膜基质炎或间质性角膜炎)、伴溃疡角膜基质炎(也称为坏死性角膜基质炎)和角膜内皮炎(也称为盘状角膜炎)。如果HSV角膜炎复发，它可能表现在角膜不同层，如患儿可能最初患有上皮性角膜炎，然后，在HSV角膜炎复发期间发展为角膜基质炎。

与成人相比，疱疹性眼病在儿童中的表现如何？

单纯疱疹性角膜炎似乎在儿童中表现得更加严重。5岁以下的儿童和5岁及以上的儿童可能分别占所有原发性HSV角膜炎病例的约7%和41%[34]。此外，HSV角膜炎经常在儿童中反复发作(24%~80%)[35-38]。相比之下，疱疹性眼病研究组(HEDS)研究发现，12岁以上患儿眼部HSV复发率为35%[39]。儿童也更容易进展为双眼HSV(3.4%~26%)[36,37,40,41]。在本病例中，该患儿存在的另一个重要危险因素是特异性反应，这会增加眼部HSV的风险[42]以及双侧和更严重受累的风险。不幸的是，大约30%小儿HSV角膜炎病例最初可能被误诊，导致诊断和治疗的延误[38]。

应如何治疗这该患儿的急性症状？

疱疹性角膜基质炎的病理生理过程不同于上皮性角膜炎。研究认为，疱疹性角膜基质炎是由角膜中的病毒抗原引起的 CD4+ T 细胞反应所引起的，从而认为角膜损伤的主要来源是由此产生的炎症反应。因此，在上皮性角膜炎的初始治疗中，一般禁用皮质类固醇，但这在角膜基质炎的治疗中通常是必要的（当然还有抗病毒药物）。

HEDS 研究组发现，与单纯局部三氟尿苷治疗和无皮质类固醇的局部安慰剂治疗相比，10 周疗程的逐渐减量的局部泼尼松龙和局部用三氟尿苷治疗 HSV 角膜基质炎，使得基质炎症持续或进展减少 68%，以及发作持续时间也减少 68%[43]。这清楚地表明了在这种情况下使用皮质类固醇的重要性。值得注意的是，该研究也表明，推迟使用皮质类固醇，如在诊断不明确或存在皮质类固醇使用禁忌证时，可能对激素使用较为慎重，这并不会影响 6 个月时的最终视力结果。

HEDS 组研究了为期 10 周的治疗过程，重要的是要认识到，在评估局部用三氟尿苷和局部皮质类固醇治疗的研究中，以及评估局部用三氟尿苷、局部皮质类固醇和口服阿昔洛韦治疗的研究中，只有分别 33%和 25%的患者，在治疗停止后 6 周内，角膜稳定而且无炎症[43,44]。这表明，在角膜基质炎患者中，治疗延长至 10 周以上的重要性。

局部抗病毒药物，如三氟尿苷或更昔洛韦以及口服抗病毒药物，可用于补充辅助 HSV 角膜基质炎的皮质类固醇治疗。具体选择可取决于价格、可用性、患者对局部治疗或口服治疗的偏好或患者的其他全身症状，如肾功能损害、妊娠或母乳喂养。然而，通常在治疗角膜基质炎时，口服抗病毒药物可能优于局部抗病毒药物，因为考虑到角膜基质渗透增加，长期使用局部抗病毒药物的眼表毒性，以及在儿童中正确使用滴眼液往往遇到的困难。

总之，在儿童和成人中，HSV 角膜基质炎（无溃疡）的治疗需要联合局部皮质类固醇和抗病毒药（优选口服），持续时间至少 10 周（建议更长）。

治疗儿童疱疹性眼病时，必须特别注意哪些问题？

如上所述，HSV 角膜炎多发生于儿童和青少年中，症状比成人更严重，可能为双侧发病，并且由于许多儿童在眼科检查时配合欠佳导致诊断更加困难，因此误诊率高（高达 30%）。所以，在治疗患有角膜疾病的儿童时，重要的是要认识到，必须保持警惕儿童疱疹性疾病的可能性以免漏诊，同时警惕正确诊断后频繁复发的可能性。

患有疱疹性角膜炎的儿童由于角膜混浊或诱发屈光不正而有发生弱视的风险。一项针对 HSV 角膜炎儿童的研究报道了其中 80%有角膜瘢痕，26%最终视力为 20/40 或更差，28%散光超过 2D[38]。因此，弱视治疗以及必要时与小儿眼科医生共同合作对儿童 HSV 角膜炎的治疗至关重要。

弱视的严重风险突出了保证患儿依从性的重要性。提高依从性可以通过使用口服抗病毒药物而非局部抗病毒药物来辅助,因为儿童通常不愿意使用滴眼液,而且口服制剂的耐受性更好、副作用更小。一些口服抗病毒药物含有乳糖,可能导致某些乳糖不耐受患者接受性差。如果出现这类问题(例如,如果孩子出现腹泻、胃肠胀气、腹胀或腹部绞痛),那么应改用无乳糖替代品或添加乳糖酶补充剂。

阿昔洛韦是儿童人群中最常用于眼部 HSV 的口服抗病毒药物,因为其安全性和有效性已在新生儿和儿童中证实。伐昔洛韦也可用于 2 岁以上的儿童。临床医生必须确保提供正确的基于患儿体重的剂量,尤其是在正在迅速成长的儿童中,特别是在发育期间。Liu 等人先前提出了阿昔洛韦治疗方案的一般指导原则:婴儿(18 个月以内)100mg,1 天 3 次;幼儿(18 个月~3 岁)200mg,1 天 3 次;儿童(3~5 岁)300mg,1 天 3 次以及年龄较大的儿童(6 岁或以上)400mg,1 天 3 次,每天最大剂量为 40~80mg/(kg.d)。阿昔洛韦预防性用药方案的一般指南推荐使用相同的剂量,但是频率降低(1 天 2 次而不是 1 天 3 次)。

回顾

建议患儿使用局部皮质类固醇(1%醋酸泼尼松龙)和口服抗病毒药物(阿昔洛韦)。治疗期间,角膜水肿开始消退,视力改善。有一部位存在角膜炎导致的中央基质角膜混浊(图16.7)没有立即恢复。完成1个疗程后,患眼视力恢复至20/30,留下一个轻微的中央角膜基质混浊。坚持局部使用醋酸泼尼松龙1天2次。大约4个月后,患儿视力下降(虽然无其他症状),并且角膜基质混浊略有加重,局部用醋酸泼尼松龙的频率增加至1天4次。患儿反应良好,右眼视力恢复至20/25。此时,临床医生和家属认真考虑了慢性抗病毒预防治疗方案。

该患儿是否应行慢性抗病毒预防治疗?若是,则应使用什么药物?

该儿童患有复发性 HSV 角膜炎,而且角膜混浊正在侵犯视轴区域。考虑到儿童复发率很高,谨慎的做法是让他接受长期的抗病毒预防治疗。患儿在最近一次发作后,至少应该接受 1 年的抗病毒预防治疗。之后,可尝试减少预防性治疗方案或停止预防性治疗。正如上述指南所建议的,这名患儿可口服阿昔洛韦 400mg 1 天 2 次以进行长期预防。他的儿科医生将每年或每半年进行一次基本的实验室检查监测肾功能和肝功能,以确保药物的耐受性良好。

除阿昔洛韦外,该患儿还需要局部使用类固醇以预防复发性角膜基质炎。HSV 角膜炎常见的问题是类固醇减量过快,通常建议每月每天减少一滴(例如,1 个月 1 天 3 次,1 个月 1 天 2 次,1 个月 1天 1 次,然后每隔 1天 1 次等)。为避免在停用类固醇后出现复发性炎症,应试图找出最小剂量来防止发作。

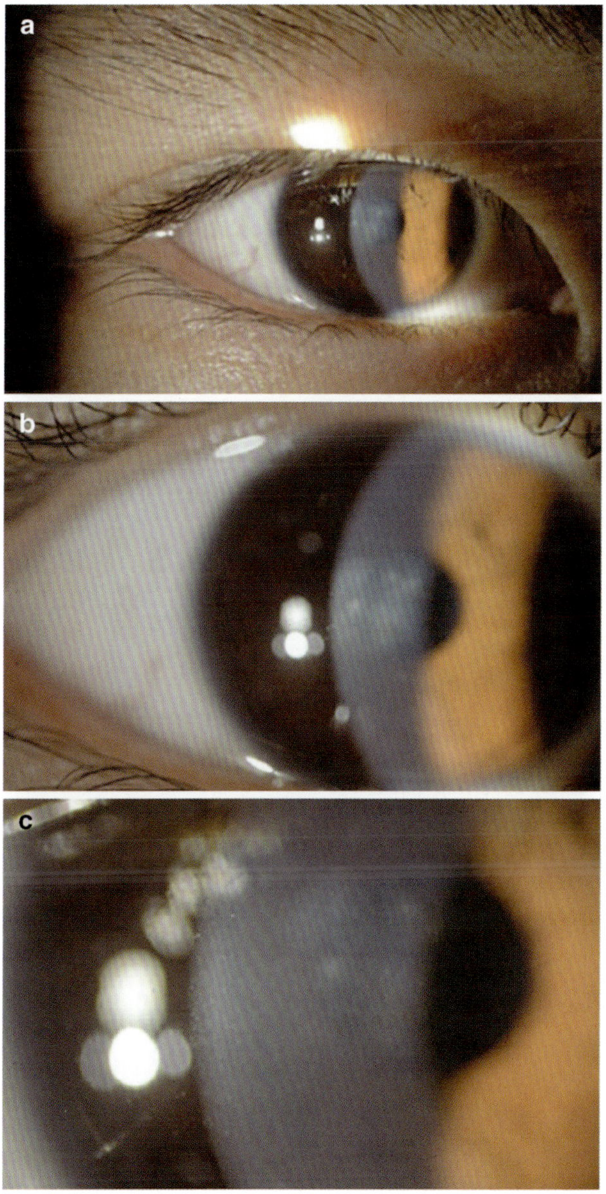

图 16.7　(a)外观照片显示,患有前部角膜基质炎“平静的”眼睛。(b)同一裂隙灯照片,放大倍数增加,显示角膜炎发作期间中央区角膜基质混浊。(c)放大倍数增加的裂隙灯照片。

(苏婷　译)

参考文献

1. Souza PM, Holland EJ, Huang AJ. Bilateral herpetic keratoconjunctivitis. Ophthalmology. 2003;110(3):493–6.
2. Bonini S, Coassin M, Aronni S, Lambiase A. Vernal keratoconjunctivitis. Eye. 2004;18:345–51.
3. Hammersmith KM. Blepharokeratoconjunctivitis in children. Curr Opin Ophthalmol. 2015;26(4):301–5.
4. Hammersmith KM, Cohen EJ, Blake TD, Laibson PR, Rapuano CJ. Blepharokeratoconjunctivitis in children. Arch Ophthalmol. 2005;123(12):1667–70.
5. Ianaro A, Ialenti A, Maffia P, Sautebin L, Rombola L, Carnuccio R, et al. Anti-inflammatory activity of macrolides antibiotics. J Pharmacol Exp Ther. 2000;292(1):156–63.
6. Cetinkaya A, Akova YA. Pediatric ocular rosacea: long-term treatment with systemic antibiot-

ics. Am J Ophthalmol. 2006;142(5):816–21.
7. Kwok AK, Lam DS, Fan DS, et al. Ocular hypertensive response to topical steroids in children. Ophthalmology. 1997;104(12):2112–6.
8. Huang C, O'Hara M, Mannis MJ. Primary pediatric keratoplasty: indications and outcomes. Cornea. 2009;28(9):1003–8.
9. Thomas PB, et al. Long term cyclosporine treatment improves tear production and reduces keratoconjunctivitis in rabbits with induced autoimmune dacryoadenitis. J Ocul Pharmacol Ther. 2009;25(3):285–92.
10. Doan S, Gabison E, Gatinel D, et al. Topical cyclosporine A in severe steroid-dependent childhood phlyctenular keratoconjunctivitis. Am J Ophthalmol. 2006;141:62–6.
11. Choi DS, Djalilian A. Oral azithromycin combined with topical anti-inflammatory agents for the treatment of blepharokeratoconjunctivitis in children. J AAPOS. 2013;17(1):112–3. Epub 2013 Jan 27
12. Doan S, Gabison E, Chiambaretta F, Touati M, Cochereau I. Efficacy of azithromycin 1.5% eye drops in childhood ocular rosacea with phlyctenular blepharokeratoconjunctivitis. J Ophthalmic Inflamm Infect. 2013;3(1):38.
13. Kymionis GD, Kankariya VP, Kontadakis GA. Tacrolimus ointment 0.03% for the treatment of refractory childhood phlyctenular keratoconjunctivitis. Cornea. 2012;31:950–2.
14. Gupta N, Dhawan A, Beri S, D'souza P. Clinical spectrum of pediatric blepharokeratoconjunctivitis. J AAPOS. 2010;14(6):527–9. Epub 2010 Nov 19
15. Liang L, Safran S, Gao Y, Sheha H, Raju VK, Tseng SC. Ocular demodicosis as a potential cause of pediatric blepharoconjunctivitis. Cornea. 2010;29(12):1386–91.
16. Doan S, Gabison EE, Nghiem-Buffet S, Abitbol O, Gatinel D, Hoang-Xuan T. Long-term visual outcome of childhood blepharokeratoconjunctivitis. Am J Ophthalmol. 2007;143(3):528–9. Epub 2006 Nov 9
17. Jones SM, Weinstein JM, Cumberland P, Klein N, Nischal KK. Visual outcome and corneal changes in children with chronic blepharoconjunctivitis. Ophthalmology. 2007;114(12):2271–80.
18. Kallish S, McDonald-McGinn DM, van Haelst MM, Bartlett SP, Katowitz JA, Zackai EH. Ablepharon–Macrostomia syndrome—extension of the phenotype. Am J Med Genet A. 2011;155:3060–2.
19. Stevens CA, Sargent LA. Ablepharon-Macrostomia syndrome. Am J Med Genet. 2002;107:30–7.
20. Jackson IT, Shaw KE, del Pinal Matorras F. A new feature of the ablepharon macrostomia syndrome: zygomatic arch absence. Br J Plast Surg. 1988;41:410–6.
21. McCarthy GT, West CM. Ablepheron (sic) macrostomia syndrome. Dev Med Child Neurol. 1977;19:659–72.
22. Price NJ, Pugh RE, Farndon PA, Willshaw HE. Ablepharon Macrostomia syndrome. Br J Ophthalmol. 1991;75:317–9.
23. Murthy R, Gupta H. Novel surgical technique for the management of partial cryptophthalmos. Indian J Ophthalmol. 2014;62(11):1096–8.
24. Cruz AA, Souza CA, Ferraz VE, Monteiro CA, Martins FA. Familial occurrence of ablepharon macrostomia syndrome: eyelid structure and surgical considerations. Arch Ophthalmol. 2000;118:428–30.
25. Ferraz VE, Melo DG, Hansing SE, Cruz AA, PinaNeto JM. Ablepharon-Macrostomia syndrome: first report of familial occurrence. Am J Med Genet. 2000;94:281–3.
26. Marchegiani S, Taylor D, Tessadori F, et al. Recurrent mutation sin the basic domain of TWIST2 cause Ablepharon Macrostomia and Barber-Say syndromes. Am J Hum Genet. 2015;97:99–110.
27. Mustard JC. Reconstruction of both lids. In: Mustarde JC, editor. Repair and reconstruction in the orbital region. A practical guide. 2nd ed. London: Churchill Livingstone; 1980. p. 152–4.
28. Hay D. Reconstruction of both eyelids following traumatic loss. Br J Plast Surg. 1971;24:361–4.
29. Kim M, Lee S-C, Lee S-J. Spontaneous corneal perforation in an eye with Peters' anomaly. Clin Ophthalmol. 2013;7:1535–7.
30. Liesegang TJ, Melton LJ, Daly PJ, Ilstrup DM. Epidemiology of ocular herpes simplex. Incidence in Rochester, Minn, 1950 through 1982. Arch Ophthalmol. 1989;107(8):1155–9.
31. Hill JM, Ball MJ, Neumann DM, Azcuy AM, Bhattacharjee PS, Bouhanik S, et al. The high prevalence of herpes simplex virus type 1 DNA in human trigeminal ganglia is not a function of age or gender. J Virol. 2008;82(16):8230–4.
32. Xu F, Sternberg MR, Kottiri BJ, McQuillan GM, Lee FK, Nahmias AJ, et al. Trends in herpes simplex virus type 1 and type 2 seroprevalence in the United States. JAMA. 2006;296(8):964–73.

33. Bradley H, Markowitz LE, Gibson T, McQuillan GM. Seroprevalence of herpes simplex virus types 1 and 2—United States, 1999–2010. J Infect Dis. 2014;209(3):325–33.
34. Darougar S, Wishart MS, Viswalingam ND. Epidemiological and clinical features of primary herpes simplex virus ocular infection. Br J Ophthalmol. 1985;69(1):2–6.
35. Wishart MS, Darougar S, Viswalingam ND. Recurrent herpes simplex virus ocular infection: epidemiological and clinical features. Br J Ophthalmol. 1987;71(9):669–72.
36. Beigi B, Algawi K, Foley-Nolan A, O'Keefe M. Herpes simplex keratitis in children. Br J Ophthalmol. 1994;78(6):458–60.
37. Hsiao C-H, Yeung L, Yeh L-K, Kao L-Y, Tan H-Y, Wang N-K, et al. Pediatric herpes simplex virus keratitis. Cornea. 2009;28(3):249–53.
38. Liu S, Pavan-Langston D, Colby KA. Pediatric herpes simplex of the anterior segment: characteristics, treatment, and outcomes. Ophthalmology. 2012;119(10):2003–8.
39. Herpetic Eye Disease Study Group (HEDS). Predictors of recurrent herpes simplex virus keratitis. Herpetic eye disease study group. Cornea. 2001;20(2):123–8.
40. Chong E-M, Wilhelmus KR, Matoba AY, Jones DB, Coats DK, Paysse EA. Herpes simplex virus keratitis in children. Am J Ophthalmol. 2004;138(3):474–5.
41. Poirier RH. Herpetic ocular infections of childhood. Arch Ophthalmol. 1980;98(4):704–6.
42. Prabriputaloong T, Margolis TP, Lietman TM, Wong IG, Mather R, Gritz DC. Atopic disease and herpes simplex eye disease: a population-based case-control study. Am J Ophthalmol. 2006;142(5):745–9.
43. Wilhelmus KR, Gee L, Hauck WW, Kurinij N, Dawson CR, Jones DB, et al. Herpetic eye disease study. A controlled trial of topical corticosteroids for herpes simplex stromal keratitis. Ophthalmology 1994;101(12):1883–1895; discussion 1895–6.
44. Barron BA, Gee L, Hauck WW, Kurinij N, Dawson CR, Jones DB, et al. Herpetic eye disease study. A controlled trial of oral acyclovir for herpes simplex stromal keratitis. Ophthalmology. 1994;101(12):1871–82.

第 17 章

眼表疾病手术的注意事项

Asim V. Farooq, Chau Pham, Pete Setabutr, Vinay K. Aakalu

病例 1

患儿,男性,5岁,评估后认为,可能从左下穹隆处进行手术,以切除肥厚性颊黏膜移植物。患儿于8月前左眼因烟花致烧伤,于外院接受了多次麻醉下的检查并清除了碎片,随后接受眼睑重建手术,最初仅用羊膜,5个月前,因结膜瘢痕和睑球粘连严重,使用颊黏膜移植。患儿最佳矫正视力右眼为20/30,左眼为20/200。裂隙灯检查示:右眼正常,左眼在左下穹隆处可见一肥大的颊黏膜移植物覆盖于角膜的下半部分(图17.1)。

转诊时的手术适应证是什么?

在此病例中,有多个手术适应证。首先,患儿处于智力尚未发育的年龄。其次,局部可见视轴部分阻挡,以及可能由肥厚性黏液膜移植物引起的角膜散光,这些都是手术减少移植物组织的适应证。但是,在检查中也注意到,下拉左下眼睑时,可见下穹隆,这表明移植物的位置并不理想。移植物向角膜表面生长和泪膜质量的改变(颊组织不含杯状细胞)持续刺激角膜表面,最终导致患儿情况的发生。目前,黏膜移植过度生长在眼科文献中几乎没有数据,其发生率尚未可知。在泌尿学相关文献中,已经报道了黏膜移植物柱状上皮化生和过度生长与其暴露在空气中有关[1]。

A.V. Farooq, MD
Department of Ophthalmology, University of Chicago, Chicago, IL, USA

C. Pham, MD
Department of Ophthalmology, Washington University, St. Louis, MO, USA

P. Setabutr, MD • V.K. Aakalu, MD, MPH (✉)
Department of Ophthalmology and Visual Sciences, University of Illinois at Chicago,
1855 W. Taylor St. M/C 648, Chicago, IL 60612, USA
e-mail: vaakalu@uic.edu

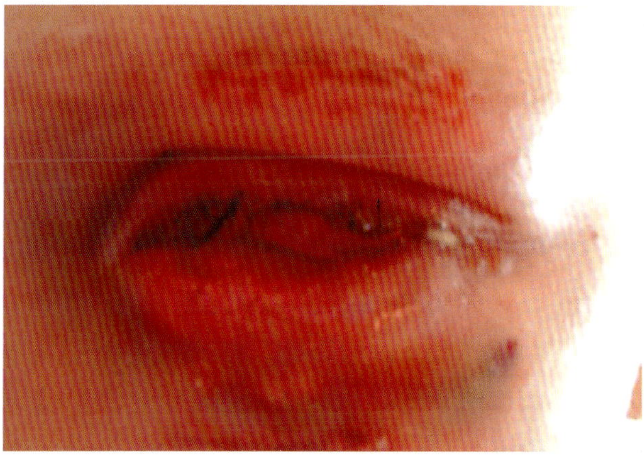

图 17.1 病例 1 的左眼外观图。下眼睑水肿及外翻，边缘充血。可见肥厚性黏液膜移植物覆盖了角膜的下半部分。

患儿的大部分颊黏膜移植物被切除，仅在下穹隆内留下少量组织。此外，还进行了睑球粘连的松解，放置了一个睑球粘连环，并进行临时的睑缘缝合术以保持睑球粘连环的位置。接下来的1个月，去除睑球粘连环和解除睑缘缝合后发现，在下角膜上有一层薄薄的新血管，尽管下穹隆形成，但在下方形成了一个新睑球粘连区域。在之后的3个月内，患儿的睑缘和上睑逐渐形成；随后应用丝裂霉素C、羊膜移植以及放置另一个睑球粘连环，进行包括睑球粘连/睑缘粘连在内的重建手术。

现已发现 MMC 可降低翼状胬肉手术的复发率[2,3]。Tseng 等人成功将 MMC 与 AMT 用于重度瘢痕性眼表疾病[4]的穹隆重建。

临时和永久睑缘缝合术各是什么？

临时缝合通常在眼表情况稳定后被解除，手术可以视情况在诊所、手术室或手术室进行。眼睑应该预先用稀释聚维酮碘溶液进行处理。临时麻醉眼睑使用 27 或 30 号针头，注射由 1% 利多卡因和 1:100 000 的肾上腺素组成的溶液。注意麻醉需充分，同时避免眼睑解剖结构的改变。

对于临时性睑缘缝合术，使用 5-0 双臂尼龙缝线。上睑和下睑使用泡沫或硅胶垫支撑，缝线穿过支撑物以防止皮肤坏死和刺激。在通过支撑物后，每根针褥式缝合通过上眼睑的灰线（仅在颞侧到角膜缘的方向）。然后，褥式缝合通过下眼睑的灰线，以 3-1-1 切割方式将其缝合，缝线尾部可以保留 2~3mm，同时注意睑缘需有适当的张力，但无明显的解剖学改变。如果临时需要缝合的情况下，则可采用上述方法，无需支撑物仅使用 4-0 可吸收缝线。另一种方法则是在眼睑边缘暂时使用氰基丙烯酸酯胶。但是，其效果的持续性难以预测，并且氰基丙烯酸酯胶可能对眼表产生一定的刺激。如果睑缘缝合较松弛但对皮肤刺激较大时，也可使用眼表更易耐受的丝线。

在手术室进行永久睑缘缝合术，麻醉和术前准备如上述。按照预期的睑缘缝合术长度，使用 #11 刀片将眼睑的前、后分离。将上下眼睑边缘后表面 1mm 从角膜缘外侧移向眼角外侧。在后板层皮瓣上，6-0 薇乔缝线穿过时，避免损伤结膜组织，用于固定上下眼睑。通过间断缝合使后搬层闭合。类似，用可吸收缝线将前板层缝合在一起。如有需要，睫毛可以在睑缘缝合术前去除。

穹隆重建时，睑球粘连环的作用是什么？

睑球粘连环是由多家制造商生产的半透明，非无菌设备，通常由聚甲基丙烯酸甲酯制成，可以单独使用或与 AMT 一起使用。但是有报道，其在急性 Stevens-Johnson 综合征中单独使用会导致严重的眼后遗症[5]。当用于紧急情况以及穹隆重建时，可以防止睑球粘连的形成并对穹隆起维持作用(即防止穹隆缩短)。其他潜在的用途，包括严重的化学和热烧伤以及急性恶化的瘢痕性结膜炎(如酒渣鼻角膜结膜炎、眼瘢痕性类天疱疮)。在穹隆重建时，如果担心出现结膜炎引起的睑球粘连和穹隆缩短，常常会放置睑球粘连环。尽管手术时结膜表面可能很平稳，但睑球粘连物本身的溶解可能导致强烈的炎症反应。术后，我们更倾向于将其在眼中放置最少 3 个月(如果患者可以耐受，时间最好更长)。

在接下来的一年中，患者已经取出了睑球粘连环，然后应用MMC和AMT，放置睑球粘连环，重复穹隆重建术，并在几个月后取出。不幸的是，他再次出现了睑球粘连以及左下眼睑的渐进性睑外翻(图17.2)。尽管随着每一次的治疗，患者的病情逐渐好转，但其病程证明了眼表损伤治疗的潜在困难性。

在黏膜移植物和经常需要睑球粘连环的情况下，如何处理下睑外翻？

我们通过4-0丝线对眼睑边缘进行牵引和暴露，然后切开穹隆，切除颊黏膜移植物以缓解睑球粘连。4-0不可吸收缝线穿过移植物的下段，穿过42号视网膜硅胶带，然后通过眶下缘，贴骨膜经皮穿出，使眼睑稍微朝向眼球。这使得黏膜移植物的眼睑部分可以较好地覆盖眼睑结膜，重建穹隆。将缝合线经皮拉出并固定在42号硅胶带的另一段上。5个月后，使用自上方眼球后部区域的自体结膜进行自体移植，并再次进行穹隆重建手术和轻微的瘢痕挛缩修复。睑球粘

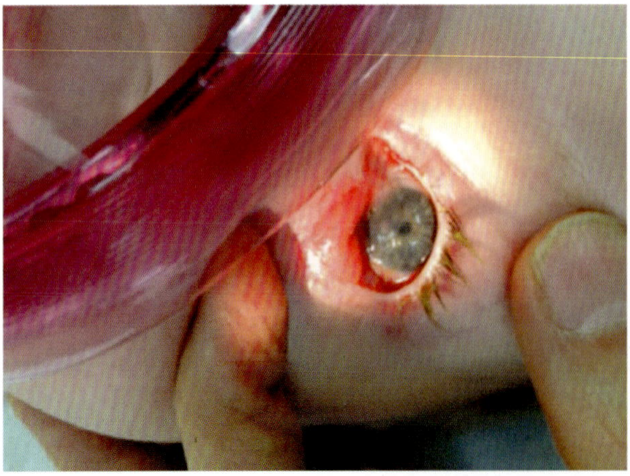

图 17.2 在麻醉下进行检查时的病例 1 左眼的照片。检查发现，有下眼睑外翻、黏膜移植物过度生长和睑球粘连的情况。

连环已经放置了大约6个月，在取出后，患者有睑球粘连轻度复发。患者角膜缘干细胞缺陷需要在未来加以解决。

讨论：这个患者的护理有几个方面值得讨论。首先，从最初的治疗开始(在介绍之前完成的应用羊膜的睑球粘连修复术)，手术选择的时机可能过早。一般来说，最好等待化学损伤的炎症消退(如果可能的话，至少 1 年或更久)。在最严重的情况下(如 Stevens-Johnson 综合征)，可能有必要在开始表面/眼睑重建之前，对患者进行数月的系统性免疫抑制治疗。其次，当获取黏膜移植物时，可以考虑使用黏膜刀来获得非常薄的黏膜组织。此外，尽可能长时间放置睑球粘连环，这有助于减少复发的可能。我们的目标至少为 3 个月，但在复发病例中可以放置 6 个月。最后，在此病例中未使用的另一种辅助措施是将类固醇或 5-FU 注射入早期复发病灶。许多医生对此进行了报道，特别是 5-FU 用于阻止复发性睑球粘连，相对于丝裂霉素 C 必须谨慎使用，其耐受性较好。

病例 2

患者，女性，54岁，患有严重的眼瘢痕类天疱疮，在计划进行波士顿角膜塑形术Ⅱ型手术(K-Pro)前进行了眼整形服务评估。既往史：羊膜移植和失败的左眼穿透性角膜移植术。体格检查：视力右眼手动，左眼光感，双眼睑缘角化以及广泛的睑球粘连限制了眼外肌运动。双眼角膜可见新生血管翳，前房形成，虹膜正常，双眼晶状体浑浊。

波士顿角膜塑形术Ⅱ型 k-pro 手术前有哪些因素需要考虑？

波士顿角膜塑形术Ⅱ型 K-Pro 手术前要考虑的第一个因素是适当的患者选择。Ⅱ型 K-Pro 装置通常在患者患有严重眼表疾病几乎没有泪液的情况下使用，这些患者使用 I 型 K-Pro 装置会有高失败风险(如无菌性溶解、感染)。选择Ⅱ型 K-Pro 装置的患者通常接受过多次手术，包括穿透性角膜移植和角膜缘干细胞移植。但是，早先的眼科手术是不必要的，特别是这些手术失败的风险较高。

此外，还需要向患者和家属详细交代所需承担的风险、收益和替代方案，让患者意识到该装置的疗效，因为眼睑只有一个很小的开口为突出的视神经。由于Ⅱ型 K-Pro 装置植入是一个学科交叉的专业性手术，所以患者最好在手术前与所有相关医生会面。让患者和家属询问，并对手术的任何问题进行充分了解，同时也让每位医生评估和确定他们预期的手术方法。

在这个病例中，波士顿角膜塑形术Ⅱ型 k-pro 手术涉及的手术步骤有哪些？

波士顿角膜塑形术Ⅱ型K-Pro手术的眼科整形部分包括重新排列眼睑皮肤，睑板和结膜环绕并支撑K-Pro装置的光学元件。这个病例可在一般麻醉下进行，通过眼角膜服务放置K-Pro设备后，眼科整形服务需要重建光学元件周围的左眼上、下眼睑。将少量麻醉剂局部注入左眼的上、下眼睑，检查发现左上眼睑泪点缺失，而左下眼睑泪点和约3mm的近端微管系统仍然完好。

然后，将Colorado电烙针进入泪点和近端微管系统，用于灼烧并关闭泪点开口。

用刀片将下眼睑分隔成前后两叶，使用双极烧灼止血。使用Westcott剪去除眼睑边缘的睫毛后，将前板层从睑板的前表面切开。然后检查左上眼睑，并注意到之前出现了口腔黏膜移植物的前板层衰退，用刀片将边缘分离成前叶和后叶，再用Westcott剪切开前板层，并用双极烧灼止血。

在人造角膜可伸缩部分的周围，用海狸刀片将睑板减薄约50%。在左上眼睑的颞侧和左下眼睑的内侧，用刀片做一个松弛切口与角膜移植的伸缩部分相邻，将这些皮瓣用于包裹人工角膜的伸缩部分，接着使用几根6-0薇乔缝线缝合到位，并收回上、下眼睑的牵引器。然后，使用几根6-0薇乔缝线沿着后板层之间的水平睑裂的长度进行边缘粘连。

用类似的方式，在深层睑板对人工角膜可伸缩部分附近的前板层进行切割，用若干间断的6-0薇乔缝线将皮瓣固定在人工角膜缘下方，并用几根6-0薇乔缝线沿着水平睑裂的长度缝合前板层。在这个病例的结束时，将大量眼药膏和松散的纱布敷料置于左眼眶。术后第37天，观察到下睑明显回缩，Ⅱ型K-Pro装置部分暴露（图17.3）。据报道，有相当数量的接受人工角膜植入患者需要进行眼睑/眼科整形手术，并且在一项研究中，经过Ⅱ型K-Pro手术的眼睛都需要对睑切开术进行修正[6]。

下眼睑回缩和Ⅱ型 K-Pro 设备曝光是如何进行的？

将患者送入手术室，对下眼睑回缩和Ⅱ型K-Pro装置暴露进行修复。切开下眼睑，并邻近镜片，让眼睑后侧凹陷。使用6mm的环形刀片来创建0.25mm厚的可容纳多孔聚乙烯材料的圆盘。

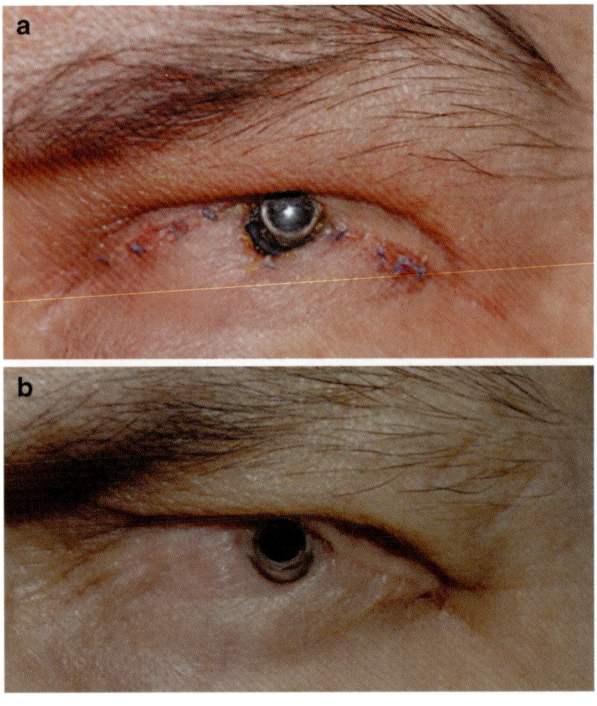

图 17.3 (a)图片展示了下眼睑的回缩和k-pro设备的暴露。(b)在使用多孔聚乙烯隔离物第二次修正后的图片。

使用3mm活检穿孔器在圆盘内形成一个略微偏心的孔，以适应镜片。然后将光盘放入适当的位置，用6-0缝线将眼睑以荷包缝合的方式固定在镜片周围。这是我们第一次使用多孔聚乙烯垫片来治疗Ⅱ型K-Pro植入后的眼睑回缩[7]。

病例 3

患者，女性，63岁，于眼整形外科服务处进行倒睫和双行睫的评估和管理。既往有因肺结核(tuberculosis，TB)所致的慢性肉芽肿性虹膜睫状体炎病史。自诊断为葡萄膜炎以来，接受了局部类固醇、口服强的松和甲氨蝶呤治疗。结膜活组织检查证实，眼部TB受累为非干酪性肉芽肿。在检查中，最佳矫正视力右眼为20/30，左眼为20/100，小孔至20/50。有睑缘增厚、瘢痕性睑外翻以及上眼睑的倒睫和双行睫(图17.4a)。裂隙灯检查显示，睑缘和睑板结膜明显角化。结膜充血，广泛的角膜血管翳和弥漫性点状上皮糜烂，OS>OD。

引起倒睫和双行睫的病因是什么？

倒睫是一种眼睑边缘疾病，眼睫毛错误地生长向眼部表面——通常是由于慢性炎症和毛囊的瘢痕所致。在发展中国家，沙眼仍是倒睫重要的病因。而在发达国家，沙眼病不再流行，通

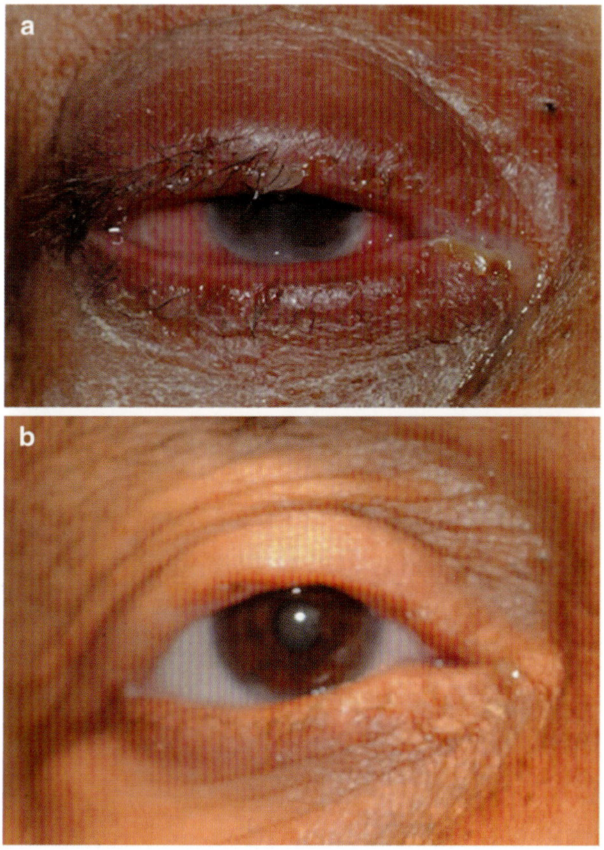

图 17.4　(a)病例 3 的右眼裂隙灯图片。眼睑水肿，轻度睑外翻、倒睫，结膜充血和黏液分泌。(b)约 2 年后的右眼裂隙灯图片。患者接受了两种黏膜移植手术，睑外翻倒睫和睑成形术修复。之后，她取得了令人满意的美容效果，改善了眼睑和眼部表面的炎症。

常由严重的睑缘炎和(或)瘢痕结膜炎引起,如眼瘢痕类天疱疮、史蒂文斯-约翰逊综合征、眼酒渣鼻、过敏性睑结膜炎、化学或热烧伤。倒睫也可能是特发性的。双行睫的特点是由睑板腺开口后产生的副纤毛引起,可以是先天性或获得性的,许多获得性病例都是特发性的。然而,在与睑缘炎和(或)瘢痕性结膜炎有关的情况下,也可观察到获得性双行睫。只有少数病例报道患有眼结核是倒睫和双行睫的罕见病因[8,9]。

倒睫和双行睫的治疗方法是什么?

有许多治疗倒睫、双行睫的方法,而治疗目标为:①消除异常的纤毛;②改善眼部表面;③提高患者的舒适度。在急性期使用眼液、绷带接触镜和脱毛等临时措施是有效的。但是,2~6周内常复发。手术治疗往往更加明确,包括双极电解(最好用于节段性和轻度倒睫)、射频消融(比电解更轻的睑瘢痕)、冷冻疗法(对节段性和弥漫性倒睫有效)、激光消融(轻度倒睫)、切除睫毛囊、全层切除术、前板层切除或分层,或双层/后板层睑板旋转[10]。一些作者主张采用联合治疗,如除了射频消融术外,还向毛囊中添加 0.2%的 MMC[11]。2015 年,Cochrane 综述对因沙眼所致的倒睫治疗发现,最有效的手术需要睑板的全层切口和眼睑的旋转。同样的综述还发现,手术时,加入阿奇霉素可能有利于术后倒睫率降低[12]。

在这种情况下,观察到倒睫和双行睫出现了瘢痕性睑外翻。他在睑缘作切口对左上眼睑和下眼睑进行了手术矫正,切除了异常的睫毛囊(前和后)和黏膜移植,然后,在右上眼睑上做了类似的手术。在每个过程中,使用新月形刀片将前板层和后板层分开,并使用Westcott剪刀切除前板层和后板层上异常的睫毛毛囊。然后用无菌外科手术标记笔在下唇上画出移植物的轮廓。使用两个巾钳暴露手术视野。黏膜下注射利多卡因和肾上腺素,静置为5~10分钟。

使用15号刀片进行口腔黏膜切割和移植切除,并注意避免切除黏膜下组织(典型的移植物的大小是1cm×2cm,但较大的移植物可分割为多份)。移植物尽可能薄(使用黏膜刀可以帮助获得较薄的移植物)。然后将移植物放入抗生素冲洗液中约10分钟,将供体移植物使用双极烧灼电凝止血,然后将局部麻醉剂浸湿的冷纱布置于供体口腔中。将移植物从冲洗液中取出并除去少量黏膜下组织使之变薄。并将其放置在睑板表面,使用间断的7-0铬肠线(或8-0薇乔线)缝合固定。完成后,将大量软膏敷于眼表,再次检查口腔是否止血。第2年,患者出现了瘢痕挛缩并接受重复的双侧黏膜移植到上眼睑。2年后,患者接受了上睑整形术治疗机械性上睑下垂,并取得了可接受的解剖结果(图17.4b)。

睑缘和睑板结膜角化的常见病因是什么?这种情况下可选择哪些治疗?

角化是角质形成细胞从其发芽后的状态分化为终末分化的状态,充满蛋白质的硬化细胞,形成结构和功能上不同的含角蛋白的表面层。对慢性刺激或炎症的反应,眼表的角化可以是从黏膜上皮化生到鳞状上皮的非特异性化生,或是肿瘤过程的一部分。角化的原因很多,包括长时间接触、严重的泪液缺乏症、维生素 A 缺乏的干燥症、因沙眼导致的瘢痕形成、免疫介导的炎症反应,如 Stevens-Johnson 综合征、黏膜类天疱疮和慢性特应过敏性疾病,以及意外、医源性

(例如,与阿普可拉定使用于相关的睑结膜炎)或眼区照射后遗症。眼表的角化也与肿瘤过程,如角膜上皮肿瘤形成或皮脂腺细胞癌有关,并且其存在可能有助于诊断。

治疗旨在缓解症状并纠正潜在的病因。眼睛的舒适度可以通过使用眼部润滑剂来增加,局部使用类固醇可以缓解化生诱导性炎症。慢性暴露继发退行性睑外翻引起角化逆转可以通过手术矫正睑外翻。如果原因是肿瘤(如角膜上皮肿瘤的情况下),肿瘤的治疗常会导致角化。

在持续角化的情况下,浅表去除只能使角化复发暂时缓解,而使用黏膜移植物进行全层清创可获得更持久的缓解[13]。黏膜移植物可以从同一眼的结膜、口腔黏膜或鼻黏膜获得,并且可以与羊膜移植结合使用。在我们的病例中,来自口腔黏膜的黏膜移植物最终达到了可接受的解剖结果,并且也解决了睑缘角化的问题。

Laznitzki 表明，添加维生素 A 可以防止体内培养的人胎儿皮肤发生角化，并且自那时以来,维甲酸已广泛用于治疗[14]。维甲酸已被用于治疗上皮内瘤变、Stevens-Johnson、慢性过敏性角膜结膜炎、结节病相关的干燥性角结膜炎和黏膜类天疱疮的治疗,一些作者已经描述了角化的量可预测对维甲酸治疗的反应[15,16]。在特定情况下,可以在每天夜间(或每隔一天)使用一次局部全反式维甲酸(0.01%)。

(刘康成　译)

参考文献

1. Ransley PG, Duffy PG, Oesch IL, Van Oyen P, Hoover D. The use of bladder mucosa and combined bladder mucosa/preputial skin grafts for urethral reconstruction. J Urol. 1987;138(4 Pt 2):1096–8.
2. Lam DS, Wong AK, Fan DS, et al. Intraoperative mitomycin C to prevent recurrence of pterygium after excision: a 30-month follow-up study. Ophthalmology. 1998;105:901–4.
3. Mastropasqua L, Carpineto P, Ciancaglini M, Giallenga P. Long term results of intraoperative mitomycin C in the treatment of recurrent pterygium. Br J Ophthalmol. 1996;80:288–91.
4. Tseng SC, Di Pascuale M, Liu DT, Gao YY, Baradaran-Rafii A. Intraoperative mitomycin C and amniotic membrane transplantation for fornix reconstruction in severe cicatricial ocular surface diseases. Ophthalmology. 2005;112(5):896–903.
5. Hsu M, Jayaram A, Verner R, Lin A, Bouchard C. Indications and outcomes of amniotic membrane transplantation in the management of acute stevens-johnson syndrome and toxic epidermal necrolysis: a case-control study. Cornea. 2012;31(12):1394–402.
6. Baker MS, Krakauer M, Gupta S, de la Cruz J, Cortina MS, Kitzmann AS, Goins KM, Allen RC, Setabutr P. Eyelid procedures in patients who have undergone Boston keratoprostesis surgery. Ophthal Plast Reconstr Surg. 2012;28(4):286–8.
7. Sivaraman KR, Aakalu VK, Sajja K, Cortina MS, de la Cruz J, Setabutr P. Use of a porous polyethylene lid spacer for management of eyelid retraction in patients with Boston type II keratoprosthesis. Orbit. 2013;32(4):247–9.
8. Seo Y, Choi M, Park CK, Yoon JS. A case of paradoxical reaction after treatment of eyelid tuberculosis. Korean J Ophthalmol. 2014;28(6):493–5.
9. Salam T, Uddin JM, Collin JRO, Verity DH, Beaconsfield M, Rose GE. Periocular tuberculous disease: experience from a UK eye hospital. Br J Ophthalmol. 2015;99:582–5.
10. Ferreira IS, Bernardes TF, Bonfioli AA. Trichiasis. Semin Ophthalmol. 2010;25(3):66–71.
11. Kim GN, Yoo WS, Kim SJ, Han YS, Chung IY, Park JM, Yoo JM, Seo SW. The effect of 0.02% mitomycin C injection into the hair follicle with radiofrequency ablation in trichiasis patients. Korean J Ophthalmol. 2014;28(1):12–8.
12. Burton M, Habtamu E, Ho D, Gower EW. Interventions for trachoma trichiasis. Cochrane Database Syst Rev. 2015;11:CD004008.

13. Maumenee AE. Keratinization of the conjunctiva. Trans Am Ophthalmol Soc. 1979;77:133–43.
14. Lasnitzki I. Effect of carcinogens, hormones, and vitamins on organ cultures. Int Rev Cytol. 1958;70:79–121.
15. Wright P. Topical retinoic acid therapy for disorders of the outer eye. Trans Ophthalmol Soc U K. 1985;104(8):869–74.
16. Herbort CP, Weissman SS, Ostler B, Cevallos A, Char DH. Ocular surface keratinization as a predictor of response to topical retinoic acid therapy. Arch Ophthalmol. 1989;107(9):1275–6.

第 18 章

羊膜在眼表面疾病中的应用

Asim V. Farooq, Andrew J.W. Huang

病例 1

患者,76岁,男性,患有左眼放射角膜病,定期随访。患者有左上眼睑基底细胞癌病史,手术后,切除眼睑,并在大约1年前进行前额重建,同时经历了几个疗程的外部放射治疗。这些治疗大约在6个月前完成。由于放射治疗,患者出现左侧睫毛脱落,睑缘角化、角膜暴露和神经营养性角膜病变,最终导致持续上皮缺损、基质变薄和局灶性角膜穿孔,需要角膜胶合×2。随访当天,左眼裸眼视力为30.48cm指数。裂隙灯检查相对稳定,在基质变薄的区域内显示胶黏剂的位置,还有一个3.5mm×7.0mm的上皮缺损。

接受放疗的患者可能的风险是什么?

虽然患者接受眼部和眼眶的放射治疗多年,在公开发表的文献中匮乏关于放射性角膜病的危险因素和处理方法的信息;相比之下,关于放射性视网膜病变和视神经病变的文献更多,可能是由于应用放疗治疗葡萄膜黑色素瘤中斑块的出现。尽管如此,在接受任何形式放射治疗的患者中,对眼表和角膜似乎具有剂量依赖性效应[1]。

眼睑皮肤炎症和坏死,睫毛脱落,眼表角化和角膜缘干细胞功能障碍或缺陷是可能与放射性角膜病变的相关变化有关[1-3]。角膜变化的范围可以从轻微的可逆性点状上皮角膜病变到角膜溶解和穿孔。一项对 88 只眼睛进行外部光束辐射的研究显示,32 名患者出现严重的放射性角膜病变,平均发展时间为 15 个月[1]。据报道,接受低于 59Gy 者报道率为 0%,接受超过 70Gy 者报道率为 100%。在接受 59~70Gy 的患者中,使用泪道屏障治疗的患者发生角膜病的风险较

A.V. Farooq, MD • A.J.W Huang, MD, MPH (✉)
Department of Ophthalmology and Visual Sciences, Washington University in St. Louis,
4921 Parkview Place Suite 12B, St. Louis, MO 63110, USA
e-mail: HuangA@vision.wustl.edu

高。值得注意的是，这些患者都接受鼻咽癌的治疗，其中一些患者可能存在三叉神经受累。

对于角膜穿孔的患者，应该采取的方法是什么？

首先，我们应该提到，在决定是否进行角膜黏合时，有一些重要的因素需要考虑。例如，如果患者发生穿孔时，出现感染性角膜炎，则必须仔细考虑临床过程；如果感染是暴发性的，那么在紧急补片移植或治疗性穿透性角膜移植术之前，黏合可能是一种短暂的临时措施[4]。角膜黏合可能使评估感染性角膜炎的病程更加困难[5]。如果怀疑存在感染，应该谨慎使用，并在黏合后较频繁的使用局部用抗生素。在神经营养性溃疡、角膜溶解（如在放射角膜病变的情况下）的情况下，常可能终身存在角质层分解的风险[6]。因此，这些患者可能需要多次黏合手术。在许多情况下，急性环境中角膜黏合优于手术治疗：角膜瘢痕会随着时间的推移发生，并且胶水（紧接着是一种潜在的瘢痕）通常会导致前房的加深和眼内压的正常化。手术可以在之后进行，术中和术后并发症的风险较低，特别是如果眼表可以在一定程度上恢复时[4]。需要注意的是，穿孔的尺寸应该足够小，才可用黏合技术封闭。

我们采用的角膜黏合方法使用的是无菌盘和氰基丙烯酸酯胶黏剂。无菌圆盘由无菌盖布材料制成。同时使用一次性穿刺活检器械，尺寸为 2、3 和 4 毫米，并作为胶黏套件的一部分存放在我们的诊所里。我们将少量抗生素软膏置于无菌平台上，包括棉签涂抹器的木制端。由于软膏现在是半粘性的，使用时，先用 Jewelers 镊将适当大小的无菌圆盘放在平台上，然后将一滴氰基丙烯酸酯胶黏剂滴入盘中。将局部麻醉剂和抗生素（如氧氟沙星）滴在眼表，并用 Weck-cel 海绵或棉签干燥眼表。在裂隙灯下，使用平台将无菌圆盘传送到穿孔区域。这种方法具有很高的重复性，并且可以成功闭合较大的孔眼，这取决于无菌圆盘的大小。通常在放置绷带隐形眼镜之后，患者开始使用局部抗生素。根据机制和穿孔可能的时间，可加入口服抗生素（如莫西沙星）。

评估持续性角膜上皮缺损的注意事项是什么？

持续性上皮缺损常见于神经营养性角膜病，其可继发于单纯疱疹、带状疱疹、未控制的糖尿病或放射治疗等病因[6]。胶原血管疾病、肿瘤、中毒性角结膜炎、眼移植物抗宿主病和眼瘢痕性类天疱疮是鉴别诊断中的重要因素。在这些病例中，完整的病史非常重要。临床检查应该是全面的，包括运动功能评估、对抗视野、眼睑和睫毛（评估内翻、外翻、倒睫、睑裂闭合不全），并详细评估眼表情况（评估结膜瘢痕、上皮缺损的大小/位置、基质间质的稀疏程度和角膜感觉）。眼内检查应着重于目前或既往炎症迹象。

治疗神经营养性角化病的方法是什么，特别是存在持续性的上皮缺陷或溃疡的情况下？

最初可以频繁使用非保存性人工泪液、软膏润滑、局部环孢菌素和泪点栓塞。在存在睑缘角化的情况下，应该使用维生素 A 软膏，通常每周两次，以防止对眼表的重复创伤。在许多情况下，可能需要考虑额外的治疗方法，如自体血清眼泪、刚性巩膜接触镜、修补、睑缘缝合术或羊膜移植等，以帮助解决持续性上皮缺损[7–10]。其中，我们大多数情况下会根据个别患者的症状，考虑采用修补/睑缘缝合术或 AMT。一些人主张使用多层羊膜用于深度神经营养性溃疡，一些研究表明，随着时间的推移，角膜基质整合并增厚[11–14]。如果使用自体血清泪液，应告知患者可能需要多次抽血。同样，必要时，患者每天需佩戴和去除巩膜接触镜。

对于这个患者，我们认为，干燥的羊膜移植物将有助于持续性上皮缺损愈合，并在严重基质变薄区域提供额外的支持。将绷带接触镜置于羊膜移植物上。患者左眼使用1%醋酸泼尼松龙，1日2次；右眼使用0.3%氧氟沙星，1天4次；0.01%维生素A软膏2次/周。在随访中，使用的胶黏剂不再显示，但是，穿孔区域已被密封，上皮缺损在3周内也消失。接下来的1个月，尽管在之前的穿孔区域有明显的变薄，上皮仍保持完整。使用上述方法预防性地进行角膜黏合，并进行睑缘缝合术（图18.1和图18.2）。将对患者继续进行随访。

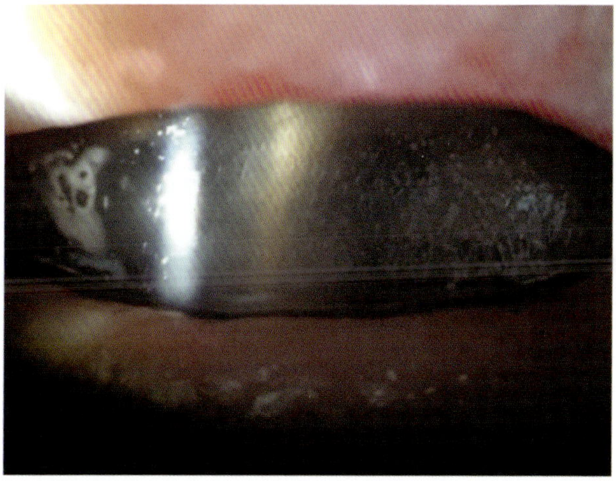

图 18.1　病例 1 中左眼的裂隙灯照片。睫毛几乎完全脱落，在眼部表面覆盖有一层透明盘状胶，可以暂时看到一个微弱的轮廓。如后面的狭缝光束所示，前房位于中心深处。眼表有药膏。临时睑缘缝合术在图像中不可见（见图 18.2）。

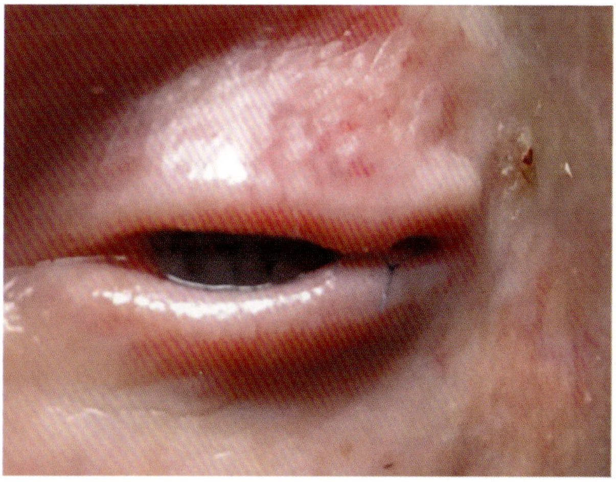

图 18.2　病例 1 的左眼外部照片。再次表明睫毛几乎完全脱落，并临时记录了睑缘缝合术。羊膜植入后，接着进行角膜黏合和眼睑缝合术，眼表稳定。

为什么对这个患者使用干燥的羊膜移植物？

在同意捐献者选择性剖宫产术时，获取羊膜。该组织可以用商业处理器冷冻干燥，之后，可以在室温下储存，并直接应用于眼表面，然后放置绷带隐形眼镜。这被称为干燥的（或脱水的）羊膜移植物。另一种处理方法包括浸入甘油和冷冻保存（实际操作过程是专有的）。这被称为湿羊膜移植物并且可以多种形式出现，包括作为像一张床单铺在纸板床上或附着于环上。对于这个患者，我们使用了干燥的羊膜移植物，这主要是因为使用方便（我们的诊室在室温下储存了一种供应品），并且易于施用（处理和放置它在眼表上时，相对容易）。理想情况下，应使用胶水或缝线对干燥的羊膜移植物进行固定，但因为有明显的眼睑瘢痕，这可能会使其无法保持原位，所以我们的患者并不是其最佳人选。

病例 2

患者，69岁，女性，双侧翼状胬和Salzmann结节状变性，每年定期随访。患者主诉，在过去的一年中，视力出现下降，在强光下偶尔会出现眩光。右眼最佳矫正视力为20/40，左眼最佳矫正视力为20/30，经亮度灵敏度测试，右眼降至20/70，左眼降至20/60。裂隙灯检查显示，右眼鼻侧和颞侧翼状胬肉周围伴Salzmann改变，左眼颞侧翼状胬肉和鼻侧Salzmann改变，双眼晶状体2级硬核。经过讨论，决定对患者右眼行翼状胬肉切除术和浅表角膜切除术，同时进行鼻侧和颞侧羊膜移植，并计划在未来进行白内障手术。

如何治疗受晶状体状态影响的翼状胬肉或 Salzmann 结节状变性？

在这些情况下，晶状体状态是一个重要的考虑因素。在不久的将来，白内障手术应该首先解决可能影响角膜曲率（并且因此进行人工晶状体计算）的眼表面不规则性。在翼状胬肉的病例中，一些研究试图确定其对 K 测量影响的可预测性，并将这些信息用于联合翼状胬肉和白内障摘除[15]。目前，根据现有的回归公式进行预测其结果不太理想，特别是对于较大的病变。我们考虑临床检查结果、屈光度和角膜地形图来确定翼状胬肉是否具有视觉上的显著性，并在白内障手术前进行切除手术。Salzmann 结节状变性也适用同样的原则。通常情况下，我们将在翼状胬肉或 Salzmann 结节状变性手术后 4~6 周内获得白内障手术的测量结果。

如果患者的白内障没有明显影响视力，那么可能有更多的时间来观察或治疗，除非患者有症状或具有威胁视轴的疾病。对于 Salzmann 结节状变性，积极治疗任何相关的潜在病症（如睑缘炎、眼表疾病、间质性角膜炎），通常采用某种形式的局部免疫抑制，如外用激素或环孢菌素。对于视力受损的患者和保守治疗无明显效果的患者，建议采用手术干预。

翼状胬肉或 Salzmann 结节状变性手术选择方法是什么？

对于翼状胬肉切除术，结膜自体移植通常是一个合适的选择，只要眼表健康且没有角膜缘干细胞缺乏的迹象。但是，在存在眼表疾病、结膜瘢痕或双头翼状胬肉的情况下，我们更倾于选择羊膜移植，而不是切除结膜的区域。

移植物可以用纤维蛋白胶和（或）缝线固定。我们通常保留丝裂霉素 C 用于复发或复发风险高的病例（如患者年龄较小）。最近的一项研究发现，丝裂霉素 C 联合 AMT 或自体结膜移植成功率相似[16]。在 Salzmann 结节状变性的情况下，羊膜的作用取决于受累程度；如果需要大的浅表角膜切除术，那么切除区域的羊膜移植可以降低复发风险，同时提高上皮愈合率[17]。应该让患者知道，如果羊膜移植物置于视轴上，会引起视觉模糊。

该患者右眼较左眼白内障症状更明显，因此我们建议对右眼进行手术干预。术中鼻、颞侧角膜翼状胬肉切除及浅表角膜切除术采用57号刀片和无齿镊进行。在鼻侧进行较大的结膜切除而不是颞侧，使用橡皮尖端烧灼止血。将鼻侧和颞侧羊膜移植物依次用纤维蛋白胶以及角膜缘侧的9-0薇乔缝线和结膜侧的薇乔缝线固定。术后，患者接受醋酸泼尼松龙1%和氧氟沙星0.3%滴眼液治疗，均为QID。她最初注意到的是异物感和畏光，术后第1天视力下降至20/500；然而，随着视力回到基线，这些症状在第1周内显着改善。眼表面愈合良好，鼻侧有少量残留的前基质瘢痕（图18.3）。

为什么对这个患者选择湿性羊膜移植物？

对此患者，既有鼻侧和颞侧结膜切除术，也有浅表性角膜切除术。考虑到它的位置和程度，无论是干性的羊膜片还是环，都没有足够的覆盖范围。因此，我们在涉及的区域使用了两片羊膜，用胶水和缝线固定。虽然湿性羊膜需要比其他两种产品更精细的操作，但其可根据解剖情况切成适当的尺寸和形状。

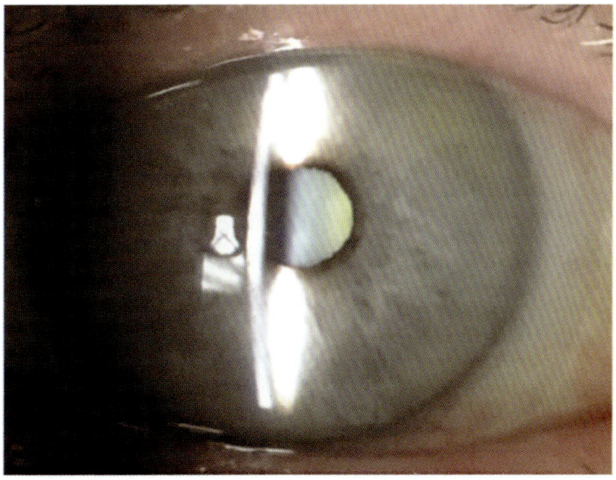

图 18.3　病例 2 的右眼的裂隙灯照片。鼻侧和颞侧翼状胬肉切除术后 1 个月，因 Salzmann 结节性变性行浅表角膜切除术和 AMT。鼻侧残余轻微的前基质瘢痕。所在位置可见绷带隐形眼镜。

病例 3

患者，60岁，男性，红斑痤疮性睑缘炎。患者主诉自随访20个月以来，左眼视力持续性下降，双眼有明显的发红、刺激和畏光症状。随访当日，右眼最佳矫正视力为20/200，左眼手部运动。裂隙灯检查显示，眼睑边缘充血和血管毛细血管扩张明显，睑板腺功能障碍以及双眼结膜下充血2+。双眼上侧和下侧均有角膜血管翳。右侧角膜有轻微的基质变薄，而左侧角膜严重变薄，低于正常基质厚度的10%并具有潜在的内皮色素，这表明过去可能存在微小穿孔。右眼晶状体2级硬核，左眼晶状体3级硬核。

如何诊断眼红斑痤疮？

此病例眼部红斑痤疮的诊断明确患者面部许多毛细血管扩张、皮肤丘疹、肥大性酒渣鼻和上述眼部症状（图 18.4）。眼红斑痤疮的表现可以从轻微的睑板腺功能障碍和眼睑边缘血管毛细血管扩张到慢性结膜充血、睑球粘连形成、角膜新血管形成和角膜融化等严重眼表疾病。当面部皮肤发生细微变化或眼红斑痤疮在眼外出现改变时，诊断可能具有挑战性；眼红斑痤疮的症状（如发红、刺激、异物感）也是相对非特异性的[18]。一些眼红斑痤疮的患者患有慢性睑缘炎和眼表疾病，而另一些更多的则处在复发缓解期。严重病例的鉴别诊断，包括移植物抗宿主病、特应性角结膜炎、眼瘢痕性类天疱疮、Stevens-Johnson 综合征和化学烧伤。由于红斑痤疮缺乏特征性临床特征，需要详细的病史，甚至结膜活检。

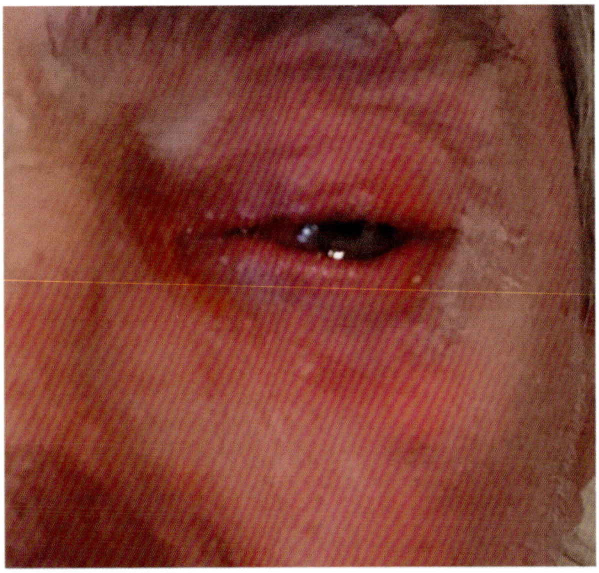

图 18.4　病例 3 的外部照片显示出明显的眼周和眼睑充血和结痂。检查中还发现鼻赘和面部毛细血管扩张症，与红斑痤疮的诊断一致。裂隙灯检查显示明显的睑板腺功能障碍、睑缘毛细血管扩张、结膜充血和角膜变薄。

眼红斑痤疮的病理生理学是什么，如何在这种症状下进行治疗？

目前眼红斑痤疮被认为是一种影响面部皮肤、眼睑和眼表的炎症状态，但其病理生理学机制仍不清楚。已经从红斑痤疮患者的泪膜中检测到包括基质金属蛋白酶-9 在内的炎性介质水平增加，并且局部使用类固醇和 MMP-9 的抑制药物（如多西环素）是有效的[19,20]。炎症似乎是由部分微生物菌群引起。在皮肤病学文献中，对红斑痤疮的治疗有着更多的信息，一些常用的眼科治疗首先被皮肤科医生用于治疗面部皮肤变化[21]。严重眼红斑痤疮的治疗通常需要针对炎症的级联治疗，控制微生物菌群和优化眼表。

在我们的患者中，我们认为干燥的羊膜移植物将在左眼严重的基质稀薄区域提供支持。将绷带隐形眼镜置于羊膜移植物上。患者用药方案：双眼使用氯替泼诺碳酸氢钠0.5%（QID），左眼使用氧氟沙星0.3%（QID），口服多西环素100mg PO（BID）。在2周后的随访中，患者诉症状有所改善，用药依从性较好，但由于保险问题无法使用强力霉素。他的视力已经提高到右眼20/60，左眼20/200 。左眼严重基质变薄的面积已改善至正常基质厚度的20%。患者继续按外用药物方案服药，在1个月后的随访中，右眼视力稳定，左眼改善至20/150，相关症状和睑缘/眼表炎症得到显着改善。

羊膜在这个病例中的作用是什么？

在 20 个月后，当我们对这位患者进行随访时，我们担心在左眼严重变薄的区域会出现穿孔的情况。我们决定在未控制的眼表炎症情况下，使用 AmnioDisc 来防止即将发生的穿孔。幸运的是，在使用羊膜作为急性干预措施，同时开始应用局部类固醇进行慢性治疗时，严重变薄的区域迅速改善，炎症在几周内逐渐减少。如前所述，这是将羊膜植入到宿主角膜基质中并使基底组织增厚的证据，特别是使用多层羊膜时[12]。羊膜内存在多种生长因子和细胞因子也可能对角膜组织体积产生影响[22,23]。有研究已经证实了羊膜移植的抗炎作用；Shimmura 等的研究表明，从患者身上提取的样本显示，羊膜表面的炎症细胞出现分离和凋亡[24]。因此，羊膜在我们的病例中的作用可能是增厚基质和减轻眼表炎症。目前，AMT 移植物可植入角膜的程度、角膜重建的促进作用以及最终基质增厚的程度还不能确定。

与病例 1 类似，我们使用干燥的羊膜移植物很大程度上是由于其便于应用。患者也可能已经使用 ProKera 设备进行治疗。但是，在这种情况下，我们考虑进行临时睑缘缝合术以确保 ProKera 放置到位后的正常使用；患者的舒适度是一个考虑因素，因为患者在评估时存在显着的异物感。据报道，ProKera 装置在多种情况下成功使用，包括非愈合性上皮缺损（如神经营养性角膜病）、急性化学损伤和 Stevens-Johnson 综合征。我们认为，在急性期或与眼表重建时，该设备可能有助于防止睑球粘连的形成。我们偶尔在高风险的角膜移植手术时，使用该设备以促进眼表恢复。

对这个患者的长期治疗计划是什么?

值得注意的是,此病例表明羊膜移植的效果是短暂的,它需要与其他疗法结合使用以稳定眼表情况。如果患者能够获得并且耐受这些药物,长期治疗将包括外用类固醇和全身性应用四环素;考虑到青光眼和白内障发展的风险,只要睑缘炎和眼表疾病得到控制,外用类固醇就可以在延长的时间内减量。其他干预措施包括非保存人工泪液,局部应用环孢素(或他克莫司)作为类固醇保守替代药物,以及睑缘局部应用甲硝唑凝胶[25,26]。鉴于不规则散光,视觉康复可能需要使用硬性透气性隐形眼镜,并且一旦眼表稳定一段时间后,需要进行白内障摘除术。巩膜镜可作为治疗剂,也可用于视觉康复治疗。

(刘康成 译)

参考文献

1. Kwok SK, Ho PC, Leung SF, Gandhi S, Lee VW, Lam DS, et al. An analysis of the incidence and risk factors of developing severe keratopathy in eyes after megavoltage external beam irradiation. Ophthalmology. 1998;105(11):2051–5.
2. Macfaul PA, Bedford MA. Ocular complications after therapeutic irradiation. Br J Ophthalmol. 1970;54(4):237–47.
3. Fujishima H, Shimazaki J, Tsubota K. Temporary corneal stem cell dysfunction after radiation therapy. Br J Ophthalmol. 1996;80(10):911–4.
4. Jhanji V, Young AL, Mehta JS, Sharma N, Agarwal T, Vajpayee RB. Management of corneal perforation. Surv Ophthalmol. 2011;56(6):522–38.
5. Cavanaugh TB, Gottsch JD. Infectious keratitis and cyanoacrylate adhesive. Am J Ophthalmol. 1991;111(4):466–72.
6. Bonini S, Rama P, Olzi D, Lambiase A. Neurotrophic keratitis. Eye (Lond). 2003;17(8):989–95.
7. Cosar CB, Cohen EJ, Rapuano CJ, Maus M, Penne RP, Flanagan JC, et al. Tarsorrhaphy: clinical experience from a cornea practice. Cornea. 2001;20(8):787–91.
8. Soni NG, Jeng BH. Blood-derived topical therapy for ocular surface diseases. Br J Ophthalmol. 2016;100(1):22–7.
9. Sacchetti M, Lambiase A. Diagnosis and management of neurotrophic keratitis. Clin Ophthalmol. 2014;8:571–9.
10. Khokhar S, Natung T, Sony P, Sharma N, Agarwal N, Vajpayee RB. Amniotic membrane transplantation in refractory neurotrophic corneal ulcers: a randomized, controlled clinical trial. Cornea. 2005;24(6):654–60.
11. Kruse FE, Rohrschneider K, Volcker HE. Multilayer amniotic membrane transplantation for reconstruction of deep corneal ulcers. Ophthalmology. 1999;106(8):1504–10. discussion 1511
12. Nubile M, Dua HS, Lanzini M, Ciancaglini M, Calienno R, Said DG, et al. In vivo analysis of stromal integration of multilayer amniotic membrane transplantation in corneal ulcers. Am J Ophthalmol. 2011;151(5):809–22.
13. Seitz B, Resch MD, Schlotzer-Schrehardt U, Hofmann-Rummelt C, Sauer R, Kruse FE. Histopathology and ultrastructure of human corneas after amniotic membrane transplantation. Arch Ophthalmol. 2006;124(10):1487–90.
14. Resch MD, Schlotzer-Schrehardt U, Hofmann-Rummelt C, Sauer R, Kruse FE, Beckmann MW, et al. Integration patterns of cryopreserved amniotic membranes into the human cornea. Ophthalmology. 2006;113(11):1927–35.
15. Kim SW, Park S, Im CY, Seo KY, Kim EK. Prediction of mean corneal power change after pterygium excision. Cornea. 2014;33(2):148–53.
16. Katircioglu YA, Altiparmak U, Engur Goktas S, Cakir B, Singar E, Ornek F. Comparison of two techniques for the treatment of recurrent pterygium: amniotic membrane vs conjunctival autograft combined with Mitomycin C. Semin Ophthalmol. 2015;30(5-6):321–7.
17. Rao A, Sridhar U, Gupta AK. Amniotic membrane transplant with superficial keratectomy

in superficial corneal degenerations: efficacy in a rural population of north India. Indian J Ophthalmol. 2008;56(4):297–302.
18. Vieira AC, Mannis MJ. Ocular rosacea: common and commonly missed. J Am Acad Dermatol. 2013;69(6 Suppl 1):S36–41.
19. Sobolewska B, Doycheva D, Deuter C, Pfeffer I, Schaller M, Zierhut M. Treatment of ocular rosacea with once-daily low-dose doxycycline. Cornea. 2014;33(3):257–60.
20. Sobrin L, Liu Z, Monroy DC, Solomon A, Selzer MG, Lokeshwar BL, et al. Regulation of MMP-9 activity in human tear fluid and corneal epithelial culture supernatant. Invest Ophthalmol Vis Sci. 2000;41(7):1703–9.
21. Weinkle AP, Doktor V, Emer J. Update on the management of rosacea. Clin Cosmet Investig Dermatol. 2015;8:159–77.
22. Choi JA, Jin H-J, Jung S, Yang E, Choi J-S, Chung S-H, et al. Effects of amniotic membrane suspension in human corneal wound healing in vitro. Mol Vis. 2009;15:2230–8.
23. Bomfim Pereira MG, Pereira Gomes JA, Rizzo LV, Cristovam PC, Silveira LC. Cytokine dosage in fresh and preserved human amniotic membrane. Cornea. 2016;35(1):89–94.
24. Shimmura S, Shimazaki J, Ohashi Y, Tsubota K. Antiinflammatory effects of amniotic membrane transplantation in ocular surface disorders. Cornea. 2001;20(4):408–13.
25. Donnenfeld E, Pflugfelder SC. Topical ophthalmic cyclosporine: pharmacology and clinical uses. Surv Ophthalmol. 2009;54(3):321–38.
26. Barnhorst DAJ, Foster JA, Chern KC, Meisler DM. The efficacy of topical metronidazole in the treatment of ocular rosacea. Ophthalmology. 1996;103(11):1880–3.

第 19 章

角膜缘干细胞缺乏症的治疗

Elham Ghahari, Duaa Sharfi, Edward J. Holland, Ali R. Djalilian

病例 1:角膜接触镜引起的角膜缘干细胞缺乏症(LSCD)

患者,男,55岁,主诉角膜改变,右眼视力下降16个月。佩戴软性角膜接触镜36年。伴有畏光,异物感和对比度降低。既往药物史:双眼人工泪液每小时1次,右眼氟米龙每天1次,0.05%环孢霉素右眼每天4次和左眼每天2次。患者曾行右眼角膜表层切除术,但角膜逐渐混浊。

查体:右眼视力:20/50,左眼视力:20/20。裂隙灯检查:双眼明显睑板腺堵塞和睑缘毛细血管扩张。右眼角膜部分混浊从上角膜缘向中央角膜延伸。荧光素染色呈螺旋状(图19.1a,b)。双眼角膜下部点状染色伴有泪膜破裂。

诊断结果是什么?

角膜缘干细胞缺乏是角膜缘干细胞功能受损或功能不全导致角膜结膜化的状态。结膜上皮覆盖角膜,导致慢性炎症,复发/持续性上皮缺陷伴新生血管形成,进一步导致瘢痕形成和视力丧失。临床上,患者视力下降,伴有畏光或不适。框 19.1 列出了角膜缘干细胞缺乏最常见的病因。

在这个病例中,诊断为患者佩戴角膜接触镜引起的角膜缘干细胞缺乏症。在一个对 591 名软性角膜接触镜(SCL)配戴者的回顾性研究报道中提示,2.4%的患者有局灶性 LSCD[1]。只有28.6%的患者出现相关的症状。大多数人在体检中被发现的。这表明佩戴 SCL 引起的 LSCD 可能比已经报道的更普遍。所有佩戴 SCL 的佩戴者都应该注意这种潜在并发症,并且需要每年用

E. Ghahari, MD • D. Sharfi, MD • A.R. Djalilian, MD (✉)
Department of Ophthalmology and Visual Sciences, Illinois Eye and Ear Infirmary, University of Illinois at Chicago, Chicago, IL 60607, USA
e-mail: adjalili@uic.edu

E.J. Holland, MD
Cincinnati Eye Institute, University of Cincinnati, Cincinnati, OH 45220, USA

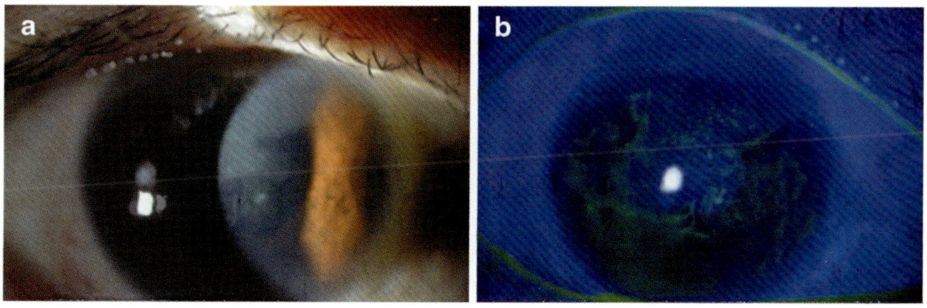

图 19.1　角膜接触镜引起的角膜缘干细胞缺乏症。不透明的上皮片从上角膜缘延伸到视轴(a)，荧光素染色呈螺旋图案(b)[3]。

框 19.1　角膜缘干细胞缺乏症的病因

先天性

无虹膜症(PAX6 相关)

外胚层发育不良

炎症

Stevens-Johnson 综合征/TEN

黏膜类天疱疮

特发性/春季角膜结膜炎

上角膜缘角膜结膜炎

严重的角膜缘炎症

外伤/毒理

化学/热损伤

角膜缘手术，丝裂霉素 C

佩戴角膜接触镜

长期局部用药

裂隙灯检查上角膜缘。

什么病因导致角膜接触镜配戴者出现 LSCD?

在 SCL 佩戴者身上常常出现 LSCD 的病例报道(使用硬性透气性角膜接触镜时很少见)。出现这种情况的病因有很多，可能是对角膜缘的机械摩擦，以及角膜接触镜消毒液中的防腐剂的毒性，还可能是缺氧[2]。这也常常出现一系列干眼症状，包括睑板腺相关疾病。

角膜接触镜佩戴者的 LSCD 特征是什么?

上角膜缘可能会受到 SCL 更多的机械摩擦，也是受损最常见的部位。诊断的结果包括螺旋状上皮病变、角膜结膜化和病变上皮的荧光素染色。该病最早的体征是上角膜点状着色。有些患者可能患有其他疾病。这些患者是干细胞衰竭的高风险患者。

角膜接触镜佩戴者的 LSCD 选择什么药物?

最重要的是要求患者完全停止角膜接触镜的佩戴(不包括间断佩戴)。如果伴有睑板腺疾病,则使用不含防腐剂的人工泪液,而且与强力霉素一起使用,同时保持睑缘清洁。如果保守治疗 2 个月后,只有轻微/无改善,则开始抗炎治疗,特别是局部使用皮质激素(滴剂最好,不含防腐剂)。在大多数情况下,类固醇能明显改善症状,只要症状有好转,则继续这种治疗。类固醇逐渐减少后,转为局部使用环孢素。与抗炎疗法一起使用的包括 0.01%维生素 A 软膏和 20%自体血清[3]。

要求患者停止使用角膜接触镜(已经停用)并频繁使用无防腐剂的人工泪液,氟米龙改为1%甲基泼尼松龙(不含防腐剂)局部用药,每天4次。对于睑板腺疾病,则用强力霉素100mg,每日2次,并保持睑缘清洁。2个月后,结膜化上皮密度有所降低;但其仍然在视轴之内。由于眼内压(IOP)升高,类固醇改为0.5%氯替泼诺。0.01%维生素A每小时1次局部用药以及20%自体血清每2小时1次。2个月后,角膜的症状略有改善,但患者仍有症状。

顽固性角膜接触镜诱发的 LSCD 有哪些治疗选择?

在考虑任何手术之前,要最大限度地保护眼表和泪膜的健康。这个病例也是如此。接下来是机械性清除结膜化上皮。但是,这可能会复发,特别是在有效控制炎症并保护泪膜的健康之前,如果太快清除,或者是疾病范围太广时。另一种更好的治疗方法是,在病变区将浅表角膜切除术与球结膜环状切开术相结合,然后使用纤维蛋白胶确保羊膜覆盖在角膜缘和脱上皮角膜。

另一种非常规治疗方法是巩膜透镜,尤其是直径较大的巩膜透镜可以超过角膜缘。巩膜透镜可以保护角膜缘免受眨眼时眼睑的刮伤,同时稳定泪膜。特别是对于浅表角膜切除术后复发性的患者。

反复行浅表角膜切除术以去除表层病变上皮。在裂隙灯下使用Weck-Cel海绵来完成(在角膜上生长的结膜上皮非常松散地黏附并且可以通过用海绵轻轻刮除,而角膜上皮可以保持完整)。随访患者,当出现复发性结膜生长后,再次行浅表角膜切除术(Dua所述的连续性浅表角膜上皮切除术即SSCE)。患者病情有明显的改善。但是到3个月时,结膜化上皮复发并影响视轴。

推荐患者双眼配巩膜透镜。

对于晚期角膜接触镜引发的 LSCD 进行角膜缘移植有什么选择?

当患者视力受到影响时,角膜缘干细胞移植被认为是最后的选择。不能从佩戴角膜接触镜患者的非病变眼取角膜缘干细胞。因为尽管非病变眼看起来正常,但仍有角膜缘干细胞受损,而且采集自体移植物可诱发 LSCD。但是,在患眼同侧有一些剩余的健康角膜缘可考虑作为一种角膜缘自体移植物(例如,从下角膜缘到上角膜缘)。尽管还没有在佩戴角膜接触镜相关病例中尝试过这种方法,但在其他医源性 LSCD(如多种浅层角膜缘手术、丝裂霉素 C)的治疗中有应用。

同种异体角膜缘移植可用于双侧视力明显受损的患者。当有合适的供体时,优先选择是活的移植物。通常 4 个小时足以恢复健康的角膜上皮。如果没有合适的捐献者,则可以进行标准的角膜基质同种异体移植。正如本章后面所阐述的,同种异体移植手术的成功与否高度依赖于是否正确使用系统免疫抑制剂。

这位患者配置了双眼巩膜透镜,双眼视力达到了20/20。上皮没有明显变化,仍存在延伸到视轴中的结膜化角膜(右眼矫正视力为20/50)。建议患者接受角膜上皮切除术、球结膜环状切开术以及从角膜下缘移植至上方的同侧角膜缘干细胞移植(CLAU或SLET)。但是,患者认为视力良好,没有接受建议。

佩戴角膜接触镜引起的 LSCD 患者能重新佩戴角膜接触镜吗?

由于佩戴角膜接触镜引起的 LSCD 患者再次佩戴角膜接触镜可能导致该病复发,所以患者不能佩戴角膜接触镜。但是,硬性角膜接触镜(RGP)可能是一种选择。考虑到这些患者经常伴有干眼症,巩膜透镜也是一个很好的选择。如上所述,如果角膜接触镜足够大,可以超过角膜缘,则可能具有治疗作用。如果不喜欢佩戴支架眼镜的患者可以考虑屈光手术,如 LASIK 和浅层剥除术(特别是角膜有任何基质混浊),已成功用于治疗 LSCD 患者。

总之,与佩戴角膜接触镜有关的 LSCD 可能会出现不同的症状。早期可能无症状。这些症状可发生在佩戴后 1~30 年。因此,佩戴角膜接触镜的患者,必须每年随访,并进行常规裂隙灯检查。尽早发现并停止佩戴对于治疗非常重要。其他治疗措施旨在使用抗炎治疗和稳定泪膜来恢复健康的角膜缘。巩膜片有治疗效果,手术选择认为是最后的治疗方法。

病例 2:无症状的角膜缘干细胞缺乏症

患者,女,37岁,双眼出现进行性视力下降,有先天性无虹膜病史。患者无法使用角膜接触镜。虽然能改善视力,但常使角膜擦伤或溃疡。19岁时,曾行双侧白内障摘除术。除了人工泪液外,患者没有使用任何其他药物。多个家庭成员都无虹膜病史。

查体:双眼最佳矫正视力为20/300。眼内压:右眼31mmHg,左眼18mmHg。右眼裂隙灯检查:所有象限中存在明显的从角膜缘延伸到视轴的不透明/灰色混浊。没有Vogt栏,有新生血管形成和外周浅表的Salzmann样结节(图19.2a)。左眼虽然有几处透明上皮,但有相似的症状。混浊部位上皮荧光素染色呈螺旋图案。眼底检查有明显的中心凹发育不全。

为什么这个患者出现视力受损?

无虹膜症是一种双侧眼内疾病。其表现为角膜、前房角、虹膜、晶状体、视神经、黄斑和视网

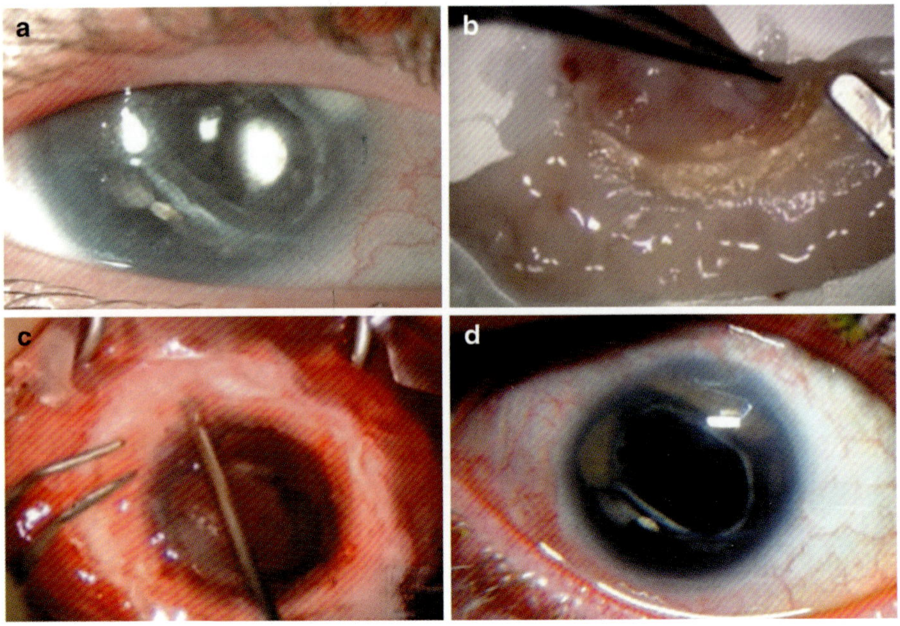

图 19.2 同种异体角膜缘移植物用于无虹膜的患者(本章中的患者)。手术前,角膜表现出明显混浊的上皮延伸到视轴,并伴有 Salzmann 结节的改变(在照片中不容易看到)(a)。在手术中,用氰基丙烯酸酯胶固定后的 180°的角膜缘干细胞移植物(来自尸体)(b)。使用纤维蛋白胶将 3 片 180°移植物固定至患者的眼睛(c)。术后 2.5 年的患者手术眼(右眼)显示正常角膜上皮(d)。

膜异常。所有先天性无虹膜患者均有中心凹发育不全,导致不同程度的眼球震颤和视力下降。但是这些不会导致视力逐渐丧失。无虹膜患者进行性视力下降的最常见病因是白内障、LSCD和青光眼。大多数患者视力为 20/100~200/20。在这个病例中,进展性视力下降的主要原因是 LSCD。这是因为不透明的结膜上皮延伸到了视轴。

什么是无虹膜角膜病?

无虹膜角膜病(AK)的一种表现是 LSCD,可在约一半的 10 岁以下的无虹膜病患者中观察到,但在成人无虹膜病患者中几乎达到 100%。AK/LSCD 是由以下因素造成的:发育异常和角膜缘干细胞逐渐丧失,随后角膜结膜化。AK 症状多变及不对称。10 岁时,出现角膜病的症状,伴有周边角膜浅层混浊(如结膜上皮)。多年来,病情缓慢进展并影响中央角膜。LSCD 发展的高峰年龄为 30~40 岁,但有些人可能会提早或推迟。在临床上,怀疑长期使用滴眼液,如青光眼药物,可能导致无虹膜上皮疾病进展更快。

Holland 等把 AK 到 LSCD 的进展分 5 个不同的阶段[4]。新生血管可在疾病发展的任何时候形成,所以并不是疾病严重程度或预后的敏感指标。

- Ⅰ期:特征是周边角膜上皮异常。荧光素着染增加(晚期染色)。
- Ⅱ期:上皮向角膜中心延伸。
- Ⅲ期:中央角膜上皮异常,周边浅层新生血管形成。

- Ⅳ期:全角膜异常,上皮纤维化。
- Ⅴ期:基质深层永久性瘢痕。

疾病的分期对于了解疾病的进展和干预的时间非常重要。从第Ⅳ期开始,基质出现瘢痕并且逐渐变为永久性。如果患者出现基质瘢痕,那么他们可能不能单独进行角膜缘干细胞移植,还需要额外的治疗来恢复角膜透明度。

PAX6 突变或者缺失如何影响疾病?

约 2/3 的无虹膜症是遗传的,其余的则是散发病例。绝大多数无虹膜症是由于 PAX6 基因发生杂合突变(在出生时,应进行基因缺失筛查,如果存在,则需要在生命的前 5 年筛查 Wilms 瘤)。PAX6 基因可以调控基因和蛋白质,这些基因和蛋白质对调节眼睛发育过程及正常组织稳态至关重要。以前的研究并未发现突变(或缺失)与疾病的发展密切相关,这是因为大多数突变只会导致功能丧失。这其中有剂量效应的缘故, 例如只有一个 PAX6 基因功能性复制会导致 PAX6 蛋白水平下降,引起角膜缘发育和功能异常。

值得注意的是,无虹膜角膜病可能表现为没有其他症状的无虹膜病变,虹膜受损很小。这些患者的 PAX6 经常发生突变,一旦发现可以进行咨询[5]。之前,这种情况曾被称为常染色体显性角膜炎等病名。但认可度更高的名称是 PAX6 相关性角膜病[5]。

AK 的治疗措施是什么?

轻度 AK(I 期)的治疗主要包括无防腐剂的润滑滴眼液。在中度角膜病变(Ⅱ期)中,可以采用改善上皮的治疗,包括外用类固醇、自体血清滴剂和羊膜移植。这些措施中的大多数是为了改善眼表的健康状况并使存活的角膜缘干细胞更好的生存和增殖。然而,这只是暂时的,并不是一个长期的解决方案。另一种有助于改善视觉功能的措施是 RGP/巩膜透镜,它有助于纠正角膜的屈光不正。

在更晚期的病变(Ⅲ期或更晚)中,推荐角膜缘干细胞移植。由于在移植物中不可避免地会复发 LSCD,穿透性角膜移植术是禁忌的。另一种选择是人工角膜。最好不要等到第五阶段,因为那样还需要行角膜成形术。

如何决定哪种手术最适合晚期无虹膜症的 LSCD?

有几个问题需要考虑:首先,患者是否患有全身性免疫抑制疾病。出现 LSCD 时,大多数无虹膜症患者往往年轻健康,因此可以用免疫抑制剂。老年患者(60 岁以上)或糖尿病等系统性并发症患者可能不适合应用免疫抑制治疗。这类患者最好使用人工角膜移植。在适合应用免疫抑制剂的患者中,同种异体角膜缘移植是首选。以前,对这些患者使用尸体角膜(KLAL)。然而,近年来认为,自体角膜缘干细胞移植(lr-CLAL)是第一选择。因为排斥风险较低,尸体组织仅在没有亲属时才使用。

另一个必须考虑的问题是眼睛是否曾经进行过移植手术。无虹膜患者过去曾经接受过穿透性角膜移植手术并不罕见,因LSCD复发和(或)排斥而失败。在这些情况下,由于眼睛已经被免疫激活,未来排斥的风险更高,因此优选使用人工角膜,即波士顿I型。

另一个问题是青光眼的严重程度。由于眼内压(IOP)无法准确测量,所以需要密切监测晚期青光眼患者的眼内压,才能找到一个很好的角膜供体。

最后一个需要考虑的问题是角膜基质和内皮的状况。当结膜不伴有深层基质瘢痕和纤维化时,作为非穿透手术的角膜缘移植绝对是最合适的选择,因为它避免了更多侵入性治疗的需要。在基质瘢痕形成的情况下,角膜缘移植加前板层角膜移植优于人工角膜(Kpro)。但是,如果内皮可以代偿的情况下,特别是管道可以分流,直接使用Kpro可能更适合,因为角膜移植术后内皮衰竭的可能性很高。

这个患者有很少的基质瘢痕,因此角膜缘移植是首选。她有明显的无虹膜家族史,所以没有合适的捐献者,因此建议使用KLAL。患者被转诊给她的初级保健医师,在那里她接受了适合的检查来排除任何恶性肿瘤。实验室评估包括CBC、综合代谢检查(包括肾脏和肝功能)、乙肝和丙肝筛查、肺结核和HIV。

KLAL手术技巧是什么?

首先,眼库中的KLAL组织很重要。其需要来自50岁以下、5天以内的供体,并且具有至少3mm的结膜。用7.5~8mm的环钻留下至少1.5mm的外周角膜。在移植之前,需要将组织变薄。首选在角膜缘环上做一次切割,然后使用几滴医用级氰基丙烯酸胶将移植物固定在平坦表面上(上皮面向上)。一旦组织固定后,从结膜侧开始进行层状分离(使用新月形刀)(图19.2b)。最后部分是用Vannas剪刀进行。所得到的组织可以仅用纤维蛋白胶固定至受体角膜缘(在球结膜环状切开术和浅表角膜切除术后)。由于组织薄,没有必要创建一个"床"及其他步骤。Holland医生采用相似的手法,只不过他使用3片180°移植物在前角膜上用间断的10-0尼龙缝合线固定,而移植物的后部用纤维蛋白胶固定在巩膜上。

这位患者接受了一个合适的KLAL,涉及3片组织。用纤维蛋白胶固定(图19.2b,c)。使用滴眼剂(latano-prost,溴莫尼定)的同时,使用了1%醋酸泼尼松龙每天3次,以及加替沙星和环孢素治疗。手术当天,开始接受系统性免疫抑制剂治疗:泼尼松龙(1mg/kg)、霉酚酸(1000mg,每天2次)和他克莫司(4mg,每天2次)。考虑到患者的病情,没有全身使用抗菌药物预防。患者视力有改善,并且在1个月内角膜和移植物都很透明,无术后炎症和出血。

目前,KLAL患者的免疫抑制治疗方案是什么?

最常用的方案是辛辛那提(EJH)提出的方案。系统性免疫抑制的管理最好与器官移植团队合作完成。因为他们熟悉药物和监测。辛辛那提方案总结在图19.3中,包括。

1. 类固醇:口服泼尼松2~3个月减量。
2. T细胞抑制剂:环孢霉素或他克莫司2年。

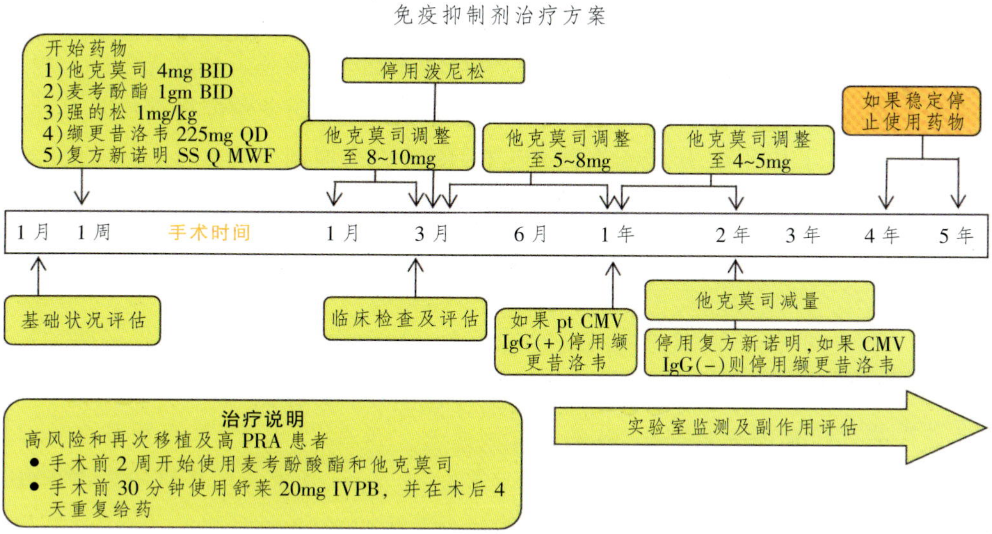

图 19.3　在同种异体角膜缘移植后的辛辛那提系统性免疫抑制方案[4]。

3. 抗增殖/抗代谢药：硫唑嘌呤、吗替麦考酚酯或雷帕霉素 3~5 年(或更长时间)。

4. 根据患者情况预防感染。

虽然全身治疗的剂量和持续时间是个体化的，但对于大多数患者至少 3 年。大多数情况下，可以在非炎症性疾病(如无虹膜)的患者中减量，而在患有炎症性疾病(如 Stevens-Johnson 综合征)的患者中，通常必须长期使用来最大限度地提高移植物的存活率。

一般来说，角膜缘移植患者发生机会性感染的风险非常低。然而，为了进一步降低风险，可以分别采用缬更昔洛韦和磺胺甲恶唑/甲氧苄氨嘧啶预防性治疗 CMV 和卡氏肺囊虫。

KLAL 后进行什么局部治疗?

除了频繁地应用无防腐剂的润滑眼药以外，局部疗法还包括皮质类固醇和环孢素(或他克莫司)的联合应用。第 1 年首选外用类固醇，如 0.05%醋酸氟泼尼酯，1 天 4 次或 1%醋酸泼尼松龙滴眼液，每天 4~6 次来减轻炎症。密切监测眼内压(IOP)，如果升高，则使用局部药物来降低压力。第 1 年后，如果仍有 IOP 问题，可以使用氯替泼诺或氟米龙。重要的一点是外用类固醇激素必须长期使用。外用环孢菌素(优选 0.05%)也需长期使用。但是，头 1~2 年并不是必须的，在停用全身治疗后最有效(可在局部使用他克莫司代替)。

另一种辅助局部治疗是自体血清。角膜缘移植术后无虹膜患者通常不需要这种治疗，因为其眼表的其余部分相对健康。但是，对于患有严重干眼症，如 SJS 或严重化学伤的患者来说，这是有益的。

系统性免疫抑制剂有哪些风险?

这类患者对免疫抑制剂的风险存在误解。通过对患者选择合适的治疗和监测，风险相当低。主要是因为接受角膜缘移植的患者年轻且相对健康。通常情况下，高龄(65岁以上)患者或有并发症，如糖尿病，则被认为是不太适宜使用免疫抑制剂。这类患者最好先考虑角膜植入术。来自美国辛辛那提的Holland及其同事的研究确认了该人群使用免疫抑制剂的安全性[6]。他们报道了136名患者，平均年龄为43.6岁(9~80岁)接受免疫抑制平均为42.1个月(3.6~128个月)。2例患者(1.5%)有3种严重不良反应发生：其中有心肌梗死和肺栓塞，但这两种并发症都不常见，而且与免疫抑制不相关。19例患者(14.0%)有21种轻微不良反应(高血压、血糖升高、肝酶变化等)，所有这些都可对症治疗。他们得出结论："通过适当的长期监测，不可逆毒性的风险是最小的。"由此可见，不良反应的风险远远低于同种异体角膜缘移植带来的明显视觉增益和生活质量的改善。

患者每月进行相关实验室检查，对病情密切监测。在前3个月中，他克莫司剂量维持在8~10mg，然后是5~8mg。4个月内泼尼松逐渐减量。但是，手术后，患者持续出现高眼内压(IOP)，特别是在右眼(OD：34mmHg，OS：28mmHg)。双眼加上噻吗洛尔-多佐胺联合治疗，泼尼松龙滴眼液改为氯替泼诺。1个月后，双眼眼内压为22mmHg。在第一次术后1年，左眼进行KLAL，此时患者已口服泼尼松3个月。左眼采用纤维蛋白胶固定一个360°的移植物。

在左眼术后两年，移植物保持透明，但左眼仍然有眼内压的问题，一直维持在30mmHg左右。给患者新增口服醋甲唑胺，但出现过敏性皮疹后，停药。患者拒绝接受分流管。因此，对其左眼进行了360°睫状体光凝术。该患者口服类固醇3周，并频繁的局部应用类固醇来减轻炎症。

在接受角膜缘移植手术的无虹膜患者中，并发青光眼的最佳治疗是什么？

由于角膜的解剖和发育异常，无虹膜患者发生青光眼的可能性很高。在以往的经验中，患者如果在角膜缘移植术前需要降低眼内压，那么，在角膜缘移植后，需要进行青光眼手术的可能性非常高，因为这与局部使用类固醇关。因此，推荐患者在角膜缘移植前(即使眼内压控制降低)进行青光眼手术。首选的外科手术是远离角膜沟中安放分流管。但是这位患者选择进行睫状体破坏性手术治疗。作者并不赞成将这种方法作为首选治疗，因为它可能引起了炎症并会导致无虹膜纤维化综合征。如果患者首次就诊，则会建议在进行角膜缘移植之前，在沟内进行分流管分流。在进行眼表手术之前进行青光眼手术是有利的，因为不仅可以避免了对移植物的干扰，而且还降低了使用滴眼剂的风险。

在睫状体光凝术后6个月的随访中，发现患者有多于1个的结膜充血点和许多的移植物充血点(图19.4a)。于是将1天4次的氯替泼诺改为泼尼松龙，并增加了包括霉酚酸酯在内的免疫抑

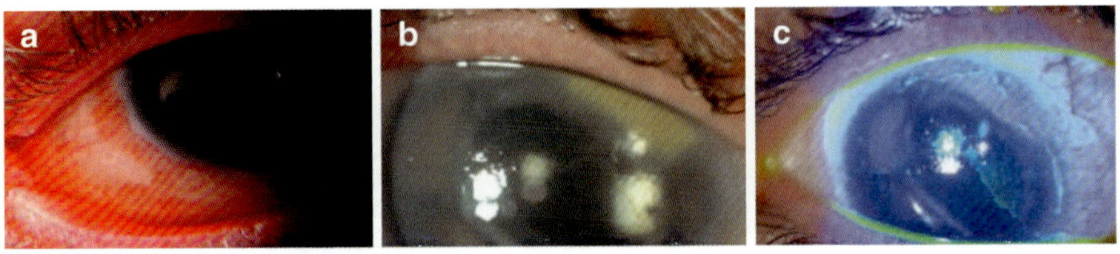

图19.4 KLAL术后排斥反应的临床表现。移植物充血，没有表皮排斥线(a)。重度排斥反应与表皮排斥线(b,c)。

制剂的剂量。1个月后，结膜充血减轻。

在右眼手术后2.5年，视力恢复至患者之前的最佳视力，右眼：20/200；左眼：20/100（图19.2d）。6个月内逐渐减少口服他克莫司的剂量。右眼术后4.5年，即左眼术后3.5年，患者使用了1.5年的麦考酚酸酯。

1年后（初次手术后5.5年），患者的类固醇滴剂用完，但并没有立即补充。1个月内，患者右眼有严重的疼痛并伴视力下降。在给患者进行检查时发现表皮排斥线（图19.4b，c）。于是诊断为严重的排斥反应。并开始局部使用类固醇以及重新开始口服霉酚酸酯（患者拒绝口服类固醇）。患者右眼出现移植物结构破坏及上部角膜缘干细胞缺乏。

哪些因素会增加角膜缘同种异体移植排斥的风险？

免疫排斥是角膜缘同种异体移植术后最常见的并发症。据报道，尽管应用全身性免疫抑制治疗，但仍可在 20%~30%的眼移植手术中发生[7]。组织来源、潜在疾病、患者年龄和免疫抑制水平是影响排斥风险的主要因素。与非炎症性疾病如无虹膜症相比，患有 Stevens-Johnson 综合征等炎症性疾病的患者发生排斥反应的风险明显增高。既往移植失败（如角膜移植术）或既往角膜缘移植失败的病史增加了排斥风险，这是因为眼睛的免疫系统已被致敏。患者的年龄较小也是高风险因素。不服从或系统免疫抑制不足可能会增加排斥反应。显然，与 lr-CLAL 相比，KLAL 的排斥风险更高。

在 KLAL 术后患者出现排斥反应的症状及如何治疗？

角膜缘同种异体移植排斥反应可以是急性的或慢性的。大多数急性排斥反应发生在第一年内，但据报道，也可发生在手术后 8 年。急性干细胞排斥的体征和症状可以在轻度和严重之间变化。最常见的体征和症状包括以下几点。

- 严重（不适）
  - 移植物水肿和急性充血。
  - 表皮排斥线。
  - 结膜下出血。
- 轻度（无症状）
  - 轻度角膜缘移植物排斥。
  - +/–表皮排斥线。

轻度排斥反应很容易被忽视，因为患者通常无症状。轻度急性排斥反应是通过增加局部类固醇和全身性免疫抑制剂来治疗的。严重的排斥反应通过大量激素类固醇（每小时 1 次）治疗。口服类固醇和增加全身免疫抑制剂。还可以考虑类固醇的结膜下注射。

慢性排斥反应不太明显，主要表现为慢性结膜/移植物充血。最好通过增加全身性免疫抑制剂来治疗。

患者右眼再次进行了KLAL。患者左眼视力良好。因为需要回访，所以进行更多全身免疫抑制治疗，患者拒绝任何干预治疗，特别是恢复全身的免疫抑制。右眼术后6年，右侧眼内压一直维持在30mmHg左右。因此右眼也进行了360°睫状体光凝术。患者长期使用低剂量的霉酚酸酯。左眼眼内压(IOP)仍然有问题，需要多次降压才能控制在最低限度(低于20mmHg)。第一次手术后8年，患者左眼移植物稳定(无LSCD复发)，最佳矫正视力(BCVA)为20/100。但是右眼因上部角膜缘干细胞缺陷导致最佳矫正视力为20/400。

角膜缘移植(供体干细胞)能存活多长时间?

既往，通过 DNA 的研究发现，供体组织的存活期至少可达 3.5 年[8]。最近，在一系列晚期急性移植物排斥反应的患者中，发现供体细胞存活至少在 8 年以上的的间接证据[9]。同样，此患者在 5.5 年后出现急性移植排斥。相反，有些研究第一年后未能发现供体细胞，这些研究认为，供体细胞不能长期存活并且只是帮助恢复宿主干细胞"回归"的环境。尽管当环境得到改善时，宿主细胞可以恢复，但在大多数完全 LSCD 的患者中，如无虹膜症患者，没有太多的宿主干细胞会"回归"，因此移植的供体干细胞仍然是再生上皮的主要来源。这意味着免疫抑制治疗对于帮助保持供体细胞避免排斥是必要的。在一些无虹膜症的患者中，临床上观察到，供体移植存活超过 15 年。这与炎症性疾病，如 SJS 形成对比(如病例 3 所示)。因为眼表情况更加糟糕，5 年后，可能需要再次的角膜缘移植。

治疗无虹膜角膜病的最新方法是什么?

通常，需要避免眼表暴露于具有潜在毒性的滴眼剂，推荐使用无防腐剂(或非 BAK)的滴眼剂。在疾病早期(第二期，侵犯视轴但没有基质瘢痕)时，改善视力的暂时性治疗可以局部使用类固醇(FML，氯替泼诺)，同时观察 IOP，选择性使用自体血清。在进行角膜缘移植之前，这可以帮助患者改善眼表状态。同样，使用 RGP/巩膜镜可在疾病早期显著改善患者的视功能。

在需要角膜缘移植的患者中，首先，在睫状沟中放置分流管，并且坚持使用两种或更多种滴眼液，直到眼内压稳定才停药，并进行角膜缘移植。在供体方面，更推荐 lr-CLAL 而不是 KLAL。以往的经验，对于无虹膜患者来说，需要两个移植片(供体 2 点钟方位的)(图 19.5)。当没有合适的供体时，则使用 KLAL。通常在手术结束时或手术后的第 1 天放置一个大的绷带镜片(如 Kontur)，并保持几周，直到上皮愈合。术后继续按照辛辛那提方案进行全身治疗，并使用与其他类固醇相比更有效且毒性更低的二氟泼尼酯进行局部滴眼。对于年龄较小的无症状患者(50 岁以下)，使用他克莫司达治疗 2 年，然后继续使用低剂量霉酚酸酯，一般使用 5 年(或更长)。总而言之，无虹膜症患者角膜缘移植成功的最重要因素仍然是正确使用系统性免疫抑制治疗。

病例 3：Stevens-Johnson 综合征的角膜缘干细胞缺乏症

患者，女，31岁，6岁时，患有Stevens-Johnson综合征(SJS)，左眼视力进行性下降。在SJS诊断

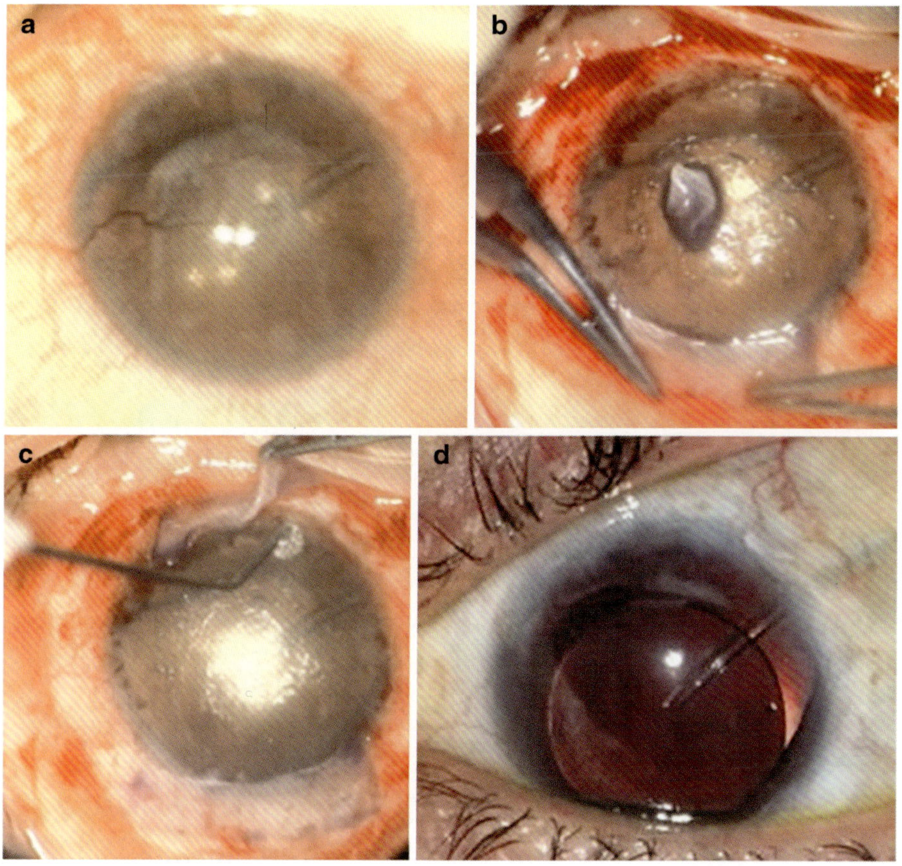

图 19.5 无虹膜患者进行结膜角膜缘移植后的眼表情况(与本病例描述的患者不同)。(a)术前照片显示,角膜缘干细胞缺乏症(患者之前曾因为需要两种不同的滴眼液来控制眼内压,所以 Ahmad Aref 医生建议患者进行导管分流术)。从患者的姐姐移植得到两片角膜缘移植物(在两点钟方位),并使用纤维蛋白胶固定到下部(b)和上部(c)角膜缘。术后 6 个月显示健康的角膜上皮(d)。

后1年内接受了右眼角膜移植手术。虽然角膜移植手术失败,但患者仍能使用左眼视物。在过去几年里,患者的视力逐渐下降。

特别是在近几个月内,下降更明显。患者眼部病史包括多次倒睫整形手术。患者过去的病史包括癫痫小发作,曾行颈椎椎板切除术治疗小脑扁桃体下疝。患者目前服用艾司西酞普兰、氯硝西泮、环苯扎林、奥美拉唑和避孕药。左眼使用人工泪液和抗生素。曾服用过环孢素,但因不适而停药。

患者右眼视力为光感,左眼为20/300。左眼睑缘不规则(左下睑缘已被完全切除),穹隆下缘缩短,上部睑球粘连。

右眼裂隙灯检查显示,弥漫性角膜混浊和血管形成。眼前段无法观察。左眼结膜未受炎症影响,可能有LSCD并伴有近中央上皮下纤维化及血管形成(图19.6a)。下部上皮似乎是更多为角膜型上皮。右眼眼内压为12mmHg,左眼眼内压为13mmHg。

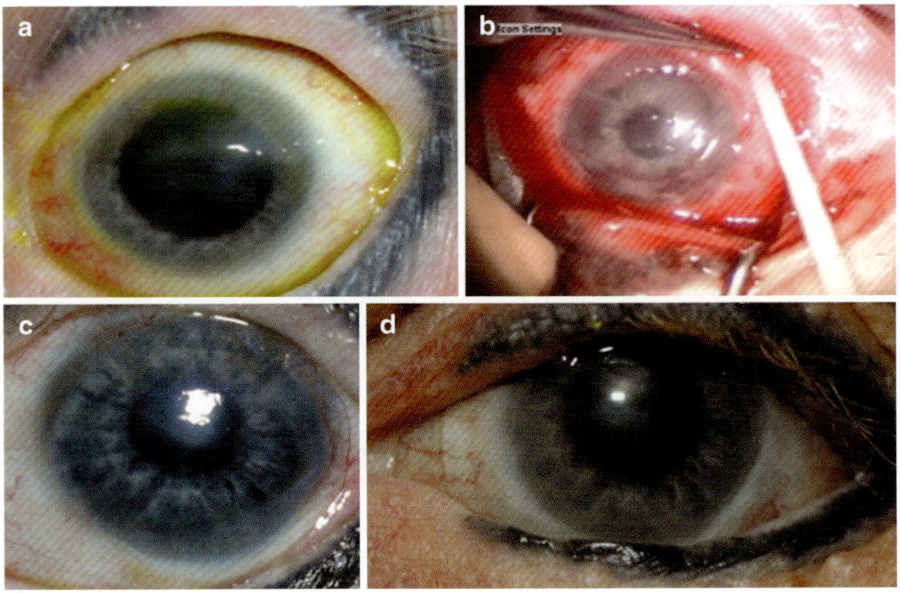

图 19.6 本病例的 SJS 患者的角膜缘移植。术前照片显示，上部角膜缘干细胞缺乏(a)。(b)显示使用纤维蛋白胶固定 360°角膜缘移植物的术中照片。术后 3 个月(c)和 3 年(d)。

慢性 Stevens-Johnson 综合征(SJS)的眼部症状是什么？

急性 SJS 中的主要表现在眼表。据报道，在 SJS 病例中，有 50%~90%的患者表现为急性眼部受累(急性 SJS 的表现和治疗将在另一章中讨论)。高达 50%的急性 SJS 患者将继续发展成为慢性 SJS，包括进行性睑球粘连、睑缘角化、倒睫、睑内翻、睑板腺萎缩、干眼综合征和角膜缘干细胞缺乏[10,11]。

能否控制慢性 SJS 的眼表进展？

有几种方面可以减缓慢性 SJS 的进展。

控制炎症：慢性 SJS 中出现的进行性眼表面纤维化的发展在许多方面与其他瘢痕性疾病类似，如黏膜类天疱疮。患者存在持续性活动性炎症，尤其是急性发作后的几个月至数年。这类患者可能会受益于免疫抑制治疗。皮质类固醇局部和全身使用都是有效的，但长期大剂量不能持续使用。除了低剂量局部用类固醇外，也会从口服类固醇过程开始并同时开始一种类固醇激发剂进行全身治疗。治疗方法包括环孢菌素、硫唑嘌呤、环磷酰胺、甲氨蝶呤、霉酚酸酯和英利昔单抗。首选的起始剂量为口服霉酚酸酯 1000mg，1 天 2 次，但对于更严重的病情，推荐每月静脉注射环磷酰胺(或每日口服)。使用环磷酰胺需要密切监测风湿病学或血液/肿瘤学指标[12]。

预防睫毛损伤眼表：睫毛错乱或者倒睫可以机械磨损角膜上皮，导致角膜上皮缺损、感染和基质融化/瘢痕。最好的治疗是用软绷带角膜接触镜保护眼睛表面。由于眼表防护受损，在所有长期使用绷带镜的 SJS 患者中应用抗生素预防。永久的眼睑手术提供了更好的治疗,但最好在炎症得到控制后进行。

控制眼睑边缘角化:在 SJS 急性期,睑缘溃疡破坏黏膜和皮肤交界以及睑板腺,并导致角化上皮过度生长至睑板结膜。这几乎存在于所有慢性的 SJS 患者中。眨眼过程中角化的内眼睑的反复摩擦导致角膜擦伤,这是疼痛和畏光的主要原因。由此产生的上皮病变也会导致持续性上皮缺陷、感染、基质融化和穿孔,同时导致 LSCD 和角膜结膜化。因此,早期干预睑缘角化对于稳定眼表并防止终末期失明是至关重要的。

治疗 SJS 的睑缘角化,对于较轻的病例可以外用 0.01%维生素 A 软膏,而更严重的可能需要黏膜移植。另一种预防 SJS 睑缘角化引起的角膜损伤是长期使用软绷带透镜或大直径硬性透气性隐形眼镜,如 PROSE。巩膜镜可显著改善慢性 SJS 的视觉敏感度和舒适度,并减少角膜上皮细胞病变。在使用镜片之前,可能需要进行穹隆重建。

这个病例的患者左眼上部LSCD。该患者的泪液功能尚可。所以推荐该患者进行左眼重建。没有发现活动性炎症的迹象,因为该患者患SJS有25年。治疗方案是减少睑球粘连,使巩膜镜能够安放,以及评判是否可以单独使用羊膜来解决LSCD。虽然这个病例没有用到,但另一种辅助治疗是自体血清滴剂。

慢性 SJS 重建眼表的手术方案是什么?

在开始 SJS 患者的眼表重建之前,首先确保炎症已控制。尽量避免在急性发作后的头一二年做手术,而是用全身性药物控制眼部炎症。

重建首先解决眼睑和结膜疾病。单用羊膜仅适用于局限性睑球粘连而不适用于没有广泛的结膜缺陷。在严重的 SJS 病例中,需要黏膜移植物。从口腔或鼻腔黏膜得到黏膜移植物移植到眼睑表面是 SJS 中最有效的手术之一,并且可解决睑内翻、睑球粘连/睑缘粘连、睑缘角化和结膜缺陷等问题。丝裂霉素 C 适用于严重瘢痕的穹隆术。围术期使用口服类固醇来减轻炎症(图 19.7)。

接下来需要治疗角膜缘干细胞疾病。在 SJS 中,活体角膜缘组织在为结膜和角膜缘提供上具有巨大优势。因此,当从相关供体采集角膜缘移植物时,会带上一个大的结膜瓣。当存在完全 LSCD 时,通常使用 lr-CLAL 和 KLAL 组织来覆盖整个角膜缘区域[13]。在角膜缘移植过程中,不刮擦受体角膜中央的上皮/血管翳,以避免造成持续性上皮缺损(这有利于供体细胞逐渐替代宿主细胞)。同样,由于 SJS 患者的基质常常很薄,因此不进行任何分离来清除角膜上的瘢痕。使排斥风险降低的系统性免疫抑制治疗是必要的。

具有广泛角化的患者通常眼表重建的效果不佳,应该考虑用其他治疗,如Ⅱ型人工角膜或 OOKP。尽管如此,选择黏膜移植,可以恢复眼表[14]。

由于患者的睑球粘连很少,没有广泛的结膜缺陷,因此对其行结膜周围松解术,广泛切除 Tenon以减轻睑球粘连。在穹隆处使用丝裂霉素C;角膜表层切除术去除结膜化的角膜上皮,并用羊膜覆盖,结膜缺损处使用纤维蛋白胶。口服泼尼松治疗,在1个月内逐渐减量。术后,使用绷

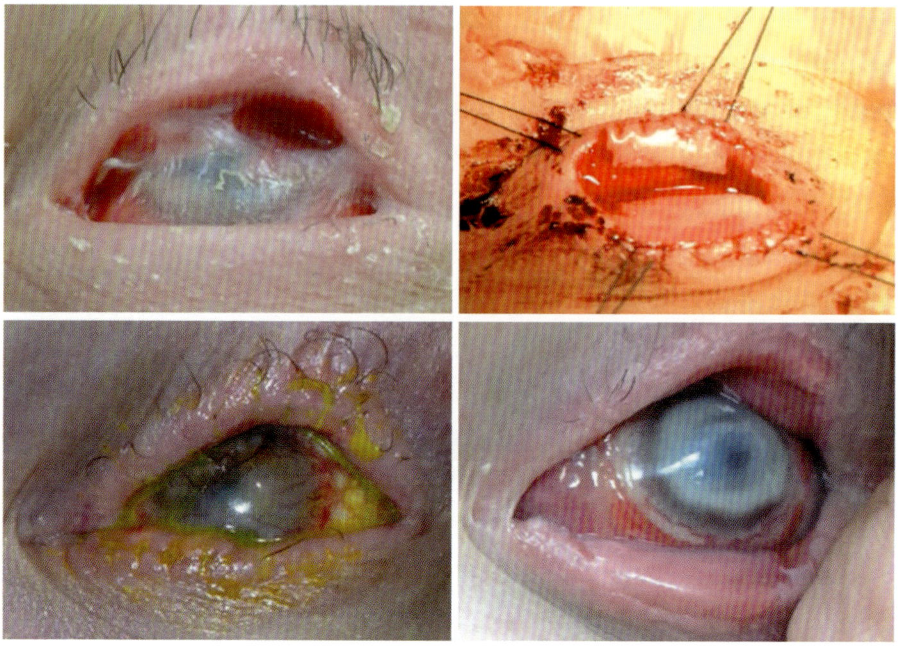

图 19.7 患有严重角化和睑缘粘连的 SJS 患者(不是本病例描述的患者)接受口腔黏膜移植到上、下睑和球结膜表面以及 KLAL。在随访中,患者表现出黏膜表型(Charles Bouchard 医生提供)。

带镜片数周,直至眼表足够稳定,可以接受巩膜镜治疗。

在手术后的几个月里,她注意到自己的视力有所改善。然而,裂隙灯检查显示上象限结膜和新生血管逐渐复发。为了提供新的角膜缘干细胞来源,她进行了KLAL手术(一个360°移植物)和全身免疫抑制(图19.6b)。三个月后,她的左眼视力为20/60, 角膜上皮健康,结膜注射量极低(图19.6c)。

如上所述,lr-CLAL本来是一个更好的选择。然而,由于当时没有合适的捐献者,患者接受了KLAL。

患者维持局部使用类固醇和全身使用他克莫司和霉酚酸酯。该患者出现了许多副作用,包括偏头痛、胃痛和全身酸痛,特别是在手臂和小腿部位,这归因于他克莫司。有人认为,患者可能有癫痫发作,患者自行停用他克莫司。几周内,患者出现急性排斥反应,给予口服和局部类固醇治疗。新增的雷帕霉素作为他克莫司的替代物。

虽然这名患者年轻健康,但该患者曾癫痫发作以及全身使用其他的用药,标准的免疫抑制治疗并不是能很好的耐受。虽然如此,该患者仍服用较低剂量的药物和局部使用更有效的类固醇药物。

在接下来的几年中,患者使用巩膜透镜,视力维持在在20/50至20/60范围内(图19.6d)。由于眼内压升高所以增加了降低眼内压的药水。该患者的角膜上皮是角膜和结膜混合表型。由于慢性类固醇的作用,患者出现后囊膜下白内障,导致视力下降至2米处方能辨别手指数目。患者左眼接受白内障超声乳化术和晶状体植入术,术后视力提高到20/70。

2年后,患者的LSCD继续进展,发展成复发性上皮缺陷。视力下降为指数视力。计划从患者的儿子那里接受活体的结膜角膜缘同种异体移植物。对供体进行乙肝和丙肝、艾滋病毒、HTLV-1和梅毒的筛查。由于患者的疾病发展更严重,供体组织被放置在颞侧和鼻侧,偏中心位置。术后,患者视力提高到20/100(配巩膜晶状体后为20/50),健康的角膜上皮覆盖角膜的大部分(下方还有结膜下型上皮)。患者继续服用麦考酚酯1000mg,每日2次以及雷帕霉素每日2mg。

这位患者的视力可以通过角膜移植术进一步改善。但是因为角膜成形术可能使角膜更容易出现伤口愈合问题,所以选择保留其自身的角膜组织。

正如本病例,慢性 SJS 的治疗可能具有挑战性。该患者没有广泛的角化或瘢痕,其主要问题是 LSCD。这使该患者成为眼表重建的理想人选。尽管如此,这些患者每隔几年需要接受一次角膜缘移植手术。由于 SJS 患者眼表的防御机制受到损害,这类患者更容易发生传染性并发症。因此,一般而言,对于 SJS 患者,不推荐人工角膜,除非使用的组织移植无法维持其视力功能。

病例 4:简易的角膜缘上皮移植术

患者,男,43岁,左眼单侧酸性化学烧伤史。10年前,曾行LASIK手术。在受伤时,患者的严重程度被评定为4级并伴有全角膜和结膜上皮缺损。患者的LASIK瓣坏死并切除。治疗采用频繁的局部使用类固醇激素(最初每1~2小时1次,几周后逐渐减量),口服强力霉素、维生素C以及局部点降低眼内压的药物。患者治疗效果明显。因为持续上皮缺损需要5个月才能痊愈,所以对患者行眼睑缝合术。

在患者受伤7个月后,考虑为患者进行角膜缘自体移植。患者当时的用药包括自体血清和外用类固醇以减轻炎症。患眼视力为20/600,IOP为18mmHg。检查结果显示全角膜缘干细胞缺乏伴浅表新生血管以及前基质混浊(图19.8a)。

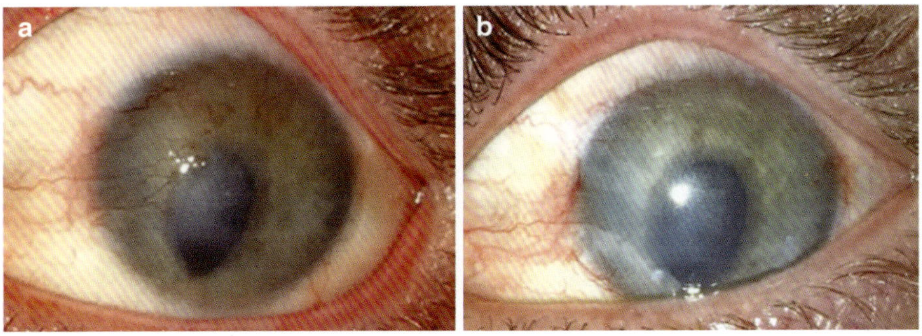

图 19.8 术前显示全角膜缘干细胞缺乏(a)。术后 12 周(b)出现显示健康的角膜型上皮。随着时间的推移,角膜缘的碎片变得越来越不明显。

患有化学伤的患者进行角膜缘移植的最佳时期是什么时候?

最重要的问题是等眼表稳定,更适合接受新的角膜缘移植物,特别是急性损伤引起的炎症消退时,再进行手术。通常情况下,这需要 6 个月。但最好等 1 年(或更长)。在化学伤后几个月持续发生炎症的患者中,继续局部使用类固醇(假设没有持续性上皮缺损并眼内压得到控制),并且加入全身性药物,如霉酚酸酯。可以考虑使用其他改善眼表的措施,包括泪点闭塞和血清制品。

单侧化学伤导致的 LSCD 选择什么手术?

首先是确保只有一侧有化学伤,另一只眼睛是完全健康的。这可以通过要求患者回忆另一只眼睛是否受伤并仔细检查是否存在角膜缘损伤。最有效的手术是结膜-角膜缘自体移植(CLAU)。这包括从健康供体眼的下方和上方角膜缘别采集两个位于两点钟的移植物并移植到受体眼睛的相同位置。只能使用纤维蛋白胶固定组织。该手术已在全球内进行了数百次,术后角膜缘干细胞缺乏的风险几乎为零。只有 1 例出现角膜缘干细胞缺乏症的报道,还是由于供体眼患有角膜接触镜磨损的亚临床疾病。另外两种选择是简易的角膜缘上皮移植(SLET)和培养的角膜缘上皮移植(CLET),下面会进一步描述。

什么是 SLET,比 CLET 有什么优势?

SLET 是从一个健康的角膜缘收集非常小的组织(一点钟方位),并分成很小的部分,粘在羊膜并覆盖在病变角膜上。角膜缘供体通常是对侧眼,但如果同侧眼剩下足够的健康角膜缘也可以。这与 CLET 非常相似,CLET 是在实验室里使用羊膜基质培养及增生类似大小的角膜缘组织,然后在数周后将培养的上皮片移植给患者。SLET 的主要优点是避免了 CLET 培养细胞所需的主要成本和技术资源。SLET 只涉及一个程序,而 CLET 需要两个程序。根据 LV Prasad 研究组发布的中期结果,SLET 的结果与 CLET 的结果非常相似[15]。

如何决定 CLAU 还是 SLET?

这个问题不容易回答,因为这两个方法之间无法直接比较。但是,如果患者广泛结膜缺损,那么 CLAU 可能是首选。因为 CLAU 移植物包括大片结膜瓣,这个结膜瓣可以用于重建结膜。如果角膜变薄或有瘢痕形成,患者在将来需要角膜移植术的可能性很高,那么更推荐 CLAU。因为 SLET 术后角膜移植可能会导致在供眼上出现许多角膜缘组织碎片。对于有广泛血管翳的患者,裂隙灯无法评估角膜基质深度和瘢痕程度,OCT 前段可以帮助进行评估。

患者接受了SLET手术,首先患眼进行了360°球结膜环状切开术,并去除了血管翳。接着,从另一只眼一点钟方位取角膜缘组织并分成7块(4块相对较大的块和3块小块),并用纤维蛋白胶

固定到对侧。在手术结束时,将20mm Kontur镜放入眼内。

术后,一个较大和两个较小的移植物在前几周脱落,但其余的碎片仍然黏附。绷带镜保持6周(比真正需要的时间更长)。

SLET 手术成功的关键是什么?

大多数外科医生对此手术的经验有限,Drs. Swanwan、Basu 和 Amescua 是这一手术的先驱和专家。以下是他们的一些成功的经验:

• 术前,可以使用 OCT 评估角膜厚度。特别是因为在 SLET 之后基质瘢痕常常显着减少,所以不应层状分离来去除基质瘢痕。

• 在手术前使用 1~2 滴 0.2%溴莫尼定有助于尽量减少术中供体和受体眼内出血。

• 控制出血,然后在将羊膜黏合到角膜和巩膜,需要减少羊膜下出血的可能性。冻干或脱水的羊膜通常不推荐,因为具有较低的黏附率。

• 当采集角膜缘组织时,可以使用周围的结膜来帮助分离(避免抓住或挤压角膜缘组织)。修剪结膜,大的结膜瓣可以黏贴覆盖在供体部位的结膜缺损部位。

• 角膜缘组织理想的位置是 1 点~1 点半方位,大小为 3~4mm。应切成 8~10 片,其中 6~8 片放置在外周,2~3 片放在离中心 3~4mm 处。

• 在每片上滴一小滴纤维蛋白胶,不要太多以致使碎片漂浮。

• 绷带镜是关键,较大镜片是首选,因为不容易脱落。还可以进行眼睑缝合术。绷带镜放置至少 2 周,然后取出并评估上皮的状态。如果没有完全恢复,重新放置绷带镜。

手术后3天(图19.8b)和6个月,患者全角膜显示角膜型上皮,因为残余基质混浊,视力为20/60。

急性化学伤治疗有什么新策略?

对急性化学伤的治疗进行了总结[16]。越严重的损伤其预后越不佳。作为移植物或无需缝线的羊膜现在通常在化学伤后使用,其促进了轻度损伤的愈合。然而,对于严重的病例,羊膜的使用似乎不会改善病程,许多患者仍然存在上皮缺损导致基质溶解或最终穿孔。目前还没有可以改变这种情况的具体治疗方法。一种用于严重化学伤的新治疗是 allo-SLET(使用同种异体移植的 SLET)。虽然移植的组织会随着时间的推移而被排斥,但其可以促进上皮再生并有助于稳定眼表,预防更严重的并发症,如溶解和穿孔。Dua 提出的另一种类似的治疗方法是在急性阶段使用来自另一个眼睛的结膜移植物(不包括任何角膜缘)覆盖在角膜上。这样可以提供活细胞,因为,在最严重的化学伤后,没有活细胞。最近,在实验模型中观察到,间充质干细胞是另一种可行的治疗。

(杨启晨 译)

参考文献

1. Martin R. Corneal conjunctivalisation in long-standing contact lens wearers. Clin Exp Optom. 2007;90(1):26–30.
2. Rossen J, Amram A, Milani B, Park D, Harthan J, Joslin C, McMahon T, Djalilian A. Contact lens-induced limbal stem cell deficiency. Ocul Surf. 2016;14(4):419–34.
3. Kim BY, Riaz KM, Bakhtiari P, Chan CC, Welder JD, Holland EJ, Basti S, Djalilian AR. Medically reversible limbal stem cell disease: clinical features and management strategies. Ophthalmology. 2014;121(10):2053–8.
4. Mayer KL, Nordlund ML, Schwartz GS, Holland EJ. Keratopathy in congenital aniridia. Ocul Surf. 2003;1(2):74–9.
5. Skeens HM, Brooks BP, Holland EJ. Congenital aniridia variant: minimally abnormal irides with severe limbal stem cell deficiency. Ophthalmology. 2011;118(7):1260–4.
6. Holland EJ, Mogilishetty G, Skeens HM, Hair DB, Neff KD, Biber JM, Chan CC. Systemic immunosuppression in ocular surface stem cell transplantation: results of a 10-year experience. Cornea. 2012;31(6):655–61.
7. Ang AY, Chan CC, Biber JM, Holland EJ. Ocular surface stem cell transplantation rejection: incidence, characteristics, and outcomes. Cornea. 2013;32(3):229–36.
8. Djalilian AR, Mahesh SP, Koch CA, Nussenblatt RB, Shen D, Zhuang Z, Holland EJ, Chan CC. Survival of donor epithelial cells after limbal stem cell transplantation. Invest Ophthalmol Vis Sci. 2005;46(3):803–7.
9. Eslani M, Haq Z, Movahedan A, Moss A, Baradaran-Rafii A, Mogilishetty G, Holland EJ, Djalilian AR. Late acute rejection after allograft limbal stem cell transplantation: evidence for long-term donor survival. Cornea. 2016;36(1):26–31.
10. Kohanim S, Palioura S, Saeed HN, et al. Stevens-Johnson syndrome/toxic epidermal necrolysis—a comprehensive review and guide to therapy. I. Systemic disease. Ocul Surf. 2016;14(1):2–19.
11. Kohanim S, Palioura S, Saeed HN, et al. Acute and chronic ophthalmic involvement in Stevens-Johnson syndrome/toxic epidermal necrolysis—a comprehensive review and guide to therapy. II. Ophthalmic disease. Ocul Surf. 2016;14(2):168–88.
12. De Rojas MV, Dart JK, Saw VP. The natural history of Stevens Johnson syndrome: patterns of chronic ocular disease and the role of systemic immunosuppressive therapy. Br J Ophthalmol. 2007;91(8):1048–53.
13. Biber JM, Skeens HM, Neff KD, Holland EJ. The cincinnati procedure: technique and outcomes of combined living-related conjunctival limbal allografts and keratolimbal allografts in severe ocular surface failure. Cornea. 2011;30(7):765–71.
14. Nordlund ML, Holland EJ, Kersten RC. Ocular surface reconstruction in a patient with complete ankyloblepharon resulting from Stevens-Johnson syndrome. Arch Ophthalmol. 2004;122(6):934–5.
15. Basu S, Sureka SP, Shanbhag SS, Kethiri AR, Singh V, Sangwan VS. Simple limbal epithelial transplantation: long-term clinical outcomes in 125 cases of unilateral chronic ocular surface burns. Ophthalmology. 2016;123(5):1000–10.
16. Baradaran-Rafii A, Eslani M, Haq Z, Shirzadeh E, Huvard MJ, Djalilian AR. Current and upcoming therapies for ocular surface chemical injuries. Ocul Surf. 2016;15(1):48–64. pii: S1542-0124(16)30172-0.

第 20 章

翼状胬肉的手术治疗

Mehran Zarei-Ghanavati，Hamed Ghassemi

病例 1：原发性翼状胬肉

患者S.H.H，男，45岁，在过去的3年中，右眼的视力逐渐下降，并出现刺激症状。患者鼻侧角膜上有一个红色的三角形样的异物生长。患者是农民，每年数月直接接触阳光。既往体健，并没有使用其他全身用药。

患者屈光度检查结果。

OD：+2.50−4.00×170　　CDVA：20/50

OS：+0.50−0.50×090　　CDVA：20/20

在裂隙灯检查中，右眼睑板腺功能障碍（MGD），角膜上有4mm肉质纤维血管组织（图20.1）。其余检查无特殊。

可以治疗方案推荐？

由于视力下降和散光，建议在治疗 MGD 至少 3 个月后再进行手术。存在 MGD 的患者，即使对眼表进行最小的外科手术，也会导致难治的并发症。所以建议在进行任何类型的眼表手术之前治疗患者的 MGD。无论是蒸发型还是缺水型干眼症，都会在翼状胬肉的患者中出现。

翼状胬肉切除首选术式是什么？

对于原发性翼状胬肉手术可以在局部+结膜下麻醉，对疼痛敏感的患者可能进行球周麻醉。为了更好地暴露手术部位，通常在 6 点和 12 点钟位置使用角膜缘或巩膜外缝线牵引。标记

M. Zarei-Ghanavati, MD (✉) • H. Ghassemi, MD
Farabi Eye Hospital, Tehran University, Tehran, Iran
e-mail: Mehran_zarei@yahoo.com

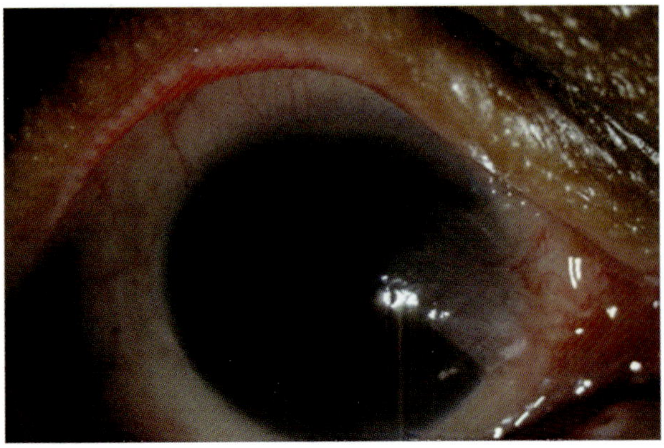

图 20.1 靠近视轴的原发性翼状胬肉。

翼状胬肉的上、下及鼻侧边界。在用含肾上腺素的利多卡因浸入翼状胬肉后,用剪刀沿着鼻侧延伸至上下边界,切除翼状胬肉。

有另一种简洁的用于切除翼状胬肉和角膜之间粘连的手术操作。角膜是一种多层组织,翼状胬肉的纤维血管组织附着于不同深度的角膜(周边较深,心区域较浅)。如果从角膜撕除整个翼状胬肉,必须将中心位置的完整角膜片与周围深部纤维血管组织同时清除,这可能导致中央角膜变薄,并在 180°水平轴上产生压扁效应和不规则散光。"多次断裂"手术需要尽可能多的抓住浅表纤维血管组织,并通过撕囊样运动来分离纤维血管组织的一个平面。必须将这种纤维血管一层层的断开,直到所有纤维组织从角膜分离。然后,将不规则的基质用旋转锉弄平。

结膜边界需要切除多少纤维血管组织?

通常认为,结膜切除边界处的活化成纤维细胞在翼状胬肉复发中发挥重要作用。因此,应该切除所有纤维血管组织, 并在结膜边缘扩大切除至少 1~2mm。这样可以使所有切口边缘有 1~2mm 透明的结膜组织。

如何及何时使用抗纤维药物?

抗代谢药物,如丝裂霉素 C,可以抑制激活的成纤维细胞,这些细胞可能导致翼状胬肉的复发。使用抗纤维剂的方案有多种。许多外科医生喜欢在术中使用。将含有 0.02%丝裂霉素 C 的浸泡海绵放于靠近游离结膜边缘的结膜下区域 1~2 分钟。注意不要在巩膜上直接使用丝裂霉素 C,因为它可以阻止术后巩膜外组织的重塑,增加了变薄和穿孔的风险,尤其是使用了烧灼器。在原发性翼状胬肉中,通常仅在使用羊膜的情况下使用丝裂霉素 C。使用自体结膜移植的情况下,丝裂霉素 C 通常不是必需的(除非年轻患者有 Tenon 炎症,这种情况存在复发的风险较高)。

缝合或者覆盖缺失部位的方法是什么?

在切除翼状胬肉后缺失的部位应该被覆盖。简单的缝合、结膜移植物、结膜瓣和羊膜都可以使用[1]。简单的缝合只能用于缺损部位小的小翼状胬肉,以及正确的从 Tenon 囊中解剖和分离的结膜,因为牵引力可以切断缝线并导致术后缺损部位裂开。结膜移植是翼状胬肉手术处理缺损的金标准。其复发率低,并且外观良好。应该注意不要把 Tenon 包含在移植物中。也可以使用结膜瓣,其复发率与结膜移植相当。结膜瓣的美容效果可能不如自体移植。羊膜移植是不能使用结膜自体移植的另一种选择[2]。如果结膜缺损非常大,建议在手术结束时进行临时内侧缝合。同时可以进行下泪点灼烧。

值得推荐的是使用纤维蛋白胶来固定移植物(自体移植物或羊膜)。与缝合相比,它减少手术时间,提高术后患者的舒适度,减少术后炎症。从理论上讲,纤维蛋白胶复发率可能低于缝合,因为其减轻了炎症。

翼状胬肉术后患者需要什么治疗?

翼状胬肉切除后要注意减少炎症并促进再上皮化。手术结束时,在结膜下使用类固醇和术后早期频繁的局部类固醇点眼对降低炎症至关重要。类固醇通常在小剂量下使用 3~4 个月。更推荐在术后 1 个月使用倍他米松或醋酸泼尼松龙等强效的类固醇药物,然后换成氟米龙等低效药。通常会使用绷带镜来帮助促进上皮修复。佩戴绷带镜同时使用抗生素。为了促进角膜上皮化,可以使用不含防腐剂的人工泪液和夜间软膏(停止使用绷带镜后)。

向患者建议保持睑缘卫生以及湿热敷。全身使用阿奇霉素。3个月后,患者接受了翼状胬肉切除术,0.02%丝裂霉素C使用1.5分钟。术中用羊膜与纤维蛋白胶,并在结膜下注射长效类固醇。术后,患者维持了3个月的类固醇,然后逐渐减量。在12个月的随访中,患者的最佳矫正视力已提高至20/20,残余散光极少。

病例 2:复发性翼状胬肉

患者,男,34岁,4年前曾有过翼状胬肉手术史。手术使用丝裂霉素C和羊膜(AM)移植。BCVA为20/20,折射率为+2.0–6.0 ×175。患者主诉视力下降和眼红(图20.2)。

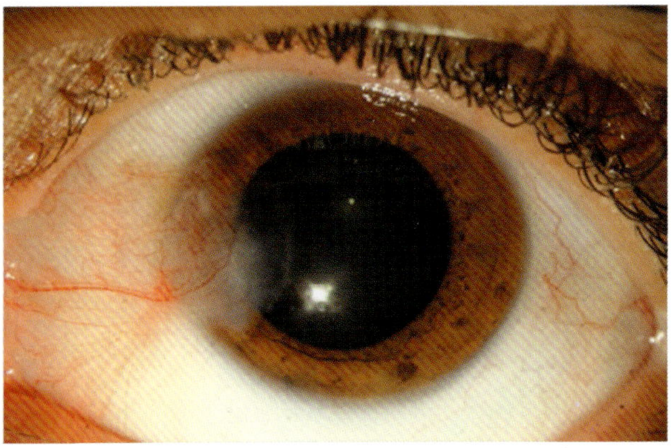

图 20.2 复发的翼状胬肉照片,体积大,水平位上扁平状,伴视力下降和不规则散光。

复发性翼状胬肉手术方案应该注意什么？

由于不清楚以前手术的细节，因此应该为最坏情况做好准备。可能会遇到复杂因素，如角膜变薄、内直肌纤维化、挛缩、结膜严重缺陷和睑球粘连。术前 OCT 有助于评估翼状胬肉下方残留的角膜厚度。

如何向患者解释预后？

患者应该明白手术比初次手术更具挑战性。复发的可能性更高，并且视力恢复可能不理想。特别是术后散光难以预测[3]。散光(规则和不规则)通常在手术后会减少，但更多的时候会有明显的残余散光。如果翼状胬肉涉及角膜的中心部分，则术后基质浑浊可能会持续影响视力。术后患者需要更密切的随访，可能需要持续数月局部使用药物，尤其是类固醇。这可能增加眼内压升高的风险。

首选什么麻醉方式？

选择复发的手术麻醉方式非常重要。局部或结膜下利多卡因通常不用于复发性翼状胬肉手术。建议使用强效镇静剂结膜下或球周注射。有时，还可以进行全身麻醉。

分离复发性翼状胬肉的关键步骤是什么？

牵引缝合角膜缘对手术视野暴露非常有帮助。切除翼状胬肉的起点可以是从角膜或角膜缘开始。尽管一些医生建议从角膜开始，特别是对于挛缩度更大的患者，可以节省更多的结膜，但通常更推荐在角膜缘附近找到结膜巩膜未融合的区域。这将有助于术者在正确的平面上进行分离。否则，有时很难找到正确的分离平面，并且可能无意中损伤与纤维血管组织融合的巩膜。

小心地去除纤维血管组织是防止复发最重要的步骤之一。纤维血管组织往往体积大，与脂肪组织融合后牵拉组织向后移动(通常不会切除眶周脂肪)。首先钩住内直肌，可以更安全地分离内直肌上的纤维组织。如果内直肌没有受到影响并且未检测到瘢痕组织，则不需要进行。在手术期间，很可能遇到出血。可以局部使用肾上腺素(或其他止血剂)。为了降低巩膜溶解的风险，最好减少电灼烧的使用。电灼、丝裂霉素的使用以及先前手术造成的损伤，这些会增加巩膜溶解这一并发症的风险。

丝裂霉素 C 如何应用于复发性翼状胬肉手术？

目前普遍认为，所有复发病例术中均应使用丝裂霉素 C[4,5]。通常必须使用更高的浓度(0.04%而不是 0.02%)和(或)更长的持续时间(4~5 分钟而不是 1~2 分钟)。丝裂霉素 C 不能直接应用于巩膜，而是将浸泡过的海绵置于结膜下来处理纤维血管组织。

对于缺损应选用什么方式治疗？

在复发病例中，结膜缺损的修补具有挑战性。较小的缺损最好覆盖一层去除瘢痕后的复发结膜作为自体移植物，这样可以降低复发率。然而，当结膜不足或无法获取自体移植物时，必须使用羊膜移植+翼状胬肉切除。一种选择是将 AM 与结膜移植物结合。在这种情况下，结膜片将附着在角膜缘附近，AM 用于覆盖移植物和剩余结膜边缘之间的间隙[6]。虽然一些研究表明，使用自体结膜移植可能会降低复发率[7,8]，但在供体部位会造成干细胞缺陷的风险更高。通常不会在术中结膜缺损处覆盖含有任何角膜缘组织的移植物。

该患者的手术是在全身麻醉下完成的。用6-0Vicryl牵引角膜缘，1%利多卡因与肾上腺素于结膜下注射。在翼状胬肉上缘附近的结膜处开始分离结膜，并延伸至下缘。钩住内直肌后，进行肌肉上纤维化组织的分离。没有使用电灼烧，3分钟0.04%丝裂霉素C用于结膜下缘。从颞上部位取结膜移植物并用纤维蛋白胶固定。术后，放置绷带镜并在结膜下注射长效倍他米松。

术后使用氯霉素滴剂1周，并使用倍他米松滴剂1个月。随后，使用氯替泼诺3个月并逐渐减量，同时监测眼内压。在15个月的随访中，患者矫正残余屈光度为1.5，BCVA为20/20。

病例 3：即将复发的翼状胬肉

患者，男，35岁，曾行翼状胬肉切除术并在巩膜上使用了丝裂霉素C。图20.1和图20.2分别显示手术后1个月。图20.3显示手术后6个月。

手术后1个月，眼表出现与丝裂霉素治疗相对应的无血管区域。手术后6个月，在翼状胬肉切除的下方有即将要复发的翼状胬肉。

翼状胬肉分级是什么及应该如何治疗？

根据翼状胬肉切除术后的表现将复发的翼状胬肉分为 4 个等级：1 级，结膜没有复发迹象；2 级，手术部位出现细小的异常巩膜血管；3 级，切除区域中有纤维血管组织伴随异常血管但不涉及角膜；4 级，纤维血管组织侵犯角膜（真正复发）。由于可能发展为真正的复发，3 级病变被认为是“即将发生的复发性翼状胬肉”[9]。

在这些情况下，首先是增加类固醇滴剂的频率，其次是在翼状胬肉切除后，将要复发的部位注射类固醇（如曲安西龙）。有一些研究证明了使用贝伐单抗可以治疗即将发生的复发[10,11]。Prabhasawat 等研究了 5-氟尿嘧啶和曲安西龙注射液对抑制翼状胬肉复发作用[12]。结果显示，5-氟尿嘧啶和曲安西龙注射减少了即将复发的翼状胬肉造成角膜受累机会。Dua 等表明，通过 5-氟尿嘧啶注射能有效地抑制复发（93%）[13]。这个疾病中两个主要因素是治疗早期（手术后 1 个月内）和多次注射。在翼状胬肉手术前 1 个月，而非术中使用丝裂霉素 C 注射。还没有关于术后丝裂霉素 C 注射可以预防复发的研究。

曲安奈龙注射可防止该患者纤维血管组织进一步向角膜发展。

病例 4:糟糕的美观

患者,男,47岁,曾行翼状胬肉手术约1年。手术为翼状胬肉切除并使用丝裂霉素C和羊膜移植。患者对术后药物和随访有良好的依从性,但对术后美观不满意。检查发现一个有不规则结膜包裹的发白无血管的区域,鼻部和下部发红(图20.3)。

美观对翼状胬肉手术有什么影响?

大多数患者选择接受翼状胬肉手术主要是为了改善他们的美观。医生应该考虑术后美观与复发。手术目标是让切除部位看起来就像另一侧结膜。手术后对美观的抱怨常见有结膜过白、大的红色结膜、结膜增生、瘢痕线和角膜瘢痕/变白。

为了得到良好的美观,翼状胬肉的手术关键是什么?

使用丝裂霉素 C,特别是在巩膜上或羊膜移植术中,结膜变白特别常见(图 20.4)。广泛的巩膜血管灼烧也可能是一个促成因素。结膜自体移植物(特别是有 Tenon 组织的薄移植物)可以得到最自然的外观。一个荟萃分析研究发现,与 AM 移植相比,自体结膜移植的结果更好[14]。

另一个抱怨是在切除部位周围有一层厚厚的红色结膜。这通常是因为留下了过多的 Tenon 组织。解剖和切除结膜下的所有 Tenon(尤其容易看见的下方和鼻侧),并留下薄结膜环是非常重要的。在鼻侧不应该将翼状胬肉切除得太靠近角膜缘,通常建议切除部位距角膜缘约 4mm。最后,缝线的使用可以诱发炎症,因此首选纤维蛋白胶。

由于眨眼的不断挤压,过多的结膜会造成皱褶,并引发炎症。这可能发生在结膜大面积移植或结膜重叠移植之后,或者来自结膜边缘的羊膜上皮化。特别是在先前存在结膜松弛症的患者中容易出现。医生有时会高估结膜缺损的大小,因为外展支架的过度牵引会扩大缺损尺寸。

最后,可能会出现肉眼可见的瘢痕线。这可以通过紧密结合结膜环和移植物来避免。正确

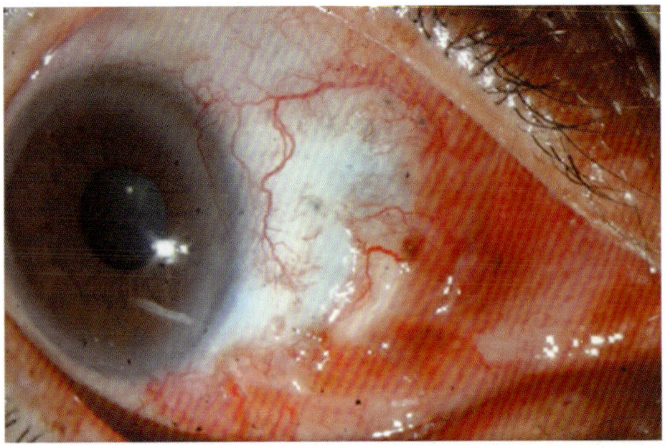

图 20.3 羊膜移植+翼状胬肉切除后 1 年。有一个相对无血管区域被充血的纤维血管组织包围,位于移植部位的下方。

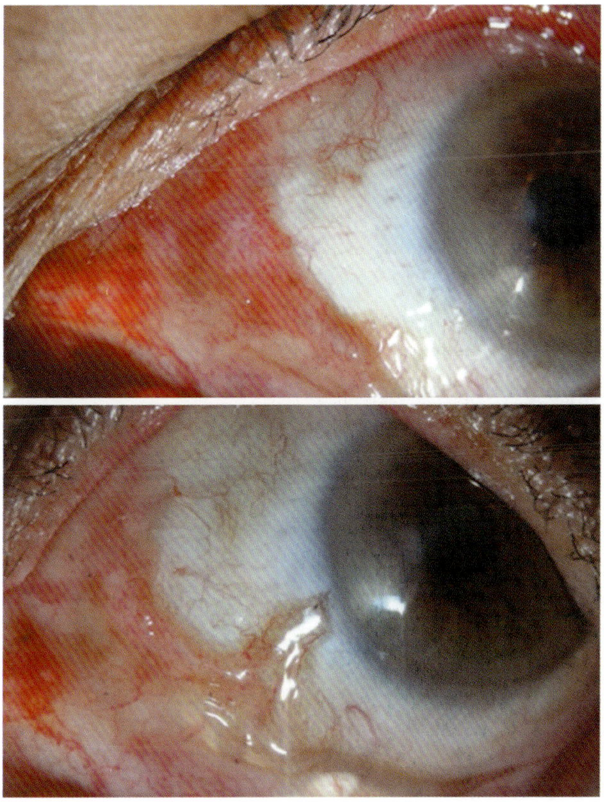

图 20.4 术后 1 个月出现与丝裂霉素治疗相对应的无血管区域（上图）。6 个月后表现出在切除部位下方复发的翼状胬肉（下图）。

地使用类固醇（局部/结膜下）同样可以减少炎症和瘢痕的形成。

手术后，可持续出现角膜浑浊和不透明，特别是在病史长的翼状胬肉患者之中。考虑到基质变薄和诱发散光的风险，最好避免尝试去除基质混浊。根据视力结果，角膜浑浊和瘢痕的治疗可以推迟至以后再手术。

对这位患者而言，可行的治疗是什么？

医生可以考虑一些治疗来处理患者对外观方面的不满。首先，手术部位的外观通常会随着时间而改善。因此，对于轻度患者，可以让其等待几个月。类固醇滴注或注射以及有时 5-FU 注射可用于抑制炎症、血管和瘢痕的形成。目前没有任何改善充血和变白的方法，除了仅为了美容而用结膜移植物或皮瓣，这种做法非常少见。但对于严重巩膜无血管和即将发生的巩膜溶解是有效的治疗方法。对于结膜增生和皱褶，尤其是那些随着眼睑运动而移动的结膜，类似于结膜松弛症，可能需要切除。

该患者不想再进一步进行任何手术，减少了在纤维血管区的类固醇的注射。

（杨启晨 译）

参考文献

1. Prabhasawat P, Barton K, Burkett G, Tseng SC. Comparison of conjunctival autografts, amniotic membrane grafts, and primary closure for pterygium excision. Ophthalmology. 1997;104(6):974–85.
2. Küçükerdönmez C, Akova YA, Altinörs DD. Comparison of conjunctival autograft with amniotic membrane transplantation for pterygium surgery: surgical and cosmetic outcome. Cornea. 2007;26(4):407–13.
3. Ti SE, Chee SP, Dear KB, Tan DT. Analysis of variation in success rates in conjunctival autografting for primary and recurrent pterygium. Br J Ophthalmol. 2000;84(4):385–9.
4. Shehadeh-Mashor R, Srinivasan S, Boimer C, Lee K, Tomkins O, Slomovic AR. Management of recurrent pterygium with intraoperative mitomycin C and conjunctival autograft with fibrin glue. Am J Ophthalmol. 2011;152(5):730–2.
5. Narsani AK, Nagdev PR, Memon MN. Outcome of recurrent pterygium with intraoperative 0.02% mitomycin C and free flap limbal conjunctival autograft. J Coll Physicians Surg Pak. 2013;23(3):199–202.
6. Barbosa JB, De Farias CC, Hirai FE, Pereira Gomes JÁ. Amniotic membrane transplantation with narrow-strip conjunctival autograft vs conjunctival autograft for recurrent pterygia. Eur J Ophthalmol. 2016;12:0.
7. Al Fayez MF. Limbal versus conjunctival autograft transplantation for advanced and recurrent pterygium. Ophthalmology. 2002;109(9):1752–5.
8. Mutlu FM, Sobaci G, Tatar T, Yildirim E. A comparative study of recurrent pterygium surgery: limbal conjunctival autograft transplantation versus mitomycin C with conjunctival flap. Ophthalmology. 1999;106(4):817–21.
9. Prabhasawat P1, Barton K, Burkett G, Tseng SC. Comparison of conjunctival autografts, amniotic membrane grafts, and primary closure for pterygium excision. Ophthalmology. 1997 Jun;104(6):974–85.
10. Lekhanont K, Patarakittam T, Thongphiew P, Suwan-apichon O, Hanutsaha P. Randomized controlled trial of subconjunctival bevacizumab injection in impending recurrent pterygium: a pilot study. Cornea. 2012;31(2):155–61.
11. Fallah MR, Khosravi K, Hashemian MN, Beheshtnezhad AH, Rajabi MT, Gohari M. Efficacy of topical bevacizumab for inhibiting growth of impending recurrent pterygium. Curr Eye Res. 2010;35(1):17–22.
12. Prabhasawat P, Tesavibul N, Leelapatranura K, Phonjan T. Efficacy of subconjunctival 5-fluorouracil and triamcinolone injection in impending recurrent pterygium. Ophthalmology. 2006;113(7):1102–9.
13. Pherwani A, Vakil V, Eatamadi H, Singh R, Dua HS. Postoperative subconjunctival 5-fluorouracil in the management of recurring pterygium. Br J Ophthalmol. 2007;91(3):398–9.
14. Li M, Zhu M, Yu Y, Gong L, Zhao N, Robitaille MJ. Comparison of conjunctival autograft transplantation and amniotic membrane transplantation for pterygium: a meta-analysis. Graefes Arch Clin Exp Ophthalmol. 2012;250(3):375–81.

第 21 章

急性 Stevens-Johnson 综合征的诊断与治疗

Jessica B. Ciralsky, Kimberly C. Sippel, Darren G. Gregory

病例 1

患者,男,5岁,发热6天,嘴唇和口腔黏膜有水疱,饮食受限。入院前一天,出现了结膜炎和手脚水泡疹。由于氧饱和度差和呼吸困难,给予患者插管处理。患者手和足部存在水泡,由于出现明显的共存黏膜受累而诊断为SJS。

在急性 SJS/TEN 中,何时以及如何进行眼部评估?

研究表明,急性 SJS/TEN(中毒性表皮坏死松解症)眼部受累的严重程度并不总是与皮肤受累和全身疾病的严重程度一致[16-18]。因此,无论皮肤受累的严重程度如何,对所有 SJS/TEN 病例的眼部评估都应该在入院时进行。初步的眼科检查的目的主要是评估角膜、结膜和睑缘上皮脱落的程度。局部麻醉后,应用无菌生理盐水冲洗眼睛眼睑以清除黏液。然后用荧光素染料条染色。用荧光笔或直接检眼镜上的钴蓝光可评估荧光素染色的程度。重要的是,翻转眼睑检查整个眼睑结膜(特别是覆盖睑板的部分)的染色。研究表明,SJS/TEN 瘢痕是长期视力受损的主要原因[19]。眼表的状况在急性期会迅速变化,所以应随访直到缺损部位愈合。

眼科检查显示,两只眼角膜均有8mm的上皮缺损,伴有轻度结膜充血。球结膜和睑结膜轻度染色。左右两只眼上下眼睑的睑缘有染色,在皮肤黏膜交界处出现皮肤变白(图21.1)。

J.B. Ciralsky, MD • K.C. Sippel, MD
Weill Cornell Medical College, New York, NY, USA

D.G. Gregory, MD (✉)
University of Colorado School of Medicine,
1675 Aurora Ct., Mailstop f.731, Aurora, CO 80238, USA
e-mail: darren.gregory@ucdenver.edu

住院第2天，在手术室麻醉后，进行相关检查。用镊子抓住眼睑边缘白化区域，轻轻牵引整个眼睑上皮，并将睑结膜剥离。然后，在左右两只眼的上下眼睑进行羊膜移植(AMT)，并在每只眼睛上放置15mm Prokera镜。

如何决定使用哪种类型的羊膜以及应该如何应用？

羊膜的使用取决于上皮脱落的程度和位置，如荧光素染色所发现(表 21.1)。小面积的结膜上皮脱落(最长<1cm)，如果没有继续延伸及多处融合，通常会愈合而没有明显的瘢痕。如果保留足够的正常黏膜，则缺损区域可以正常愈合。然而，如果染色区域面积太大，则脱落的区域往往会形成瘢痕组织而非正常愈合。

任何角膜上皮脱落都应该重视，因为它会增加角膜感染和溃疡的风险。此外，角膜缘区域

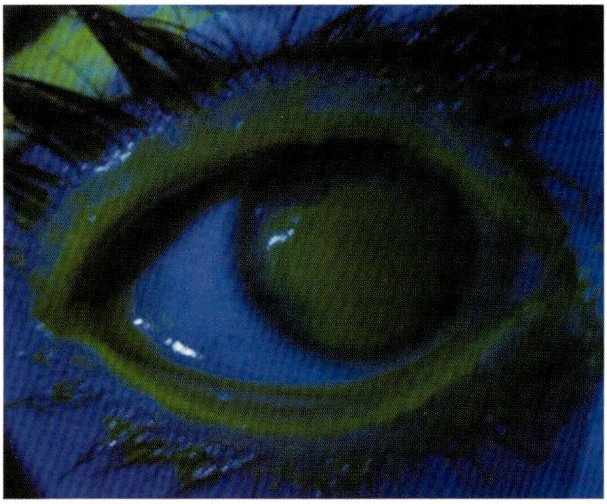

图 21.1　病例 1：荧光素染色显示球结膜未受损，但广泛的睑缘、睑板结膜和角膜上皮脱落。

表 21.1　急性 SJS/TEN 眼部受累严重程度分级与治疗建议

严重程度	症状及体征	治疗建议
轻度	结膜充血；角膜、结膜和眼睑没有染色	药物，随访
中度	- 小面积结膜染色(直径>1cm) - 小面积睑缘染色 - 角膜上皮没有缺损	药物，随访
重度	- 大面积睑缘染色(长度 1/3 以上) - 大面积弥漫性结膜染色(直径>1cm) - 角膜上皮缺损	对眼睑、睑结膜及眼表行 AMT。如果球结膜没有多个区域染色，可以在角膜上使用 Prokera 镜，但是仍然必须用 AMT 覆盖眼睑边缘和睑结膜
极重度	- 与重度相同，但涉及多个区域[睑缘，结膜(球结膜和睑结膜)和角膜多个区域严重受累]	与重度相同，但除了使用 Prokera 镜，可能需要将 AMT 缝合到眼表。在 AMT 治疗后 1 周，因为长期炎症可能需再次行 AMT

的急性炎症和上皮脱落可能导致角膜缘干细胞长期缺乏，无法维持正常的角膜上皮。

睑缘染色也很重要，因为它可能会导致睑板腺和睫毛囊受损。除了倒睫以外，在睑缘发生的严重炎症也可能会出现双行睫。即使睑缘染色局限，睑缘的白化也应该引起重视。如果死去的上皮尚未脱落，睑缘不会染色，但变白表明该区域出现明显的坏死和炎症。

冷冻保存的羊膜是一种可以用来治疗急性 SJS/TEN[1-4,6,7,9-13,15]。尽可能接近根部修剪所有睫毛，这样可以使膜与发炎的眼睑紧密接触。清除眼睑和结膜的坏死组织，然后将羊膜应用于眼睑和结膜。将一块 3.5cm^2 的羊膜（AmnioGraft，Bio-Tissue，Miami，FL）切成两半，分别治疗两只眼睑。使用 8-0 尼龙缝合线将膜固定到眼睑外 1~2mm 的睫毛皮肤。膜的基质表面与接受治疗的表面接触。然后使用肌肉拉钩，将羊膜片的其余部分从眼睑边缘塞到眼睑结膜上并进入穹隆。使用双头 6-0 聚丙烯缝合线将膜的这一部分固定在后睑皮肤上。羊膜两端都穿过膜、睑结膜和眼睑的全层，然后系在外部眼睑皮肤。通常每个眼睑需要两套独立的全层缝合线和支撑，并且所有 4 个眼睑都以这种方式进行。

然后到眼球表面。如果染色仅局限于球结膜的有限区域，则 Prokera 镜（Bio-Tissue，Miami，FL）可用于治疗。Prokera 是一个直径为 15mm 的球睑环，羊膜横跨环腔。该装置用法类似于绷带镜片（图 21.2）。然而，Prokera 的羊膜只覆盖角膜和角膜缘周围的结膜。如果球结膜大面积染色，最好使用覆盖大部分眼表面的羊膜。完整的 3.5cm^2 的 AmnioGraft 比较适合。推荐用尼龙缝合线将膜固定在球结膜上，而不是用纤维蛋白胶。在角膜缘周围 1~2mm 处周围用 10-0 尼龙线连续缝合。然后，在每个象限和内外眦采用单个间断缝合。留下足够长度的缝线尾部使其平放，这样还有助于以后去除缝线。

虽然这种缝合需要去手术室，但这种方式比纤维蛋白胶更可靠。如果在脱落区域中有未脱落的上皮，则纤维蛋白胶不能牢固的附着于膜上。如果眼表采用缝合 AMT 而不是 Prokera 来治疗，则在羊膜固定好后再单独放置一个环。

需要注意的是，Prokera 虽然易于应用，但单独使用并不能治疗急性 SJS。AMT 也必须结合睑结膜和睑缘的治疗。单独使用 Prokera 治疗的患者，由于眼睑和睑缘瘢痕而导致长期问题的

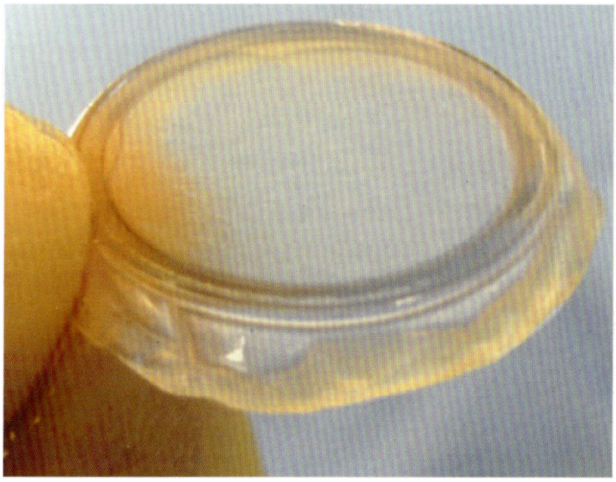

图 21.2　Prokera 镜。冷冻保存的羊膜横跨睑球环的内腔。羊膜仅覆盖角膜和角膜缘周围的结膜。在球结膜脱落局限的病例中，Prokera 镜可以与缝合在眼睑和眼睑结膜上的羊膜结合使用，但本身并不是一种治疗方法。

风险较高。

AMT后12天，在麻醉下，将眼睑缝线和Prokeras被移除。角膜和结膜上皮缺损已经修复，有轻微炎症。没有再次AMT。患者在住院29天后出院。

出院后的后续治疗方案是什么？

如果病情稳定没有角膜上皮缺陷，则可在 1~2 周后复查。通常继续使用局部类固醇滴剂，如 0.1%的氟米龙，每天 2~4 次；环孢霉素 0.05%，每天滴 2 次。根据患者的症状和眼内压情况，0.3%妥布霉素或者 0.1%地塞米松，用于眼睑治疗 1~2 个月。

经过9个月的随访，患者没有干眼症状，双眼的BCVA为20/20。双眼下睑结膜有轻微瘢痕，但没有角化（图21.3）。没有发生其他眼表症状。

病例 2

患者，女，70岁，有痛风病史，近期开始用别嘌呤醇治疗。双眼疼痛1天，伴泪溢，结膜充血和口腔黏膜糜烂。急诊就诊，怀疑为SJS。

这位患者的治疗方法是什么？

在急性 SJS 患者中，眼科症状可能很严重。疾病急性期对眼部产生的损伤会产生永久性后遗症，包括失明和眼部疼痛。而且，眼部症状可以迅速发展。因此，应该对这类患者仔细检查及随访。许多研究表明，在急性期积极治疗炎症可以限制后期损伤和眼后遗症的发展。用强效的局部消炎药物（皮质类固醇和环孢素）以及预防性抗生素滴剂（特别是存在角膜上皮缺陷的情况下）可以开始治疗，并且应该考虑 AMT，不过这取决于眼表上皮脱落的程度（表 21.1）。此外，每天应进行每眼科检查以评估是否恶化。

患者每小时局部使用氟米龙软膏（FML 0.1%，Allergan，Irvine，CA）以及广谱用抗生素每天滴4次。每日行眼科检查，包括检查眼睑、结膜（球结膜和睑结膜）以及对角膜进行荧光染色。

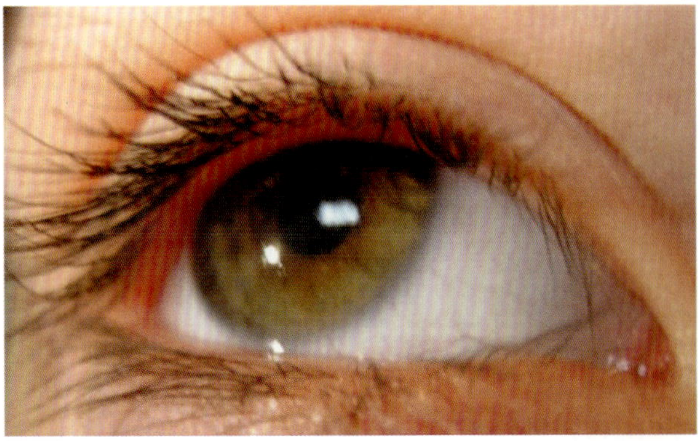

图 21.3 病例 1：诊断结果急性 Stevens-Johnson 综合征。羊膜移植后 6 个月。轻微瘢痕，没有出现干眼症。

2天后，患者的眼部和其他系统症状恶化，最终需要气管插管治疗呼吸困难。眼科发现包括结膜充血加重和上皮缺损，这些症状在双眼球结膜和睑缘均有发现。

在这个阶段治疗如何改变？

在 Stevens-Johnson 综合征的急性阶段，疾病进展可以迅速发生。单独使用药物治疗是治疗患者眼部症状的第一步。每天应重新评估患者眼部症状和对药物治疗的反应。该患者尽管采取积极的局部药物治疗，但眼科症状仍在恶化，所以考虑采用羊膜手术。

经过与家人长时间讨论拟采用的羊膜治疗，考虑包括风险、益处和替代方案后，决定只用羊膜治疗左眼。双眼继续积极接受局部药物治疗。

应该使用什么手术？在哪里施行？

急性 SJS/TEN 羊膜应用的手术应确保所有裸露和发炎的眼表完全被羊膜覆盖。使用 Gregory 的技术，用羊膜覆盖所有眼睑，结膜表面(眼睑、穹隆和球部)以及角膜[5,8]。对于这位患者，根据主刀医生建议，手术在床边进行。但是，更推荐在手术室进行手术，因为可以使用眼科显微镜。但是，如果认为患者情况不稳定，不能运输到手术室，手术可以在床边进行。Prokeras 用来覆盖角膜和角膜缘附近的球结膜(超过角膜缘区域的球结膜需要 1 片羊膜缝合，但是在没有手术显微镜的情况下很难缝合到眼球表面)。使用 4 片羊膜覆盖 4 个眼睑的睑缘和睑结膜。

每天进行检查。手术治疗后左眼稳定。但是右眼在疾病发作后的第6天，出现假膜和睑球粘连。

在这个阶段如何继续治疗？

由于右眼继续恶化，但左眼症状没有继续恶化，所以强烈建议在右眼应用羊膜。

在第6天，使用类似的手术方法将羊膜应用于右眼。在接下来的几周内，双眼情况稳定，患者最终出院。

随访检查发现，双眼临床结果存在显著差异。该患者右眼的刺激性和视力波动比左眼严重。此外，右眼表现出下睑瘢痕性睑内翻，睑结膜瘢痕，倒睫，并导致角膜上皮细胞完整性破坏。左眼具有正常的眼睑轮廓和外观(图21.4)。

什么是羊膜应用的正确时机？

许多报道研究了急性 SJS/TEN 时应用羊膜的益处，但应用时机尚未明确。诊断为 SJS/TEN 后，如果眼表上皮脱落不严重，可以允许一两天确定眼内受累的情况和对药物治疗的反应。如果眼表受到严重影响或药物治疗也会恶化，则应紧急进行羊膜治疗。在这位患者的治疗中，左眼在超急性期治疗(发病后<72 小时)，而右眼在第 1 周内治疗(第 6 天)。结果表明，左眼有明

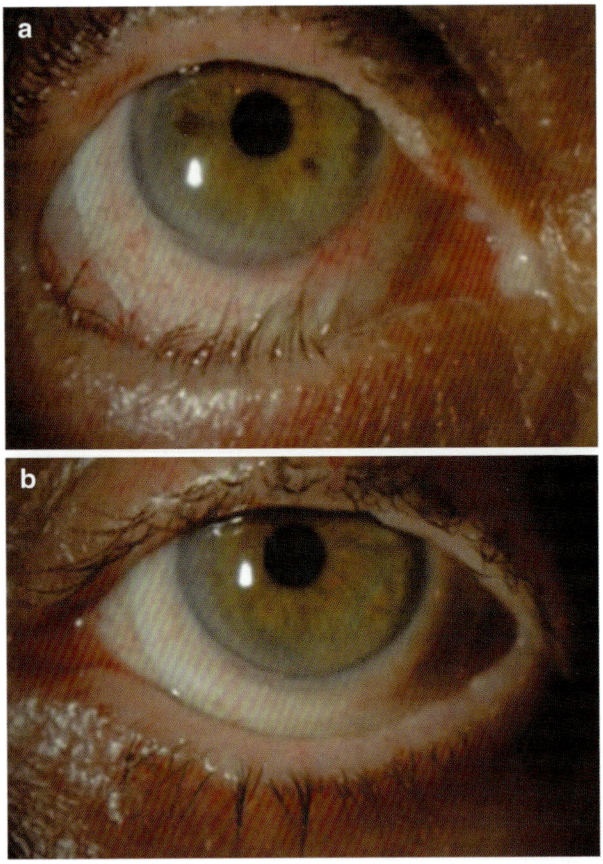

图 21.4 病例 24 个月后的结果显示，右眼和左眼之间存在显着差异。(a) 在发病 6 天后的治疗显示，瘢痕性睑内翻、倒睫和结膜充血。(b)发病 2 天治疗后的表现为正常眼睑位置，无睑内翻或倒睫[14]。PROSE 假体修复眼表生态系统。

显良好的结果。对于 SJS/TEN 患者，推荐在急性期眼部症状严重时，尽早进行干预，以获得更好的治疗效果。

系统性类固醇在急性 SJS/TEN 中的作用是什么？

来自日本京都的研究组证实，在疾病发作的头几天内静脉推注激素（甲泼尼龙 500~1000mg/d，持续 3~4 天）可以显著降低细胞因子，改善眼部疾病的预后[21]。这种治疗的主要缺点可能是感染风险增加，因此美国的许多烧伤中心往往不愿意进行这种治疗。尽管如此，研究表明这种治疗是有益的，并且对 SJS/TEN 的病因与药物相关的患者来说，是一个很好的选择。静脉注射免疫球蛋白(IVIG)可用于类固醇耐药的病例。

病例 3

患者，男，44岁，被转移到烧伤重症监护病房(ICU)，其烧伤表面积约为60%。7天前开始出现皮疹(口服磺胺甲恶唑和甲氧苄啶治疗尿路感染后4天)。当出现皮疹时，患者告知医生，嘱继续使用抗生素。在接下来使用抗生素治疗4天中，患者出现了口腔、喉咙和眼部的疼痛。患者入院治疗,停用抗生素。在转院之前,患者在另一家医院住院3天。

初始治疗包括哪些内容?

急性 SJS/TEN 的第一个治疗步骤是停止任何潜在的,可能诱发疾病的治疗。药物往往是一个原因,磺胺类抗生素是最常见的药物之一。了解到药物是一个可能的诱因是至关重要的,因为继续服药可能会进一步恶化病情。

转移到烧伤 ICU 是另一个重要的治疗。研究表明,患者在烧伤 ICU 能得到专业护理和支持,急性 SJS/TEN 患者的预后可以得到改善[20]。如果存在晚期皮肤、呼吸道或眼部受累,则应尽早转到烧伤 ICU。除了提供系统性支持外,烧伤 ICU 更可能意识到眼部症状以及患者对 AMT 的需求。眼科会诊是任何怀疑患有 SJS/TEN 的患者的初始评估的一部分,并且眼科医生必须意识到,在眼表大面积脱落的情况下,可能需要紧急 AMT。如果最初接诊医院不能进行 AMT,眼科医生可能需要让患者转院到可以进行 AMT 的机构。这一过程时间紧迫,因为在发病第 1 周后,AMT 的有效性显著降低。

在初次检查时,发现双眼的角膜、球结膜、睑结膜和睑缘广泛脱落(图21.5)。

根据这些检查需要什么眼科治疗?如果计划进行 AMT,该如何应用?

在这种情况下,应立刻应用 AMT。考虑到炎症已经持续了 7 天,AMT 应该尽快完成。虽然可以在需要时通宵运送,但是在有 SJS/TEN 患者的医院,储备冷冻保存的羊膜和 Prokeras 都是非常重要的。

对于所有使用 AMT 的手术,缝合 AMT 于睑缘和睑结膜很重要。如果球结膜有局限脱落,Prokera 可能用于角膜/角膜缘附近球结膜的治疗,但它必须与 AMT 结合。当伴有大面积球结膜

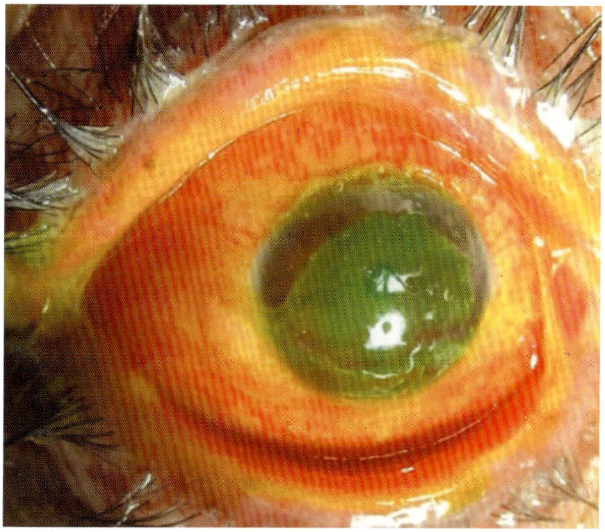

图 21.5　病例 3:急性 Stevens-Johnson 综合征患者眼部严重受累,眼表、睑结膜和睑缘上皮广泛脱落。对于这种情况,需要去除坏死组织并用缝合的羊膜覆盖裸露的表面。

脱落的情况下，Prokera不足以治疗。一张冷冻保存的羊膜必须应用于全眼球表面。间断和连续缝合的组合可以有效地固定羊膜[5,8]。AMT缝合到位后，应在眼睛上放置睑球环。将羊膜缝合到球结膜上一般需要在手术室内的显微镜下操作。患者病情不稳定，不能去手术室的情况比较少见。但如果出现这样的话，眼睑及眼睑的结膜AMT可以在床边进行。使用镇静、局部麻醉和放大镜下进行操作。Prokera可替代球结膜的AMT，但如果有大面积球结膜脱落，它也不是最佳的治疗方式。

入院当天，患者被带到手术室。切除坏死的上皮细胞，并将AMT缝合到眼睑、眼睑结膜和双眼的整个球结膜表面。AMT后，在双眼放置睑球环。

AMT之后如何治疗？

患者开始局部应用氟喹诺酮类抗生素滴剂每天4次，每天2~4次给予类固醇激素，每天2次0.05%环孢素滴剂(CA)。将0.3%的妥布霉素和0.1%的地塞米松软膏(TX)组合使用，每天4次用于睑缘。保持睑缘AM的润滑是很重要的，用软膏湿润，否则膜将干燥并且不再有效。指导患者正确使用滴剂和软膏也很重要。

放置AMT后，每日进行眼科检查以确保膜保持完好，并且没有发生角膜炎性浸润。使用无菌盐水冲洗眼睛上凝固的血液碎屑是非常重要的。如果角膜上有白色区域，可以用棉签移动羊膜以查看白色区域是在羊膜上或下面的角膜上。通常其是出现在羊膜上的，但如果它出现在角膜上，则可能需要移除该区域的羊膜，才能更好地检查。任何疑似角膜感染都应进行细菌和真菌病原体的培养。ICU中使用抗生素和类固醇滴剂的患者，感染罕见或多药耐药病原体的风险较高。在决定什么样的治疗最有效时，病原体培养结果起着重要的作用。

AMT后10天，羊膜开始降解(图21.6)。患者眼表缺损开始愈合。

这个时候该如何进行治疗？

图21.6显示了睑缘和眼表明显的炎症。应考虑重复AMT。在一般情况下，术后10~14天眼表缺损开始愈合。然而，在初期严重的上皮脱落的情况下，炎症可能会持续更长时间。再次AMT可以降低这些病例的炎症水平和瘢痕形成倾向。不能紧贴下表面的羊膜应该被移除并更换。眼睑需要缝合AMT。然后，根据炎症和糜烂的程度，Prokera被认为可以代替AMT来进行球结膜表面缝合。

初次手术后11天，再次行AMT。将羊膜片重新应用于所有4个眼睑和睑结膜。双眼放置Prokeras。12天后，移除Prokeras和眼睑缝线。病情稳定，没有进一步行AMT。在AMT后的2个月，患者每只眼最佳矫正视力为20/25，伴有中度干眼症状和畏光。睑板结膜轻度至中度瘢痕，睑板腺功能明显障碍。

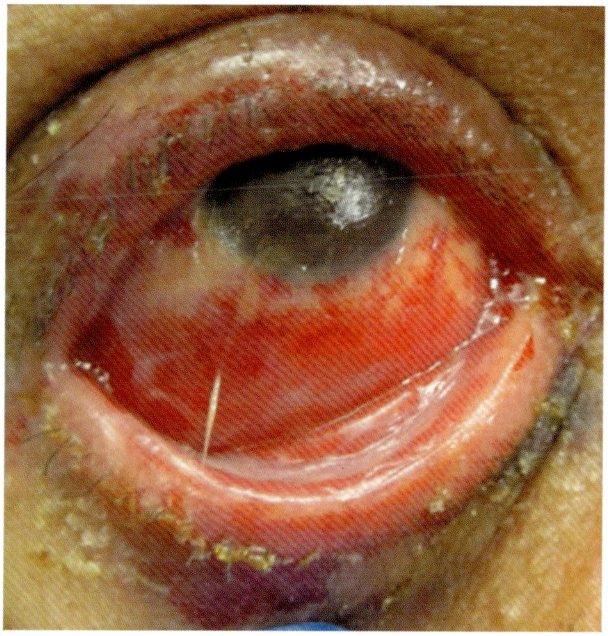

图 21.6　病例 3：首次应用羊膜 10 天后，由于眼表和眼睑持续炎症，再次进行羊膜移植。

为什么患者在两次使用 AMT 后会发生后遗症？

尽管进行了两次 AMT，患者仍然有一些明显的后遗症。造成这种情况的因素很多。首先，AMT 的最初应用是在眼睛症状发生后 7 天进行的。尽管更早的干预能有效地抑制破坏性炎症和随后的瘢痕，但是，患者的炎症和脱落程度非常严重。在这种情况下，AMT 仍然有助于预防 SJS 的后遗症，但它并不能阻止所有后遗症。用 AMT 治疗的患者，发生角膜失明或严重到需要复杂重建手术的眼睑瘢痕的可能性要小得多。

结论

急性 SJS/TEN 眼部受累可导致长期的疼痛和潜在致盲性眼表和眼睑的损伤。如果在疾病的初始阶段早期进行 AMT，可有效预防更严重的后遗症。除了确定眼睛受累的严重程度外，眼睑和球眼表膜表面的上皮脱落程度至关重要。眼科医生必须意识到 AMT 是治疗急性 SJS/TEN 的有效方法，同时也应该意识到这些治疗的有效性在疾病的第 1 周后降低。所以在评估和治疗疾病时，必须有紧迫感，并认识到需要将严重病患者转移到可以进行 AMT 的医院。

（杨启晨　译）

参考文献

1. John T, Foulks GN, John ME, et al. Amniotic membrane in the surgical management of acute toxic epidermal necrolysis. Ophthalmology. 2002;109:351–60.
2. Kobayashi A, Yoshita T, Sugiyama K, et al. Amniotic membrane transplantation in acute phase of toxic epidermal necrolysis with severe corneal involvement. Ophthalmology. 2006;113:126–32.
3. Muquit M, Ellingham R, Daniel C. Technique of amniotic membrane transplant dressing in the management of acute Stevens-Johnson syndrome. Br J Ophthalmol. 2007;91:1536.
4. Tandon A, Cackett P, Mulvihill A, et al. Amniotic membrane grafting for conjunctival and lid surface disease in the acute phase of toxic epidermal necrolysis. J AAPOS. 2007;11:612–3.
5. Gregory DG. The ophthalmologic management of acute Stevens-Johnson syndrome. Ocul Surf. 2008;2:87–93.
6. Shay E, Kheirkhah A, Liang L, et al. Amniotic membrane transplantation as a new therapy for the acute ocular manifestations of Stevens-Johnson syndrome and toxic epidermal necrolysis. Surv Ophthalmol. 2009;54:686–96.
7. Shammas MC, Lai EC, Sarkar JS, et al. Management of acute Stevens-Johnson syndrome and toxic epidermal necrolysis utilizing amniotic membrane and topical corticosteroids. Am J Ophthalmol. 2010;149:203–13.
8. Gregory DG. Treatment of acute Stevens-Johnson syndrome and toxic epidermal necrolysis using amniotic membrane: a review of 10 consecutive cases. Ophthalmology. 2011;118:908–14.
9. Kolomeyer AM, Do BK, Tu Y, et al. Placement of ProKera in the management of ocular manifestations of acute Stevens-Johnson syndrome in an outpatient. Eye Contact Lens. 2012;0:1–5.
10. Hsu M, Jayaram A, Verner R, et al. Indications and outcomes of amniotic membrane transplantation in the management of acute Stevens-Johnson syndrome and toxic epidermal necrolysis: a case-control study. Cornea. 2012;31:1394–402.
11. Hess TM, Chew HF. Successful treatment of acute ocular involvement in Stevens-Johnson syndrome with amniotic membrane transplantation: a case report. Can J Ophthalmol. 2012;47:e44–6.
12. Barua A, McKee HD, Barbara R, et al. Toxic epidermal necrolysis in a 15-month-old girl successfully treated with amniotic membrane transplantation. J AAPOS. 2012;16:478–80.
13. Tomlins PJ, Parulekar MV, Rauz S. "Triple-TEN" in the treatment of acute ocular complications from toxic epidermal necrolysis. Cornea. 2013;32:365–9.
14. Ciralsky JB, Sippel KC. Prompt versus delayed amniotic membrane application in a patient with acute Stevens-Johnson syndrome. Clin Ophthalmol. 2013;7:1031–4.
15. Sharma N, Thenarasun SA, Kaur M, et al. Adjuvant role of amniotic membrane transplantation in acute ocular Stevens-Johnson syndrome: a randomized control trial. Ophthalmology. 2016;123:484–91.
16. Lopez-Garcia JS, Jara LR, Garcia-Lozano CI, et al. Ocular features and histopathologic changes during follow-up of toxic epidermal necrolysis. Ophthalmology. 2011;118:265–71.
17. Gueudry J, Roujeau JC, Binaghi M, et al. Risk factors for the development of ocular complications of Stevens-Johnson syndrome and toxic epidermal necrolysis. Arch Dermatol. 2009;145:157–62.
18. Morales ME, Purdue GF, Verity SM, et al. Ophthalmic manifestations of Stevens-Johnson syndrome and toxic epidermolysis and relation to SCORTEN. Am J Ophthalmol. 2010;150:505–10.
19. Di Pascuale MA, Espana EM, Liu DT, et al. Correlation of corneal complications with eyelid cicatricial pathologies in patients with Stevens-Johnson syndrome and toxic epidermal necrolysis syndrome. Ophthalmology. 2005;112:904–12.
20. McGee T, Munster A. Toxic epidermal necrolysis; mortality rate reduced with early referral to a regional burn center. Plast Reconstr Surg. 1998;102:1018–22.
21. Araki Y, Sotozono C, Inatomi T, et al. Successful Treatment of Stevens-Johnson Syndrome with Steroid Pulse Therapy at Disease Onset. Am J Ophthalmol. 2009;147(6):1004–11.e1.

第 22 章

波士顿角膜假体在严重眼表疾病中的应用

Kimberly M. Hsu, M. Soledad Cortina

病例 1

SM是一位35岁的无虹膜女性，在过去的10年中，她的视力逐渐下降。患者主诉童年时有20/80的视力，但过去6年来视力一直是指数。患者没有青光眼病史。在检查中，她的视力是右眼手动，左眼15.24cm处指数。她的双眼均患有无虹膜角膜病变和皮质性白内障(图22.1)。右眼眼内压为11mmHg，左眼眼内压为8mmHg。该患者视力下降的主要原因是她的角膜病变。

你会推荐哪些治疗方案?

角膜缘干细胞缺乏症引起无虹膜角膜病变。角膜表面的早期上皮病变和结膜化始于外周，

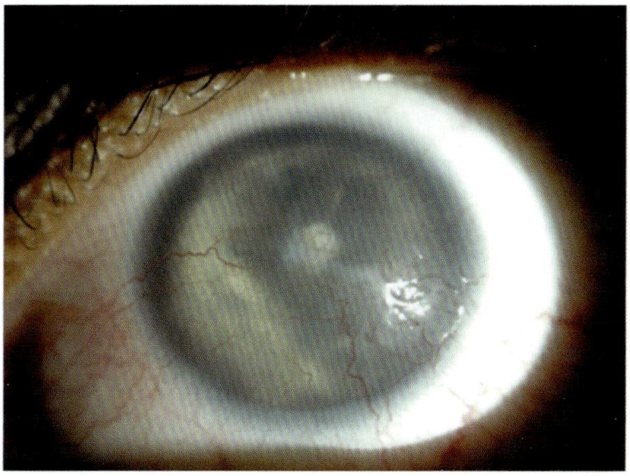

图 22.1 晚期无虹膜角膜病伴整个角膜表面结膜化。皮质白内障也可见。

K.M. Hsu, MD • M. Soledad Cortina, MD (✉)
Illinois Eye and Ear Infirmary, University of Illinois Chicago,
1855 W Taylor St, Chicago, IL 60612, USA
e-mail: mcortina@uic.edu

并在随后阶段随着上皮下纤维化和基质瘢痕形成的发展向中间进展。在发生显著角膜混浊之前,可以单独尝试角膜基质同种异体移植或其他角膜缘移植手术,而不用穿透手术来逆转角膜病。然而,如果患者的情况与此病例相同,患有晚期无虹膜角膜病变,则需要采取穿透性手术。在这位患者中,有两种选择:角膜缘干细胞移植,随后进行角膜移植,或角膜置换术。

这些选项有哪些注意事项?

Holland 等评估了无虹膜角膜移植术(KLAL)的成功率,发现在研究期间(平均随访 35 个月),74.2%的眼睛眼表情况稳定并且 70%的后续穿透性角膜移植术后的角膜仍然透明。长期免疫抑制可维持稳定的眼表[1]。后期手术失败最可能的原因是移植排斥反应,对于这种情况建议在前 2 年内持续免疫抑制治疗。通常与环孢素/他克莫司、硫唑嘌呤/霉酚酸酯和口服泼尼松联合使用,达到系统性免疫抑制,以降低角膜缘移植排斥的风险。如本书其他部分所讨论的,应对服用这些药物的患者进行毒性监测。

近年来,波士顿人工角膜已越来越被接受,它具有避免全身性免疫抑制和更快恢复视觉的优点。波士顿 KPro 植入治疗平均随访 17~28 个月后, 研究报道了 65%~94%的患者有视觉改善。然而,这些患者需要监测 KTO 植入后可能出现的独特并发症,包括假体膜形成(RPM),溶解,恶性青光眼,感染性角膜炎和器械挤出[2-4]。虽然在传统病例中,kpro 植入是在先前移植失败后考虑的, 但在这些患者中,KPro 放置可被认为是晚期角膜病变的主要穿透手术, 不论先前 KLAL 有没有失败。

我们对角膜缘干细胞缺陷的无虹膜患者的治疗方法如下: 如果疾病局限于上皮细胞且无基质或内皮疾病,角膜缘移植(非穿透性手术)被认为是一线治疗方法(假设患者是免疫抑制的良好候选者)。否则,当并存内皮疾病或先前移植失败病史时,角膜缘移植的成功率可能较低,KPro 可能是首选方案。如果在使用 KPro 的时候对无虹膜病患者进行白内障手术,我们通常宁愿让患者无晶状体并使用无晶状体 KPro,因为这些患者悬韧带不稳定的可能性更高。

经与患者讨论后,决定在右眼进行波士顿 1 型人工角膜植入术。在手术时,切除白内障,并放置无晶状体 KPro。术后,她接受了局部用抗生素(加替沙星)治疗,并维持在 TID 进行预防。同时也放置一个 16mm 的 Kontur 绷带隐形眼镜(每 2 个月更换一次)。在术后第 2 周,她有 20/80 的视力,但在第 1 个月开始出现视力下降至 20/100(图 22.2)。术后约 5 个月行 YAG 膜切除术。视力得到改善,但大约 2 个月后,患者 KPro 镜片周围发生溶解。有人指出,尽管镜片保持清晰,但 KPro 后板的孔充满了 RPM 组织。

角膜溶解对患者造成了什么风险?

已经证实,后背板膜可能是角膜融化的风险因素,可能仅次于为角膜提供营养的水阻抗。在一项回顾性研究中,100%溶解的眼睛有证据证明背板膜的存在,34%的眼睛没有溶解。另外,在溶解的组中,后退膜更厚[5]。更复杂的是,无虹膜患者可能会有不稳定的眼表,这可能会加剧这个问题。尽管该患者没有结膜疾病,但结膜缺陷患者(Stevens-Johnson 综合征和黏膜类天疱

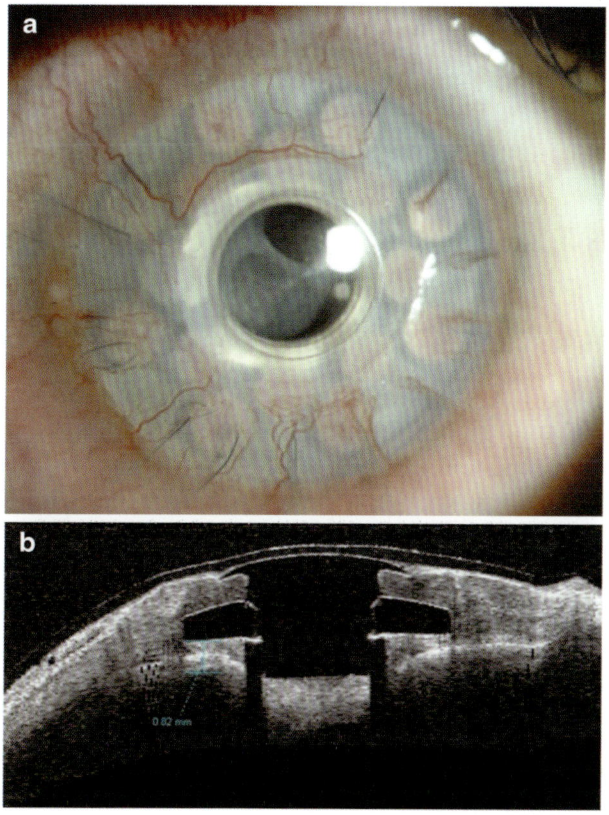

图 22.2　(a)RPM 波士顿 1 型 KPro 放置后，膜在镜片后面以及填充背板孔。(b)前段 OCT 图像，显示镜片和背板后面的 RPM 厚度。

疮）似乎在 KPro 后出现角膜溶解有明显的高风险[6]。

在我们的患者中，背板被指出，在某些区域暴露，尽管没有Seidel阳性泄漏，可能是由于密集RPM的存在。由于这个原因，决定继续进行KPro替换。

患者术后恢复良好，但发现发生复发RPM，约4个月后，需要YAG膜切除术。患者的眼内压开始升高，并被转诊到青光眼科。最终，患者的眼内压在使用滴眼液和口服药物后，仍无法控制，并且在KPro替换后大约10个月后，又放置了一个平坦部Baerveldt分流器。在整个临床过程中，患者发生术后持续性炎症，并且有与她的Baerveldt平板有关的巩膜炎的间歇性发作（图22.3），有时需要频繁的局部波尼松龙或口服类固醇。大约在KPro更换后的两年半时间里，她被发现在KPro镜片周围再次溶解，再次伴有非常厚的后背板RPM。

目前可以考虑哪些治疗？

该患者具有反复的 RPM 形成、眼表炎症，以及最可能由这些问题引起的复发性角膜溶解。无论是否由慢性炎症或其他机制引起，无虹膜已被认为是 RPM 形成的独立危险因素[7]。据我们所知，在 KPro 患者中没有关于系统性免疫抑制的文献；然而，由于该患者倾向于发生 RPM 和眼部炎症，所以认为炎症减轻可以稳定她的眼表并且可能防止 RPM 形成。有一些数据表明，全身性免疫抑制在多种传统移植物的患者中是有效的并且具有良好的耐受性[8-10]。另外，考虑到

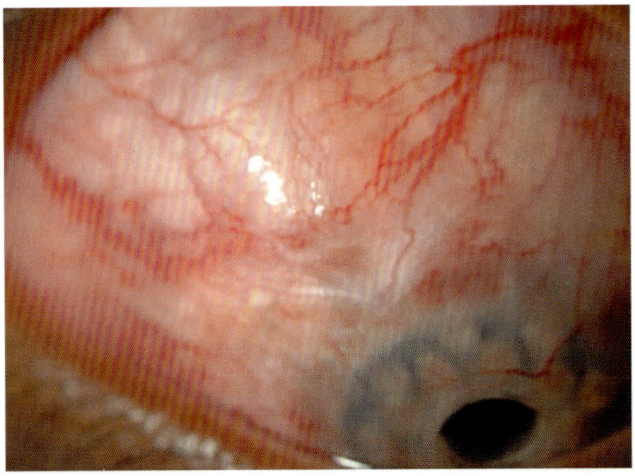

图 22.3 与 Baerveldt 板相关的表层巩膜炎。

KPro 镜片周围的角膜溶解量，需要更换 KPro。

患者口服霉酚酸(1000mg 1日2次)，并且KPro被替换。在第二次KPro替换后的21个月进行了最后一次随访，她的视力达到了20/70，镜片透明。

KPro 放置后，应仔细监测无虹膜患者，并及时处理并发症。尽管融化和器械挤出会增加发病率，但如果需要，应及时治疗，包括必要时更换 KPro，通常会使视力恢复到基线水平。

病例 2

EH是一位41岁的男性，化学损伤病程约1个月。他在工作场所发生了一次事故，无水氨溅入眼内，右眼比左眼严重。之后，他的眼睛立即被冲洗。虽然左眼大部分恢复，但右眼持续视力降低，疼痛并具有光敏感性。检查时，患者在右眼是91.4~121.9cm指数和左眼20/25，被指出具有上方和颞侧的局部缺血，角膜上皮缺损覆盖大部分角膜以及周围结膜，角膜水肿和白内障(图22.4)。左眼正常。他每天4次环丙沙星，每天1次阿托品，每2小时1%醋酸泼尼松龙，全部用在右眼。在接下来的9个月中，他接受了局部皮质类固醇，口服皮质类固醇，口服维生素C，以及进行泪点塞、羊膜和绷带隐形眼镜的治疗。尝试过巩膜镜片，但不合适。他继续存在持续的上皮缺陷，并且视力和光敏度下降。此外，患者的眼内压在住院4个月后增加，需要最大限度的药物治疗和二极管周期光刺激来实现眼内压的控制。尽管采取了多项治疗策略，但在9个月后，患者仍然有一个几乎完全的角膜上皮缺损。

这时，患者该如何治疗？

这位患者由于化学损伤导致严重的角膜缘干细胞缺乏，尽管接受了大量的治疗，但在受伤后 10 个月角膜表面仍不能愈合。这时应考虑稳定眼表和视觉康复的策略。严重的角膜缘/角膜损伤通常会导致不可逆的角膜混浊，需要进行角膜缘移植和随后的穿透性角膜移植术。经过治疗后，眼表面损伤较轻的患者可能表现良好；然而，严重损伤患者即使采取了这些措施后，仍有

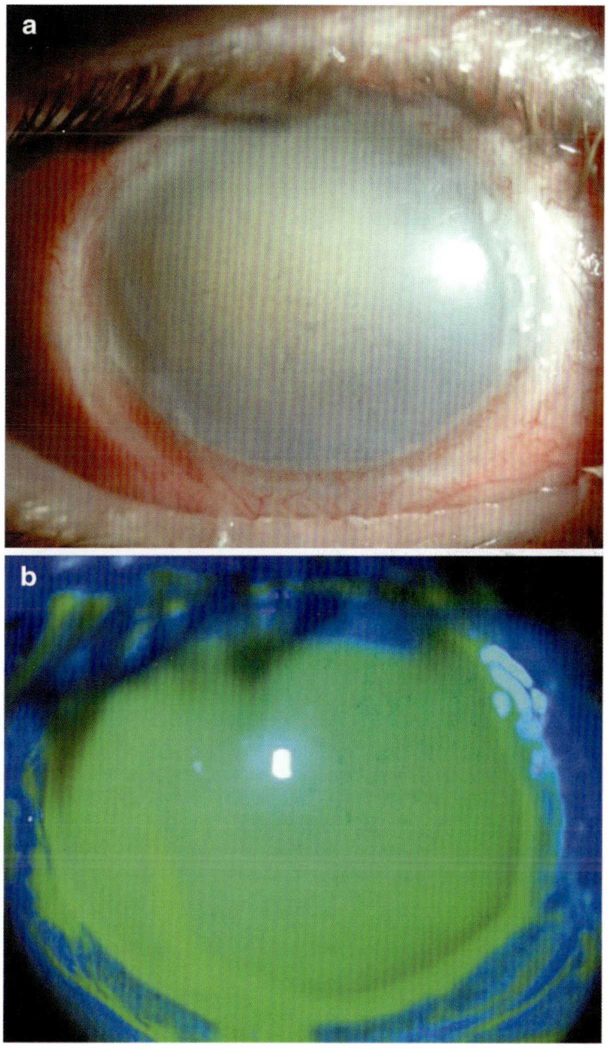

图 22.4　(a)化学损伤导致的角膜缘缺血、弥漫性角膜混浊、水肿和白内障。(b)角膜缘-角膜缘上皮缺损的荧光素染色图。

失败倾向，据报道，50%~60%或更少的患者能保持角膜透明[11,12]。

据报道，对于化学损伤来说，KPro 放置是一个可行的选择。尽管并发症包括上皮缺损和角膜溶解，这可能与角膜缘干细胞缺乏时眼表不稳定有关，但大多数患者的视力明显改善[13,14]。应尽可能地在 KPro 植入前，稳定眼表情况。一项研究表明，与 KPro 放置的其他适应证相比，化学损伤患者的视觉恢复效果相对较好[15]。此外，在我们的一系列接受初级 KPro 治疗的患者中，即没有事先穿透性角膜手术，我们报道了良好结果，在有化学损伤的患者中，保留有 KPro 的 100%的有较好的结果[16]。

与患者讨论了同种异体角膜移植术与人工角膜植入术的关系，并且鉴于该疾病的单侧性质，决定进行波士顿1型人工角膜植入术、晶状体切除术、羊膜移植和永久性外侧睑缘缝合术。手术后患者的视力得到改善，为指数。术后，他维持万古霉素15mg/mL，每天2次。然而，他仍然有持续的上皮缺陷；因此，在首次手术后2个月，对移植的部分角膜、羊膜进行结膜瓣遮盖，扩大睑缘缝合的范围。不幸的是，结膜退缩，患者的上皮缺损持续存在。

最近的一项研究发现，在波士顿1型角膜移植患者中，需要进行黏膜修复、游离移植和简单的前移皮瓣导致所有病例的移植物退缩，只有50%的血管蒂和带蒂皮瓣未发生退缩[17]。因此，这些技术虽然可能对瘢痕性结膜炎或化学损伤后的患者有效，在人工角膜植入术后，眼部环境可能不利于这些移植物的存活。

随后，在这个病例中，在移植物-宿主交界处暂时注意到一个不稳定区域，并进行临时的中央睑缘缝合术以促进愈合。这稳定了移植物-宿主接合处并且使上皮缺损的愈合良好。1个月后，睑缘缝合线自发破裂，患者恢复使用Kontur隐形眼镜；然而，他很难持续佩戴隐形眼镜并经常丢失镜片。

还有哪些其他治疗方式可以帮助稳定眼表情况？

这位患者在治疗方面取得了一些成功，尽管他的上皮缺损仅部分愈合并最终临时性睑缘缝合术失败。他经常丢失他的隐形眼镜。结膜瓣和羊膜移植没有帮助到他。他需要更好的解决方案来始终保持眼球的覆盖。尽管可以选择永久性睑缘缝合术，但这可能需要大面积的睑缘缝合术来阻挡任何有用的视力。另一种选择是拱形隐形眼镜。拱形隐形眼镜，如巩膜镜片或混合镜片对于患有眼表疾病的患者来说，通常是很好的选择，既提高了眼睛的稳定性、舒适度，而且能改善视力[18,19]。关于植入KPro的患者使用巩膜或混合镜片的文献很少；然而，对于这些患者来说，即使有Kontur晶状体，这些患者仍然存在持续性上皮缺损，以及是否存在角膜溶解，这些拱形镜片提供了一种促进愈合的液体储库。另外，与Kontur镜片相比，混合镜片刚性部分和KPro镜片之间的吸力效应使该镜片具有极佳的吸附力，而且我们发现，它们对于频繁失镜的患者非常有用。

患者被推荐隐形眼镜服务，并配备了SynergEyes A混合镜片（14.5mm）。该镜片保持良好并有效治愈其持续性上皮缺损。用混合镜片治疗3个月后，上皮缺损已完全愈合（图22.5）。

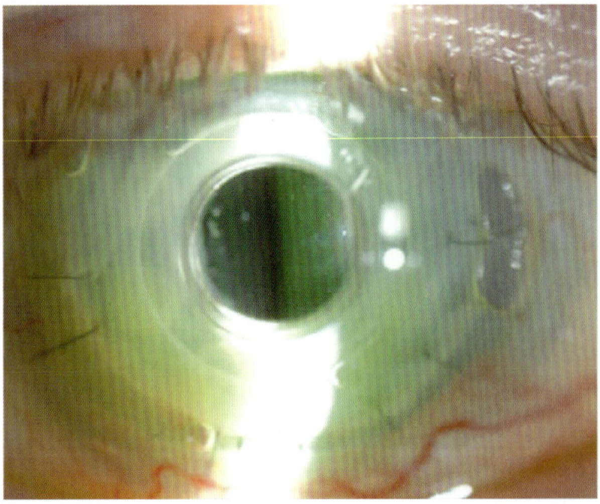

图22.5 波士顿1型KPro配合混合型晶体，治愈了慢性角膜上皮缺损。

该患者应该考虑和监测哪些其他眼部并发症？

1. 囊样黄斑水肿(CME)

具有化学损伤和慢性炎症的患者以及许多具有复杂眼科病史并导致 KPro 放置的患者容易发生 CME。许多患者在 KPro 放置之前可能已经存在 CME，但对于其中的大多数患者，在术前难以进行眼底检查。此外，KPro 放置可能会导致慢性 CME 的慢性炎症。应考虑术后早期眼底检查和黄斑区 OCT。这些患者的慢性 CME 可能难以治疗，需要多次玻璃体腔注射。

2. 青光眼

继发性青光眼在化学损伤患者中并不罕见。可以监测术前眼内压，但良好的视神经评估和视野检查可能很困难。对于平坦部安置分流器的青光眼患者，如果安置 KPro 可能会使眼内压控制情况恶化。术后应定期进行青光眼检查，并根据需要进行治疗。

在KPro放置后不久，由于视力仅限于指数，因此进行OCT，其显示明显的囊样黄斑水肿(CME)。外用类固醇治疗无效。然后，患者接受玻璃体腔注射曲安奈德，随后接受Ozurdex植入物，一段时间后，他的CME得到了解决。患者经历了一个起伏的过程，总共接受了3次 Ozurdex植入物。当他的CME得到控制时，他的视力提高到20/150。患者还产生了RPM，并用YAG膜切除术治疗。

化学损伤患者常发生继发性青光眼，在这种情况下，用慢性类固醇治疗CME可能会加重青光眼。KPro放置后，患者的眼内压通过药物治疗控制近3年。然而，患者的眼内压仍无法控制，因此决定继续进行睫状体平坦部青光眼引流阀植入术和睫状体平坦部玻璃体切除术。

病例 3

J.B是一位42岁的女性，她在我们的角膜诊所接受了多年的跟踪治疗，她有先天性缺失，外胚层发育异常和劈裂综合征(EEC)史。她的左侧角膜缘干细胞缺失大于右眼，多年来依靠右眼进行功能性视力。她有左眼角膜变薄和穿孔史。在她的KPro评估时，右眼为20/50，左眼视力30.4cm指数。患者睑板腺缺失，是EEC的特征。在右眼，上方角膜透明，而下方角膜浑浊和血管长入。患者的左眼完全结膜化，伴有延伸至角膜的上方睑球粘连。她针对左眼的波士顿1型KPro进行评估。

如何让这位患者成为 KPro 植入的更好的候选人？

在考虑放置 KPro 的患者中，注意并治疗重要的睑球粘连和穹隆缩短非常重要。健康的穹隆部结膜对眼表稳定性很重要；穹隆缩短和睑球粘连可能会限制眼球运动导致角膜保护减弱，眼睑错位会刺激眼表，导致眼泪分布不均。它也可能会限制隐形眼镜的装配。在角膜缘干细胞移植和人工角膜置换之前，穹隆重建已被认为是有益的[17,20]，并被建议用于该患者。一旦患者在这个过程中稳定并且有开放性的穹隆和眼表面稳定性，就可以继续进行 KPro 放置。

患者在左眼用羊膜移植术进行穹隆重建，术后的穹隆深度维持良好。大约6个月后，患者接受了KPro放置并安放睫状体平坦分流管,分流管能够置于穹隆重建区域(图22.6)。术后,患者维持万古霉素15mg/mL,每天2次之后转为多黏菌素/甲氧苄啶治疗。患者的视力在术后得到改善,术后1个月为20/40; 然而,她被发现在第1个月内产生RPM。当患者的管子打开时,她经历了脉络膜的短暂性低眼内压。大约3个月后,她进行了YAG薄膜切除术,视力提高到20/25。在接下来的几个月中,她的视力下降到20/50,并被发现有CME。用局部波尼松龙和酮咯酸治疗后,得到改善。然而,2个月后,患者的隐形眼镜脱落。在KPro视镜周围发现轻微的基质溶解后,她回到诊所。

什么问题可能导致患者的基质溶解,接下来该如何处理?

尽管在 KPro 放置之前患者通过穹隆重建使眼表维持在稳定状态, 但由于她的潜在状况EEC,仍然容易出现眼表不稳定。此外,患者需要通过局部类固醇和非甾体抗炎药的使用治疗CME,然而,这些药物会延缓上皮缺陷的愈合和随之而来的基质溶解,这通常是一个困难的平衡; CME 的治疗可能与眼表面稳定性不一致。这种混合情况的存在,很难通过角膜接触镜保护角膜表面。此时,她的 CME 得到改善,减少或停止类固醇和非甾体类抗炎药物并更换隐形眼镜作为第一步是合理的,并且密切随访。

患者的波尼松龙使用量减少,停止使用酮咯酸,并更换了绷带隐形眼镜。这些措施治愈了她的上皮缺损。然而,患者经历了复发性CME。她每天使用4次波尼松龙和酮咯酸,角膜表面保持稳定7个月 。此时,患者视力下降并且伴有流泪。角膜大面积溶解,KPro低张力脱出,Seidel阴性(图22.7)。于第2天将KPro取下。患者术后恢复很好,第1周视力恢复到20/25。然而,3个月后,她出现了一种新的上皮缺损,覆盖角膜表面约50%。她还有与上皮缺损有关的眼内炎症。

此时如何稳定她的眼表情况?

在最后一种情况下,使用拱形透镜来治愈慢性上皮缺损。这些镜片也可用于该患者的上皮缺损的急性期,该患者证明了用 Kontur 透镜有使角膜溶解的倾向。另外,如果患者对此表现良好,应长期佩戴拱形镜片以保护眼表。

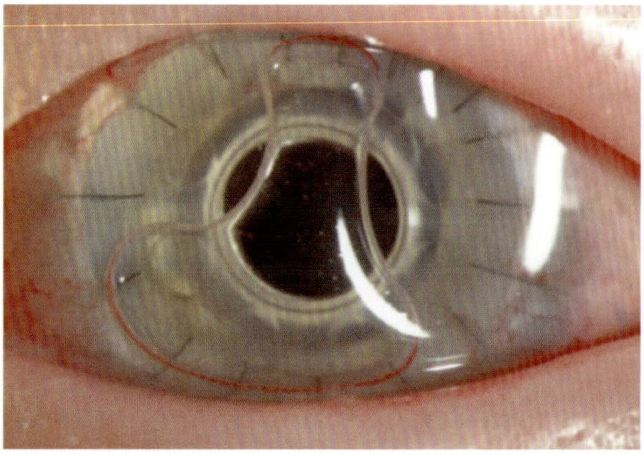

图 22.6 具有 EEC 患者的波士顿 1 型 KPro,没有睑板腺、眼球发炎、隐形眼镜配戴不良。

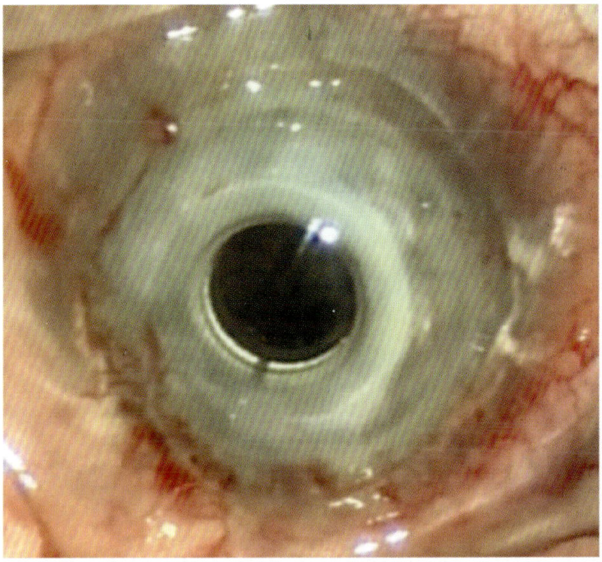

图 22.7　KPro 伴有基质溶解和暂时的背板暴露。

决定放置巩膜透镜，并且每天有巩膜透镜的移除和再插入。5天后，上皮缺损大部分愈合，并且在适合SynergEyes Duette混合镜片(14.5mm)时，将其切换回Kontur镜片。患者的眼表情况稳定，但她的视力持续下降，在末次随访时，视力为20/60，伴有黄斑ERM和CME。患者继续接受局部泼尼松龙治疗，由于角膜溶解倾向，我们选择避免局部使用NSAID。

结论

波士顿 1 型人工角膜假体是一种合理的选择，可用于治疗眼表疾病，如无虹膜、化学损伤或任何病因的角膜缘干细胞缺乏。由于固有的眼表面不稳定性和炎症，这些患者被认为比接受 KPro 置入的患者风险更高，如多次失败的移植物。他们也可能有其他并发眼部疾病，如青光眼或视网膜问题。但是，患者术后可以做得很好，并保持较高的视力，密切随访并及时治疗任何并发症。包括角膜、隐形眼镜、眼球塑形物、青光眼和视网膜的多学科方法对于使 KPro 植入的结果最大化是必要的。在放置 KPro 之前，必须尽可能优化眼表，包括眼睑和穹隆手术(如有必要)。在 KPro 之前，可以考虑眼表面重建和角膜缘移植，并且可以通过提供更稳定的表面来改善最终结果[21]。角膜溶解可能导致器械挤压，并可能因厚的 RPM 形成而加剧。持续性上皮缺陷可能是一个难题，我们在巩膜或混合型透镜方面取得了成功，用于这些患者的愈合和长期维持眼表稳定性。全身性免疫抑制可能在严重眼表疾病和 KPro 植入的患者的长期治疗中起作用。幸运的是，波士顿 KPro 使用预防性抗生素后，感染性并发症的发生率明显下降。我们目前的方案，如上述 3 种情况所述，因风险而异。除非绝对必要，否则我们宁愿不进行 KPro 植入的一组患者是 Stevens-Johnson 综合征，因为他们倾向于发生并发症。当我们这样做时，我们仔细选择慢性期的患者，这是因为他们的眼表炎症相对可控。

(杨启晨　译)

参考文献

1. Holland E, Djalilian A, Schwartz G. Management of aniridic keratopathy with keratolimbal allograft: a limbal stem cell transplantation technique. Ophthalmology. 2003;110:125–30.
2. Akpek EK, Harissi-Dagher M, Petrarca R, Butrus SI, Pineda R, Aquavella JV, Dohlman CH. Outcomes of Boston keratoprosthesis in aniridia: a retrospective multicenter study. Am J Ophthalmol. 2007;144(2):227–31.
3. Rixen JJ, Cohen AW, Kitzmann AS, Wagoner MD, Goins KM. Treatment of aniridia with Boston type I keratoprosthesis. Cornea. 2013;32(7):947–50.
4. Hassanaly SI, Talajic JC, Harissi-Dagher M. Outcomes following Boston type 1 Keratoprosthesis implantation in aniridia patients at the University of Montreal. Am J Ophthalmol. 2014;158(2):270–6.
5. Sivaraman KR, Hou JH, Allemann N, de la Cruz J, Cortina MS. Retroprosthetic membrane and risk of sterile keratolysis in patients with type I Boston Keratoprosthesis. Am J Ophthalmol. 2013;155(5):814–22.
6. Chan CC, Loverde L, Qiang J, Nordlund ML, Holland EJ. Incidence, risk factors and surgical management of Boston type I keratoprosthesis corneal melts, leaks and extrusions. Cornea. 2016;35:1049–56.
7. Rudnisky CJ, Belin MW, Todani A, et al. Risk factors for the development of retroprosthetic membranes with Boston keratoprosthesis type 1: multicenter study results. Ophthalmology. 2012;119(5):951–5.
8. Birnbaum F, Mayweg S, Reis A, Böhringer D, Seitz B, Engelmann K, Messmer EM, Reinhard T. Mycophenolate mofetil (MMF) following penetrating high-risk keratoplasty: long-term results of a prospective, randomised, multicentre study. Eye (Lond). 2009;23(11):2063–70.
9. Birnbaum F, Böhringer D, Sokolovska Y, Sundmacher R, Reinhard T. Immunosuppression with cyclosporine A and mycophenolate mofetil after penetrating high-risk keratoplasty: a retrospective study. Transplantation. 2005;79(8):964–8.
10. Joseph A, Raj D, Shanmuganathan V, Powell RJ, Dua HS. Tacrolimus immunosuppression in high-risk corneal grafts. Br J Ophthalmol. 2007;91(1):51–5.
11. Burcu A, et al. Surgical rehabilitation following ocular chemical injury. Cutan Ocul Toxicol. 2014;33(1):42–8.
12. Chan CC, Biber JM, Holland EJ. The modified Cincinnati procedure: combined conjunctival limbal autografts and keratolimbal allografts for severe unilateral ocular surface failure. Cornea. 2012;31(11):1264–72.
13. Magalhães FP, Hirai FE, de Sousa LB, de Oliveira LA. Boston type 1 keratoprosthesis outcomes in ocular burns. Acta Ophthalmol. 2013;91(6):e432–6.
14. Phillips DL, Hager JL, Goins KM, Kitzmann AS, Greiner MA, Cohen AW, Welder JD, Wagoner MD. Boston type 1 keratoprosthesis for chemical and thermal injury. Cornea. 2014;33(9):905–9.
15. de Rezende Couto Nascimento V, de la Paz MF, Rosandic J, Stoiber J, Seyeddain O, Grabner G, Alvarez de Toledo J, Barraquer RI, Michael R. Influence of primary diagnosis and complications on visual outcome in patients receiving a Boston type 1 keratoprosthesis. Ophthalmic Res. 2014;52(1):9–16.
16. Kang JJ, de la Cruz J, Cortina MS. Visual outcomes of Boston keratoprosthesis implantation as the primary penetrating corneal procedure. Cornea. 2012;31(12):1436–40.
17. Rootman DB, Kim MJ, Aldave AJ, Douglas R, Hwang C, Goldberg R. Ocular surface, fornix, and eyelid rehabilitation in Boston type I keratoprosthesis patients with mucous membrane disease. Ophthal Plast Reconstr Surg. 2015;31(1):43–9.
18. Rosenthal P, Croteau A. Fluid-ventilated, gas-permeable scleral contact lens is an effective option for managing severe ocular surface disease and many corneal disorders that would otherwise require penetrating keratoplasty. Eye Contact Lens. 2005;31(3):130–4.
19. Rosenthal P, Cotter JM, Baum J. Treatment of persistent corneal epithelial defect with extended wear of a fluid-ventilated gas-permeable scleral contact lens. Am J Ophthalmol. 2000;130(1):33–41.
20. DeSousa JL, Daya S, Malhotra R. Adnexal surgery in patients undergoing ocular surface stem cell transplantation. Ophthalmology. 2009;116(2):235–42.
21. Hou JH, De La Cruz J, Djalilian AD. Outcomes of Boston keratoprosthesis implantation for failed keratoplasty after keratolimbal allograft. Cornea. 2012;31(12):1432–5.

第23章

通过培养角膜和口腔黏膜上皮移植术进行眼表面重建

Tsutomu Inatomi, Takahiro Nakamura, Noriko Koizumi, Chie Sotozono, Shigeru Kinoshita

培养的上皮细胞移植的基本概念和适应证

我们用于眼表重建成功的培养上皮细胞膜是由几个关键的生物学元素组成[1,2]。首先，用于初始培养的原代细胞应含有适当数量的祖细胞以维持移植后的长期存活和伤口愈合。正确构建后，移植中使用的上皮细胞片可以快速覆盖眼表，从而减少炎症和术后并发症[3]。其次，在手术之前进行充分的分层和分化，这对于上皮细胞有效的初始附着到眼睛表面是至关重要的。为了获得良好的分化效果，使用羊膜(AM)作为基底，以便在基底侧形成良好的半桥粒体，“气举”过程促进终末分化和紧密屏障功能[4]。在培养过程结束时，常规确认细胞片的质量，并在手术结束时，在移植片上进行荧光素染色。最后，将自体非眼组织用作再生上皮的来源以消除异体免疫反应的风险。

我们目前的协议允许我们从两种不同的细胞来源中选择角膜上皮细胞和口腔黏膜上皮细胞。为了确定适当的适应证，充分了解每种移植技术的临床特征是必要的(图23.1)。

T. Inatomi, MD, PhD (✉) • T. Nakamura, MD, PhD • C. Sotozono, MD, PhD
Department of Ophthalmology, Kyoto Prefectural University of Medicine, Kyoto, Japan
e-mail: tinatomi@koto.kpu-m.ac.jp; tnakamur@koto.kpu-m.ac.jp; csotozon@koto.kpu-m.ac.jp

N. Koizumi, MD, PhD
Department of Biomedical Engineering, Faculty of Life and Medical Sciences, Doshisha University, Kyoto, Japan

Department of Ophthalmology, Kyoto Prefectural University of Medicine, Kyoto, Japan
e-mail: nkoizumi@mail.doshisha.ac.jp

S. Kinoshita, MD, PhD
Department of Frontier Medical Science and Technology for Ophthalmology, Kyoto Prefectural University of Medicine, Kyoto, Japan
e-mail: shigeruk@koto.kpu-m.ac.jp

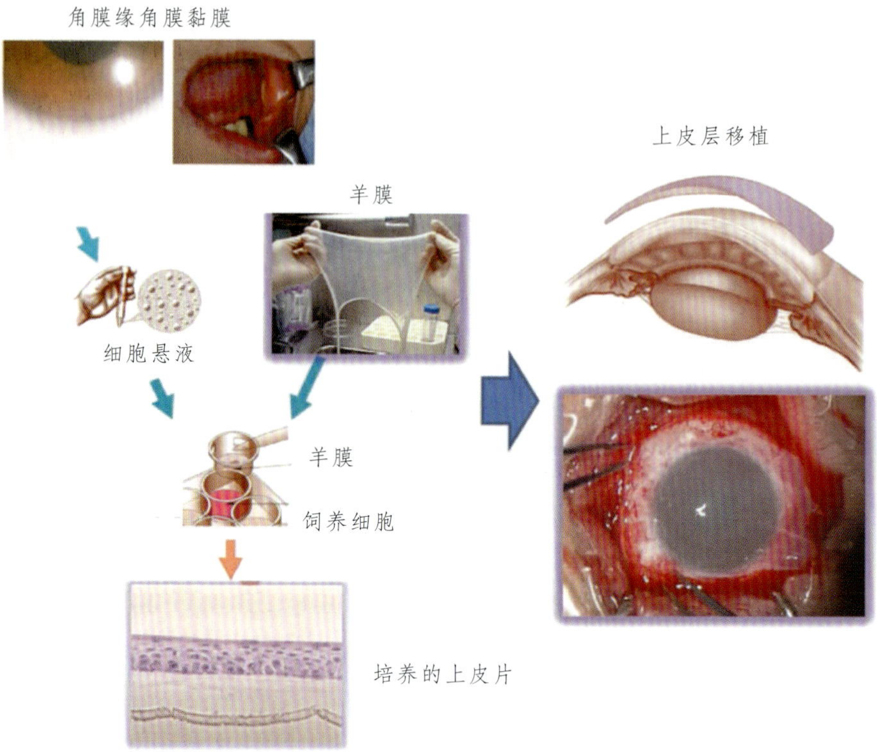

图 23.1 使用新型再生医学的眼表重建。

培养的角膜缘上皮移植(CLET)治疗角膜缘干细胞缺乏症

病例 1:用自体培养的角膜缘上皮移植术(CLET)治疗单侧干细胞缺乏症

自体培养的角膜缘上皮移植术(即自体 CLET)是治疗单侧病例时避免免疫反应风险的理想手术方式[5]。在这种情况下,进行 2mm×3mm 角膜缘活检,然后将活检标本在 AM 上培养以获得栽培片。去除瘢痕组织后,将培养的片移植到角膜表面。术后使用全身性类固醇,最多 1~3 周,以迅速减少手术引起的炎症。术后 1~3 个月使用抗生素和 0.1%倍他米松,然后逐渐减量并改用 0.1%氟米龙以维持稳定的重建眼表。术后 3~6 个月使用医用柔软隐形眼镜,以促进完整的移植物附着,并防止由瘢痕睑缘或干眼引起的任何生理损伤。对于长期的术后维护,使用最小剂量的 0.1%氟米龙和诸如 0.1%透明质酸钠的保护剂来保护眼表。

图 23.2 所示的病例是一位 53 岁的男性,他单侧遭受化学损伤。为了治疗,他使用另一只眼的健康的角膜缘活检进行了自体 CLET。他的眼表通过培养的自体角膜上皮移植成功重建,视力恢复到 0.7。虽然术后 14 年[5]观察到轻微的结膜入侵,但是在移植的角膜上皮中,保持了清晰的光学区域,因此表明,在移植的细胞片中能长期提供再生上皮祖细胞。

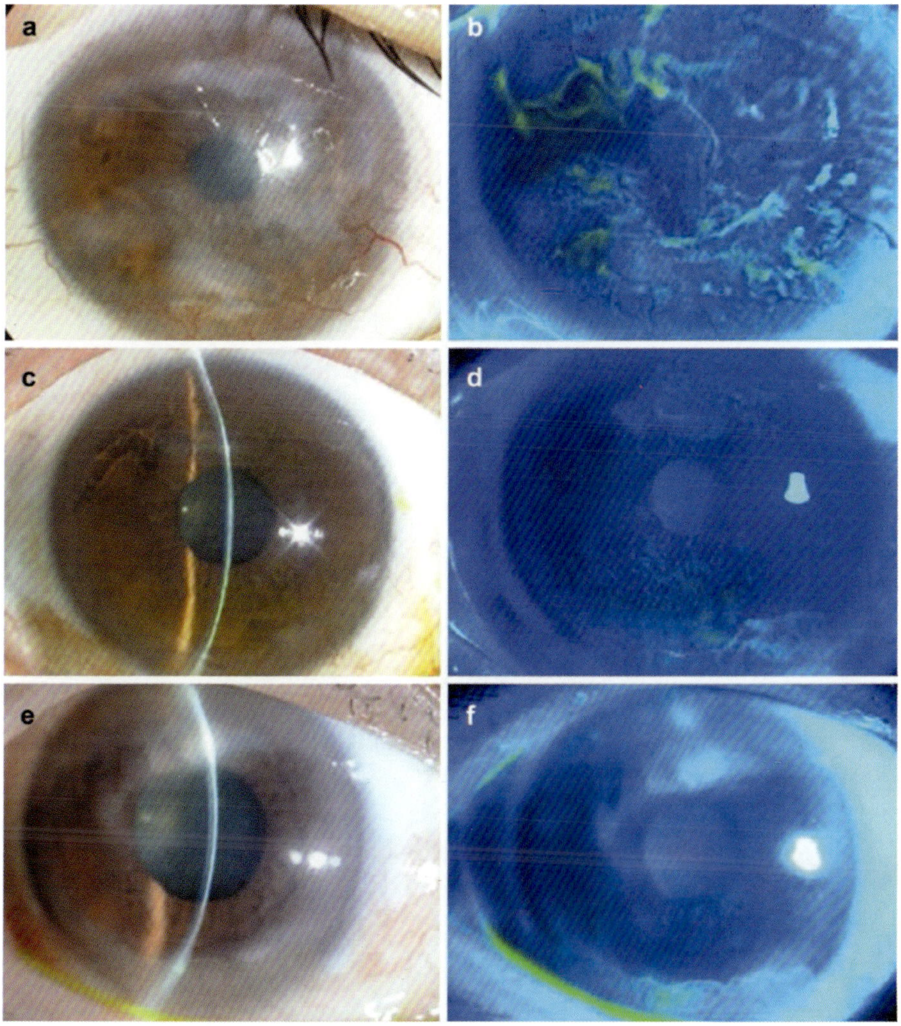

图 23.2　单侧遭受化学损伤患者的自体 CLET。(a，b)手术前。(c,d)CLET 后 4 年。(e,f)CLET 后 14 年。

病例 2：同种异体培养的角膜缘上皮移植(Allo-CLET)

Allo-CLET 是一种有效的方法，利用供体角膜上皮祖细胞来重建病变宿主眼，而不需要进行活检[6,7]。然而，手术后的长期强化免疫抑制对预防免疫排斥至关重要。急性期角膜干细胞耗竭，如严重化学损伤、持续性角膜上皮缺损持续时间长且伤口无法愈合，被认为是 allo-CLET 的适应证[8]。而且，allo-CLET 有时在双侧病例中表现出来，其中需要进行最强烈的治疗以获得视力恢复，以及单侧病例，其中保存健康的对侧眼睛是至关重要的。

为了排除通过免疫抑制激活任何可能的感染(如病毒性肝炎和废弃的肺结核)的风险，一般术前检查是必不可少的。此外，为了揭示任何与药物有关的并发症，如肝和肾毒性和血细胞减少，需要通过血液检查定期跟踪患者的一般状况。为了调整维持血液中有效药物量，监测血浆中的药物浓度也很重要(图 23.3)。

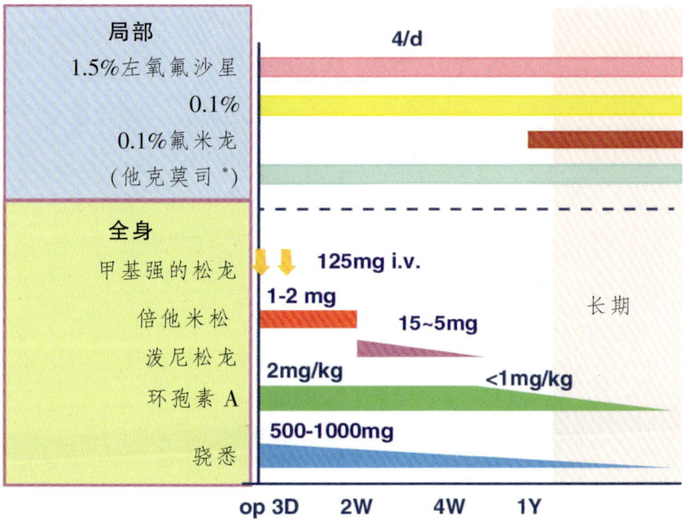

图 23.3 图解说明 allo-CLET 的标准术后治疗方案。

图 23.4 显示了一位 58 岁男性持续双侧化学损伤的情况。在手术前，他的左眼显示结膜全部浸润并具有最小的基质瘢痕。没有观察到严重的瘢痕形成，泪膜保存完好。在接受 allo-CLET 治疗后，他的 VA 恢复到了 0.8。按照我们针对 allo-CLET 的标准方案，局部和全身应用强化免疫抑制。作为这种情况下的局部治疗，除了类固醇相关并发症的情况外，应尽可能长时间使用

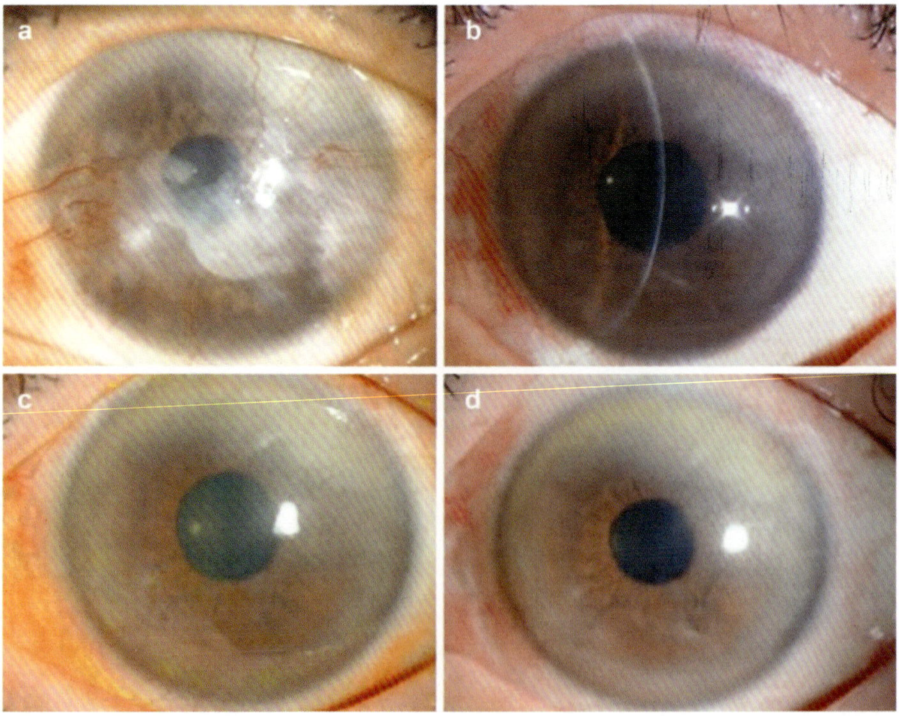

图 23.4 双侧化学损伤患者，接受 allo-CLET 治疗后的长期结果。(a)手术前。(b)术后 4 年。(c)术后 12 年。(d)术后 17 年。

0.1%倍他米松。在严重炎症或类固醇引起的高眼内压(IOP)的情况下,应考虑额外使用他克莫司滴眼液。充分的稳定后,0.1%倍他米松可以逐渐减量并转换为 0.1%氟米龙,以降低长期类固醇使用相关并发症的风险。术后至少 1.5 年应用充分的全身免疫抑制来预防排斥反应是至关重要的。对于强化免疫抑制,在手术当天和术后 3 天静脉内施用 125mg 甲泼尼松。系统地使用 3 种免疫抑制药物(即类固醇、环孢素和霉酚酸酯)的组合。每天给予 1~2mg 倍他米松最初用于术后 2 周,然后转换为 5~15mg 泼尼松龙。此外,最初使用 2~3mg/kg(体重)的环孢素直至眼睛炎症足够稳定。应监测血浆中环孢素的水平以防止过度吸收。谷值应调整为 150~200ng/mL 以获得有效的免疫抑制。在减少初始炎症后,将 25~50mg 低剂量环孢素施用于患者,长期免疫抑制应长达 1.5 年以上。应常规进行血液检查以监测肝脏和肾功能。霉酚酸吗乙酯是一种有效的免疫抑制剂,适用于预防上皮排斥反应,并且应该以每天 100mg 开始,然后,在眼部炎症稳定后,逐渐降至 500mg。由于 allo-CLET 手术后需要长期免疫抑制,所以密切监测任何全身并发症是至关重要的。在上述情况下,术后超过 17 年的患者的角膜保持透明(图 23.4)。没有发生上皮排斥反应,并且他的 VA 通过每天两次局部应用 0.1%氟米龙维持在 0.8。

Allo-CLET 的主要并发症及相关解决方案

由于 allo-CLET 手术后需要长期强化免疫抑制,因此了解并准备可能发生的任何可能的主要并发症是很重要的。原发疾病与宿主的免疫功能低下状况相结合与感染风险有关。密切监测结膜中的细菌菌群有助于选择合适的抗生素以成功治疗任何可能发生的细菌生长。预先存在的干眼是上皮相关问题的危险因素之一,严格遵守使用不含防腐剂的人造泪液对于适当维持上皮至关重要。

持续性上皮缺损

上皮缺损是进行眼表重建时最常见的问题,并有可能发展成严重的并发症,如角膜溃疡、穿孔和感染。为了促进上皮愈合并防止进一步发展,及时修改局部治疗是至关重要的。为了促进上皮细胞增殖和迁移,应减少任何可能的药物相关毒性。转换为不含防腐剂眼药水和口服药物是解决方案的第一步。应提供足量的不含防腐剂的人工泪液,并应考虑泪点塞或闭塞。对于未被当地药物有效治疗的严重病例,使用眼罩和暂时性睑缘缝合术是必要的。

上皮排斥

上皮排斥反应的风险很高,与进行常规角膜缘移植时相似,并且上皮缺损周围的睫毛刺入和表面细胞浸润是典型的临床症状。因此,静脉注射 125mg 甲基泼尼松龙对于初始阶段是有效的,并且对于增加的局部和全身免疫抑制,系统性类固醇(1~2mg 倍他米松持续 1~2 周,然后转换为长期使用泼尼松龙)应和 1~3mg/Kg BW 环孢菌素联合使用。

感染

耐药菌如耐甲氧西林金黄色葡萄球菌(MRSA)或耐甲氧西林凝固酶阴性葡萄球菌(MR-CoNS)和酵母型真菌如念珠菌是免疫抑制下感染性角膜炎最常见的病原体。因此,裂隙灯观察和微生物检查对选择最佳药物至关重要。在活动性感染期间,局部免疫抑制剂应逐渐减量或中断,并应进行实验室检测以选择合适的抗生药物。纳他霉素软膏应该应用于真菌感染,但其使用应该是有限的，并且由于可能对上皮的过度毒性而需要针对每种病例的具体情况来确定。进行常规细菌培养对于监测耐药细菌的生长非常重要，并且也有助于药物的初始选择。不同类型抗生素的交替使用对于防止耐药细菌的生长是有效的。

类固醇引发的青光眼

定期监测患者的眼内压是必要的，并且是类固醇性青光眼的最佳解决方案，特别是在严重化学或热灼伤的情况下。还应进行光学相干断层扫描(OCT)和定期视野检查的视神经检查，以避免任何可能的眼内压测量不准确。外用类固醇的使用应逐渐减少或中断，并应使用抗青光眼药物。此外，高风险病例应加用局部或全身性免疫抑制剂，如环孢素或FK506。

应选择无苯扎氯铵抗青光眼滴眼液联合口服脱羧酶抑制剂以减少上皮损伤。青光眼手术应被视为任何不受控制的病例的一线手术程序。

COMET治疗严重双侧眼表疾病

培养的自体口腔黏膜上皮移植(COMET)是一种治疗严重双侧眼表疾病的新型有效手术方法，包括Stevens-Johnson综合征(SJS)和眼瘢痕性类天疱疮(OCP)[9,10]。组织工程技术和培养系统的进步使得分化良好的分层口腔黏膜的发展成为可能，AM上皮细胞具有角膜样上皮结构[11]。与CLET相比，COMET可以提供稳定的眼表，具有临床优势，特别是在慢性炎症和严重干眼的情况下[12–15]。COMET没有免疫排斥的风险，有助于最大限度地减少抗炎药物的使用，并减少上述的allo-CLET相关的术后并发症。尽管上皮形态似乎与角膜上皮相似，但我们之前的研究表明，异位存活的口腔黏膜上皮仍保持其原有的生物学特征[16]。在大多数情况下，能观察到新血管形成，所以控制术后炎症和维持稳定的眼表状况是重要的。在严重的情况下，顶端表面呈现化生变化和上皮层增厚。这些生物学变化对于VA长生不良影响；然而，它的优点是：较强的上皮屏障和表面完整性，防止并发症和角膜缘硬性接触镜磨损。

术后用药

与allo-CLET相反，COMET仅需要使用最少量的类固醇和免疫抑制剂来控制术后炎症和原发疾病，局部使用抗生素和0.1%倍他米松滴眼液。手术当天和手术后第3天静脉注射125mg甲基泼尼松龙。口服剂量为1mg的倍他米松可在14~30天内使用，以减少任何手术引起的炎症。1~3个月口服剂量为50~150mg的环孢菌素以减轻原发疾病引起的炎症，并且对于预防COMET移植物中瘢痕形成和新血管形成的复发是有效的。应该使用频繁滴注不含防腐剂的人工泪液来预防上皮缺损。如果泪点打开，应使用泪点塞和手术闭塞。连续佩戴医疗用软式隐形眼镜对于保护移植的口腔黏膜上皮和防止缺损至关重要。

病例3：COMET和角膜缘支撑型硬质隐形眼镜治疗SJS

一位25岁的女性，患有SJS，4岁时，因高热服用感冒药，随后发病。如图23.5所示，患者右眼表面严重瘢痕化和角化，无 COMET 征象，左眼角膜有严重的睑球粘连和结膜。尽管 Schirmer 试验结果为 2mm，但对于 COMET 适应证来说，低泪河和湿黏液表面（即不完全角膜化）是最低要求。患者的术前 VA 为 0.01，26 岁时，通过 COMET 进行眼表重建。OCT 测量患者的术前角膜

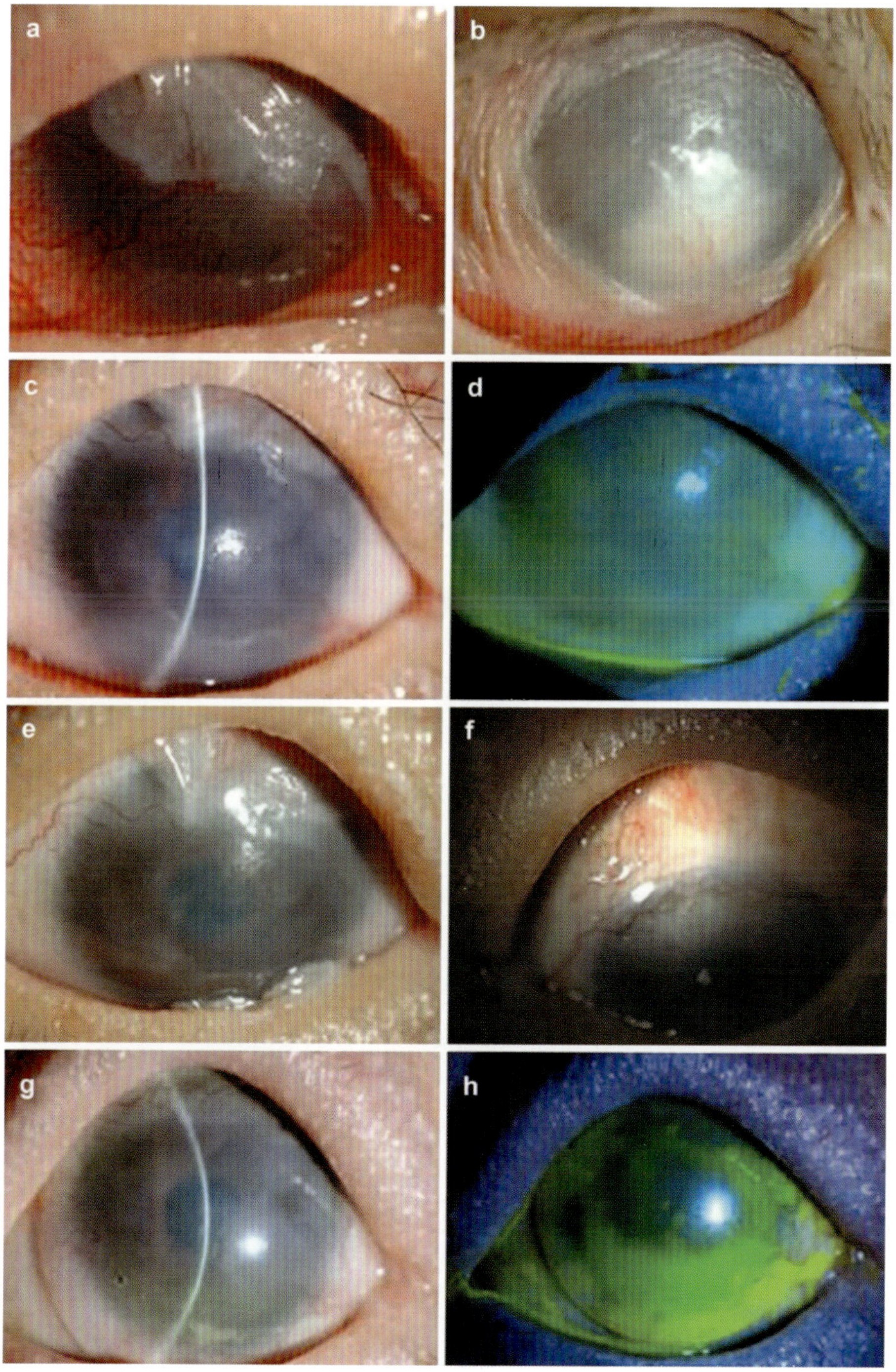

图 23.5　COMET 联合角膜缘支持的 HCL 进行视觉康复。(a)患者右眼的术前状况。(b)患者的左眼。(c)由 COMET 重建的眼表面。(e)睑球粘连复发。(f)通过羊膜移植(AMT)去除瘢痕形成。(g,h)角膜缘支持的 HCL。

厚度为490um，术前培养检查未发现细菌。去除瘢痕组织后，将术中0.04%丝裂霉素C(MMC)施用于结膜下空间5分钟，随后在整个眼表面上进行AM移植(AMT)。然后，患者使用19mm直径的栽培口腔黏膜上皮片进行COMET。COMET后，患者的VA恢复到了0.4。除局部治疗外，分别给予全身性类固醇(每天1mg倍他米松)和环孢霉素A(每天50~100mg)1个月和3个月。在重建的眼表面稳定后，通过局部用抗生素和0.1%氟米龙每天两次，维持存活的口腔黏膜上皮。每30分钟至1小时应用无防腐剂人工泪液以保持水分并防止任何严重的化生改变。术后6年，通过3分钟的术中应用0.04%MMC和AMT手术去除上部睑球粘连，使患者可以佩戴角膜缘支持的HCL(Kyoto-CS™;San Contact Lens,Kyoto,日本)[17]。角膜缘支撑HCL的日常佩戴使患者的VA提高到了0.5，并纠正了不规则散光。它还有效地保留了角膜表面和HCL之间的界面上的眼泪，从而有助于移植的口腔黏膜上皮的透明度和润湿性。

病例4：COMET和延迟板层角膜移植治疗严重双侧化学损伤

一位58岁男性，双眼受伤，并在42岁时受到酸性损伤。他是一名类固醇反应者，在重复角膜缘移植和LKP后，在继发性青光眼末期，左眼失明。右眼术前VA为0.02。考虑到患者是类固醇反应者和他的左眼的临床过程，选择COMET进行治疗。

在COMET后，患者的VA恢复到0.1，并且通过两次0.1%氟米龙给药后，保持良好。在角膜混浊和白内障发展后，他的视功能缓慢下降。进行板层角膜移植(LKP)以去除脂质沉淀和浑浊基质。在LKP术后5个月和拆线后，进行白内障手术并将其VA提高至0.5。逐步的手术治疗对长期预后有效(图23.6)[18]。

结论

组织工程技术为眼表重建带来了转变，并为我们提供了使用常规程序改善不可治愈病例的预后的能力。用于移植的培养上皮片质量对于术后初期的成功至关重要。自体非眼细胞(即口腔黏膜上皮细胞)的选择为治疗炎症相关的严重双侧病例开辟了新的途径，没有排斥风险。已显示COMET是消除免疫抑制相关并发症并维持稳定眼表的极其有效的方法。然而，仔细的术后护理和对原发疾病发病机理的了解，对于获得移植上皮的长期存活和令人满意的预后至关重要。目前已经取得了进展，以改善组织工程技术和上皮片的质量，而未使用外源和未定义的组分用于未来的治疗[19]。

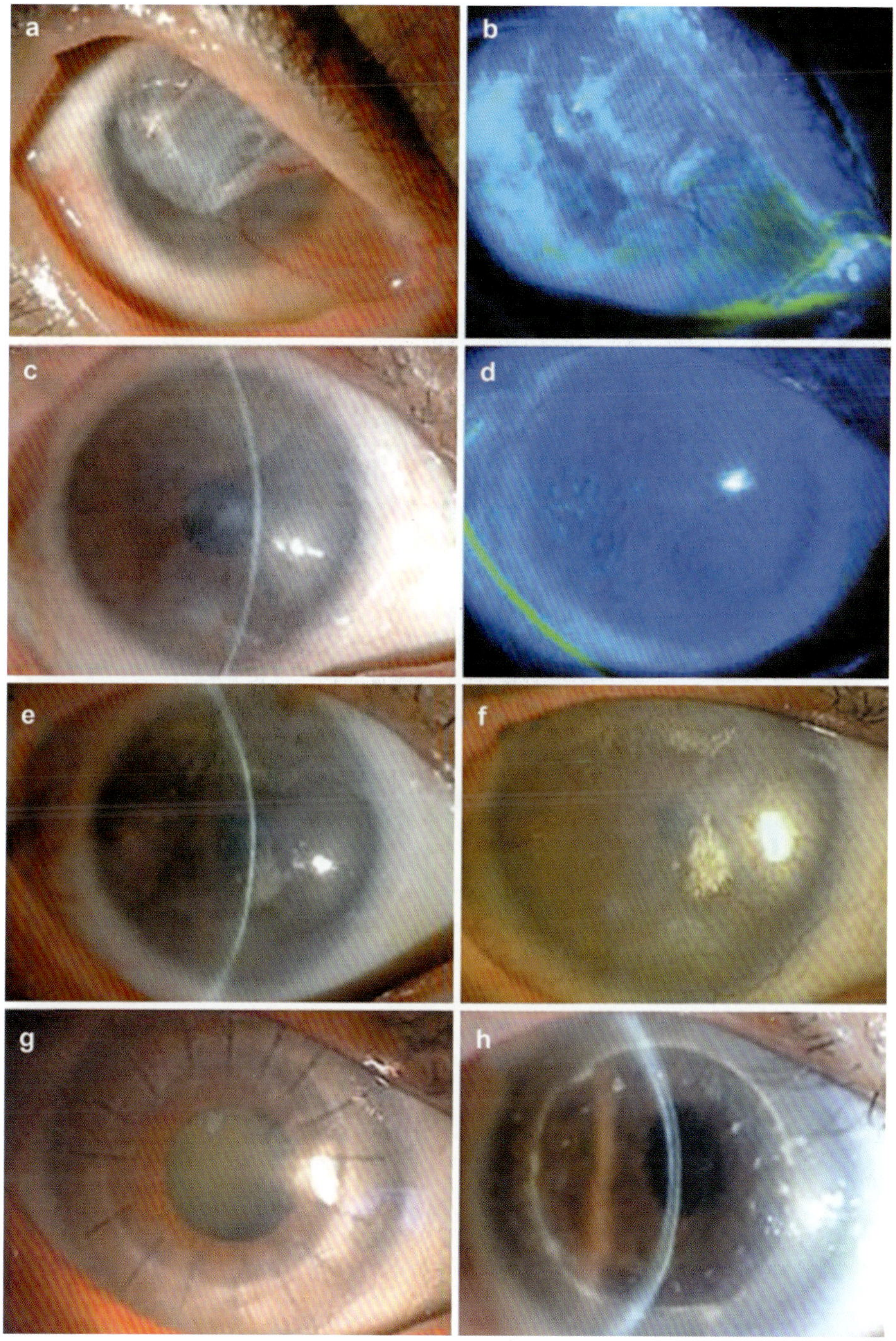

图 23.6　严重化学损伤后 COMET 后的长期手术管理。(a,b)COMET 前(VA:手动 HM)。(c,d)COMET 后 1 年(VA:0.2)。(e)COMET 后 3 年(VA:0.08)。(f)COMET 后 8 年(VA:0.03)。(g)白内障后 LKP(VA:0.08)。(h)COMET 后 10 年后的晶状体后乳化+ IOL(VA:0.5)。

(杨启晨 译)

参考文献

1. Kinoshita S, Koizumi N, Sotozono C, Yamada J, Nakamura T, Inatomi T. Concept and clinical application of cultivated epithelial transplantation for ocular surface disorders. Ocul Surf. 2004;2(1):21–33.
2. Nakamura T, Inatomi T, Sotozono C, Koizumi N, Kinoshita S. Ocular surface reconstruction using stem cell and tissue engineering. Prog Retin Eye Res. 2016;51:187–207.
3. Ang LP, Sotozono C, Koizumi N, Suzuki T, Inatomi T, Kinoshita S. A comparison between cultivated and conventional limbal stem cell transplantation for Stevens-Johnson syndrome. Am J Ophthalmol. 2007;143(1):178–80.
4. Koizumi N, Fullwood NJ, Bairaktaris G, Inatomi T, Kinoshita S, Quantock AJ. Cultivation of corneal epithelial cells on intact and denuded human amniotic membrane. Invest Ophthalmol Vis Sci. 2000;41(9):2506–13.
5. Nakamura T, Inatomi T, Sotozono C, Koizumi N, Kinoshita S. Successful primary culture and autologous transplantation of corneal limbal epithelial cells from minimal biopsy for unilateral severe ocular surface disease. Acta Ophthalmol Scand. 2004;82(4):468–71.
6. Koizumi N, Inatomi T, Suzuki T, Sotozono C, Kinoshita S. Cultivated corneal epithelial stem cell transplantation in ocular surface disorders. Ophthalmology. 2001;108(9):1569–74.
7. Nakamura T, Sotozono C, Bentley AJ, Mano S, Inatomi T, Koizumi N, Fullwood NJ, Kinoshita S. Long-term phenotypic study after allogeneic cultivated corneal limbal epithelial transplantation for severe ocular surface diseases. Ophthalmology. 2010;117(12):2247–54.
8. Koizumi N, Inatomi T, Suzuki T, Sotozono C, Kinoshita S. Cultivated corneal epithelial transplantation for ocular surface reconstruction in acute phase of Stevens-Johnson syndrome. Arch Ophthalmol. 2001;119(2):298–300.
9. Nakamura T, Inatomi T, Sotozono C, Amemiya T, Kanamura N, Kinoshita S. Transplantation of cultivated autologous oral mucosal epithelial cells in patients with severe ocular surface disorders. Br J Ophthalmol. 2004;88:1280–4.
10. Nakamura T, Takeda K, Inatomi T, Sotozono C, Kinoshita S. Long-term results of autologous cultivated oral mucosal epithelial transplantation in the scar phase of severe ocular surface disorders. Br J Ophthalmol. 2010;95(7):942–6.
11. Nakamura T, Endo K, Cooper LJ, Fullwood NJ, Tanifuji N, Tsuzuki M, Koizumi N, Inatomi T, Sano Y, Kinoshita S. The successful culture and autologous transplantation of rabbit oral mucosal epithelial cells on amniotic membrane. Invest Ophthalmol Vis Sci. 2003;44(1):106–16.
12. Inatomi T, Nakamura T, Koizumi N, Sotozono C, Yokoi N, Kinoshita S. Midterm results of ocular surface reconstruction using cultivated autologous oral mucosal epithelial transplantation. Am J Ophthalmol. 2006;141(2):267–75.
13. Takeda K, Nakamura T, Inatomi T, Sotozono C, Watanabe A, Kinoshita S. Ocular surface reconstruction using the combination of autologous cultivated oral mucosal epithelial transplantation and eyelid surgery for severe ocular surface disease. Am J Ophthalmol. 2011;152(2):195–201.
14. Sotozono C, Inatomi T, Nakamura T, Koizumi N, Yokoi N, Ueta M, Matsuyama K, Miyakoda K, Kaneda H, Fukushima M, Kinoshita S. Visual improvement after cultivated oral mucosal epithelial transplantation. Ophthalmology. 2013;120(1):193–200.
15. Sotozono C, Inatomi T, Nakamura T, Koizumi N, Yokoi N, Ueta M, Matsuyama K, Kaneda H, Fukushima M, Kinoshita S. Cultivated oral mucosal epithelial transplantation for persistent epithelial defect in severe ocular surface diseases with acute inflammatory activity. Acta Ophthalmol. 2014;92(6):e447–53.
16. Nakamura T, Inatomi T, Cooper LJ, Rigby H, Fullwood NJ, Kinoshita S. Phenotypic investigation of human eyes with transplanted autologous cultivated oral mucosal epithelial sheets for severe ocular surface diseases. Ophthalmology. 2007;114(6):1080–8.
17. Sotozono C, Yamauchi N, Maeda S, Kinoshita S. Tear exchangeable limbal rigid contact lens for ocular sequelae resulting from Stevens-Johnson syndrome or toxic epidermal necrolysis. Am J Ophthalmol. 2014;158(5):983–93.
18. Inatomi T, Nakamura T, Kojyo M, Koizumi N, Sotozono C, Kinoshita S. Ocular surface reconstruction with combination of cultivated autologous oral mucosal epithelial transplantation and penetrating keratoplasty. Am J Ophthalmol. 2006;142(5):757–64.
19. Nakamura T, Yokoo S, Bentley AJ, Nagata M, Fullwood NJ, Inatomi T, Sotozono C, Yamagami S, Kinoshita S. Development of functional human oral mucosal epithelial stem/progenitor cell sheets using a feeder-free and serum-free culture system for ocular surface reconstruction. Sci Rep. 2016;6:37173.

索　引

K

T

W

Z

其他